치과의 통증 50문 50답

편집위원 | **와지마 코이치** (게이오대학 의학부)

역자 | **최재갑 · 정재광 · 변진석 · 최윤정** (경북대학교 치과대학)

대한나래출판사

DaehanNarae Publishing, Inc.

#1507 SK V1 Tower
Younmujang 5 gagil 25, Sungdong-gu,
Seoul 04782, Korea
TEL: +82-2-922-7080
FAX: +82-2-922-0841
E-mail: nrpub@naver.com
Website: www.dhpub.com

Original Japanese Title: **SHIKA NO ITAMI WO MIKIWAMERU SHINDAN·CHIRYO 50 NO QA**

Printed in Korea

치과의 통증 50문 50답

발행일	2019년 10월 10일
저자	와지마 코이치
역자	최재갑 외
발행인	최용원
편집디자인	유지원·이은의
표지디자인	유지원·이은의
교정·교열	염정혜
발행처	**대한나래출판사** (등록 제2012-000051호/1994.6.10)
주소	서울시 성동구 연무장 5가길 25, SK V1 Tower 1507호 (성수동 2가 315-61)
전화	(02) 922-7080
팩스	(02) 922-0841
이메일	nrpub@naver.com
홈페이지	www.dhpub.com

ISBN 978-89-5741-684-6

정가 70,000원

출간에 즈음하여

이 책은 독자 여러분이 치과임상에서 느끼고 있을 많은 통증에 대한 의문에 답하는 것을 목적으로 편집되었습니다. 이 책을 읽는 법은 처음부터 읽어가는 것이 아니라, 통증 때문에 곤란을 겪을 때 그 문제와 가장 비슷한 항목을 펼쳐 보면 됩니다. 반드시 독자의 의문에 답할 힌트를 찾을 수 있을 것으로 생각합니다.

'서론'에서는 통증 이해에 대한 최근의 진보를 바탕으로 치과에서의 통증을 파악하는 바람직한 방법을 제시하였습니다. 그리고 통증 임상에서 가장 중요한 진단 절차를 현대 의료계에 보편적으로 보급되고 있는 임상진단 추론 방법으로 설명했습니다.

제1장에서는 충치치료, 근관치료에 관련된 임상적 의문에 대한 해결책을 제시했습니다. 근관치료 전문의 선생님들은 진일보된 세계 표준의 해결책을 써 주셨습니다. 그 내용의 상당 부분은 진단에 관한 것입니다. 수복치료에 관해서도 마찬가지로 감별진단의 중요성이 강조되고 있습니다. 그리고 치통의 최대의 화두인 비치원성 치통의 진단 포인트를 망라하였습니다.

제2장에서는 비치원성 통증, 치과에서 취급하는 치아에 관계되지 않는 통증에 관한 해설과 임상적 의문에 대한 해결책을 제시했습니다. 악관절증, 두통 등 치과임상에 밀접하게 관계되는 통증에 대한 의문에 답했습니다.

제3장에서는 발수 후 나타나는 불편감에서부터 심기증으로 인한 설통에 이르기까지 치료에 어려움을 겪는 다양한 통증의 치료 지침이 되는 조언, 또한 만성 통증에 있어서의 파국적 사고 등 구강안면통증의 시각으로 본 통증에 관한 최신 정보를 다루었습니다.

제4장에서는 구강안면통증의 중심 화제 중 하나인 신경병증성 통증에 관하여 다양한 관점에서 설명하였으며, 신경손상 예방법으로서 coronectomy를 소개하고, 국소마취의 중요성을 나타냈습니다.

마지막 제5장에서는 통증의 기본을 정리하는 것을 목적으로 통증의 분류, 이소성 통증 등의 설명과 최신의 약물요법 기본을 해설하고 있습니다.

이 책을 교정하던 중 2013년 일본 치과의사국가시험에 처음으로 신경병증성 통증에 관한 문제가 출제된 것을 알았습니다. 학생에게는 외워야 할 것이 늘어난 것이지만, 이 내용은 현대의 치과임상에서 모든 치과의사에게 필수적인 지식이라고 생각합니다.

저자 여러분께는 편집자가 요청한 쓰기 어려운 주제에 제대로 답해 주셔서 감사하다는 인사를 전합니다. 그리고 독자 여러분은 저자들의 일상 임상 및 연구의 통찰력을 상상하고, 그 결실인 설명으로 환자의 통증 해결에 도움을 주셨으면 합니다.

2014년 3월

와지마 코이치(和嶋浩一)

편집위원

와지마 코이치(和嶋浩一)

1978년 3월 가나가와치과대학 치학부 졸업

1978년 5월 게이오기주쿠대학병원 연수의(치과 · 구강외과)

1980년 5월 게이오기주쿠대학 조수(의학부치과 · 구강외과학교실)

1995년 5월~현재 게이오기주쿠대학 전임강사(의학부치과 · 구강외과학교실)

[학외 겸임] 2010년~ 쇼와대학 겸담강사

일본구강안면통학회 (이사) 잠정구강안면통전문의

일본악관절학회 (이사) 치과악관절증전문의

일본두통학회 (이사) 두통전문의

Asian Academy of Craniomandibular Disorders (President Elect)

International Association for the Study of Pain

American Academy of Orofacial Pain

역자 소개

최 재 갑

경북대학교 치과대학 구강내과학교실 교수

정 재 광

경북대학교 치과대학 구강내과학교실 부교수

변 진 석

경북대학교 치과대학 구강내과학교실 부교수

최 윤 정

경북대학교 치과병원 구강내과 전임의사

역자 서문

와지마 코이치 교수를 처음 만난 것은 1993년 2월 미국구강안면통증학회 참석차 미국을 방문하기 위해서 애리조나주 피닉스공항에 도착했을 때의 일이다. 그때 각자 학회에서 발표할 포스터 두루마리를 들고 공항에서 우연히 마주친 동양인 두 사람이 바로 와지마 교수와 역자 본인이었다. 미국구강안면통증학회에 참석하는 동양인이 드문 시절이었기 때문에 두 사람은 자연스럽게 인사를 나누었고, 그 후 매년 미국 학회에서 만나면서 친구가 되었다. 1997년 11월에는 본인이 와지마 교수의 초청으로 일본 게이오대학 의과대학 치과구강외과학교실에서 특강을 하기도 하였으며, 그 후 와지마 교수도 본인의 초청으로 경북대학교 치과대학을 방문해서 학생들에게 특강을 한 적이 있다. 뿐만 아니라 와지마 교수가 아시아두개하악장애학회에 합류하면서 우리는 더욱 가까워져서 평생 친구가 되었으며, 최근에는 와지마 교수가 본인의 바로 후임으로 아시아두개하악장애학회 회장직을 맡기도 하였다.

와지마 교수를 한마디로 표현하자면 매우 학구적이고 부지런한 사람이다. 본인이 알기로 미국 학회(AAOP)에 매년 참석할 때마다 매번 논문을 발표하였으며, 국제통증연구학회(IASP)의 구강안면통증 SIG에서도 두드러진 역할을 하고 있을 뿐만 아니라 일본에서도 관련 학회에서 지도적 역할을 수행함으로써 악관절장애 및 구강안면통증 분야에서 최고의 권위자 중 한 사람으로 인정받고 있다. 특히 와지마 교수가 근무하는 게이오대학병원 치과·구강외과는 일반적인 치과치료와 구강외과적 치료를 모두 담당하고 있기 때문에, 와지마 교수는 구강안면통증을 보는 시야가 넓고 치아균열이나 치수염과 같은 치아의 문제에서부터 삼차신경통이나 긴장성 두통과 같은 만성 통증에 이르기까지 임상 경험이 풍부하다는 것이 큰 장점이다.

와지마 교수가 2017년에 은퇴하기 전에 본인의 오랜 동안의 임상 경험을 바탕으로 각 분야 전문가의 도움을 받아 펴낸 책이 바로 이 책이다. 이 책은 개업 치과의사들의 구강안면통증 환자 진료에 도움을 주기 위해서 편찬되었으며, 치과의사들이 임상에서 흔히 접하게 되는 구강안면 부위의 각종 통증을 알기 쉽게 Q & A 형식으로 설명하였다. 따라서 이 책은 환자가 호소하는 여러 가지 구강안면통증 문제로 고심하는 개업 치과의사들에게 통증 치료의 좋은 임상지침서가 될 것으로 생각한다.

끝으로 이 책의 번역을 도와준 둘째 아들 최우현에게 고마운 마음을 전하고, 이 책의 출간을 통해서 우리나라 치과임상의료 발전에 큰 기여를 하신 대한나래출판사 최용원 사장님에게 존경과 감사를 표하는 바이다.

2019년 10월

역자 대표 **최 재 갑**

Contents

치과의 통증 50문 50답

제 3 장 치료가 어려운 통증의 대응

제 4 장 구강안면통증 Topics

제 5 장 치과 통증의 특성

서장

Q 01

치과에서 통증의 관점

구강안면 통증 지식의 보급에 따라 무엇이 바뀌었는가?

Koichi Wajima(和嶋浩一)
게이오대학 의학부 치과 · 구강외과학교실

A 구강안면통증 지식 보급의 첫 번째 효과는 치과에서 통증을 파악하는 방법이 수정되었다는 것이다. 치과에서의 통증은 염증으로 인한 통증이 대부분이었기 때문에 통증의 종류에 대해 아무 생각 없이 치수염도, 치주염도, 삼차신경통도 단순히 통증으로만 파악하고 약한 통증과 강한 통증 정도의 구별뿐이었다. 또한 치과에서 치료 대상인 통증은 급성 통증이었기 때문에 만성 통증도 급성 통증의 연장으로 파악되고 있었다.

통증 치료에 있어서는 통증의 원인이 통증을 느끼는 부위에 있다고 생각해서 환자가 통증을 호소하는 부분에서 원인을 찾아왔다.

2000년에 구강안면통간담회가 출범했고, 현재 일본구강안면통학회에 이르기까지의 활동에 의해 이러한 잘못된 통증 파악 방법이 크게 개선되었다(표 1).

염증으로 인한 통증과 그 외의 통증

통증은 발생 메커니즘에 따라 3가지로 분류되고 있다. 치과에서 주로 대상이 되는 통증은 피부의 상처, 타박상 등으로 인간이 자주 경험하는 침해수용성 동통이라고 하는, 통증을 느끼는 말초의 침해수용기가 자극되어 생기는 통증이다. 즉, 침해수용성 통증은 신체에 이상이 발생했음을 알리는, 생체 보호를 위한 합목적적 반응이다.

보통의 통증인 침해수용성 통증 이외의 통증 메커니즘은 치과에서는 생소하지만, 신경병증성 통증과 심인성 통증이다. 삼차신경통은 치과에서도 잘 알려진 통증이지만, 신경병증성 통증의 하나라는 점을

표 1. 통증에 대한 기본적 관점

① 통증은 발생 기전에 따라 3가지로 분류된다. 통증에는 기본적인 종류가 있다.
② 급성 통증이 길어진 것만이 만성 통증은 아니다. 통증을 오래 끄는 여러 가지 원인이 있다.
③ 통증은 원인 부위에서만 느껴지는 것은 아니다. 원인 부위와는 다른 곳에서 느껴지는 경우도 있다.

잘 모르고 있는 경우가 많다. 신경병증성 통증은 통증 자극에 의해서 생기는 것이 아니라 신경계의 손상 및 기능장애로 인해 생기는 통증이다. 본래의 통증의 의의인 조직손상에 대한 경고라는 의미는 이미 사라져 있고, 통증 자체가 장해가 되어 환자의 삶의 질(QOL)을 저하시킨다.

치과임상에서도 염증으로 인한 통증뿐만 아니라 복잡한 통증을 진료할 때는 신경병증성 통증, 심인성 통증도 염두에 두어야 한다. 충치의 통증을 진찰하는 안목까지 달라질 것이다.

만성 통증을 모른다면…

치아우식의 통증, 염증에 의한 통증에서는 급성 경과가 보통이지만, 얼굴의 통증과 입안의 통증이 몇 년 동안 계속되고 있는 환자를 볼 수 있다.

만성 통증은 외상이나 질병에 기인한 자극(침해자극)이 지속적 혹은 간헐적으로 존재하는 경우를 비롯해 몇 가지로 분류되고 있다. 만성으로 보는 지속시간의 기준은 일반적으로 3개월 이상으로 하는 경우와 6개월 이상으로 하는 경우가 있다. 특히 급성 통증으로부터 이행한 통증의 경우는 통증의 원인이 되는 질환 또는 병태가 치유된 후에도 지속되는 통증을 만성 통증으로 한다(표 2).

만성 통증의 병태는 매우 복잡하고, 중추신경계나 말초신경계에서의 통증 제어의 가소적 변화나 심리적 요인, 사회적 요인 등이 병태 형성에 관련되어 있어 치료에 간섭하는 경우가 많다. 신경병증성 통증과 심인성 통증을 완전히 구별하기 어려운 경우도 있고, 양자는 오히려 병존할 것이라는 생각이 주류이다.

현재 행해지고 있는 만성 통증 관리 프로그램은 Fordyce에 의해서 제창된 '통증행동'에 기반을 두고 있다. Fordyce는 통증을 겪고 있는 사람이 나타내는 자발적인 행동, 즉 통증을 호소하고, 병원에 가며, 약을 먹고, 일을 쉬는 것 등과 같은 operant를 환자가 느끼는 통증과 구별하여 그것을 총칭해서 통증행동이라고 불렀으며, "원인을 알 수 없는 만성 통증 환자에서 의료종사자가 다룰 수 있는 것은 통증행동밖에 없다."라고 했다.

급성 통증의 통증행동은 주로 통증자극 자체에 의해서 결정되지만, 만성 통증은 통증행동에 대한 주위의 반응에 의해서 결정되고, 통증행동에 대해 어떠한 보상이 주어진다면 같은 조건에서도 통증행동은 강화된다. 통증행동에 대해서 환자 주변이 중립적인 반응을 보이면 통증행동은 감소한다. 인지행동요법

표 2. 만성 통증의 병태에 따른 분류

① 장기간의 침해자극이 더해져서 계속되는 침해수용성 통증
② 초기 신경장해가 소실된 후 장기간 지속되는 신경병증성 통증(말초성, 중추성)
③ 침해수용성 통증과 신경병증성 통증이 혼재된 혼합성 만성 통증
④ 통증의 원인이 되는 조직병변이 없는 자발성 만성 통증
⑤ 심인성 통증

은 통증을 둘러싼 인지와 행동에 작용하여 환자의 신체적, 심리적, 사회적 적응도를 높임으로써 끝없이 의료를 필요로 하는 '환자'에서 만성 통증에 적응한 '사람'으로 전환될 수 있게 한다.

치원성 치통 vs. 비치원성 치통

기존의 치과에서는 통증은 원인 부위에서 느껴지는 것이라고 교육되어 있었기 때문에 '치아가 아픈 것은 치아가 원인'이라고 해왔지만, 통증을 느끼는 부위에 통증의 원인이 있다고 할 수 없는 이소성 통증의 개념이 있다. 치통에 대해서도 그 원인이 반드시 치통을 느끼는 부위에 있는 것은 아니며, 더욱이 치통의 원인이 치원성이 아닌 경우가 있음이 밝혀졌다.

일상적으로 임상에서 자주 진료하는 치수염, 치주염, 치은염, 골수염 등 치과적 원인에 의한 통증을 '치원성 치통'으로 분류하는 반면에, 치아나 치주조직과는 전혀 다른 부위에 있는 원인에 의한 치통을 '비치원성 치통'으로 분류하기로 했다. 이것은 치아나 치주조직 이외의 원인에 의해 이소성 치통으로 치통이 느껴지는 병태이다. 비치원성 치통은 원질환에 따라 근육·근막성 치통, 신경병증성 치통, 신경혈관성 치통, 상악동성 치통, 심장성 치통, 정신질환 또는 심리사회적 요인에 의한 치통, 특발성 치통, 그 밖의 원인에 의한 치통으로 분류된다.

치통의 감별을 위해서는 비치원성 치통을 이해하는 것이 필요하며, 비치원성 치통의 원질환을 이해하면 통증 전반을 이해하는 것이 된다. 현재, 비치원성 치통은 치과의사국가시험의 출제 범위에도 포함되며, 치과의사의 상식이다. 앞으로 임상에서 정확하게 진단하는 것이 바람직하다.

치아우식에 관계되는 치통의 진단, 치료도 어렵다.

우식으로 인한 치통의 진단은 어렵지 않다고 생각되고 있었지만, 균열로 인한 치통, 비가역적 치수염에 이르기 전의 치통, 우식 처치 후의 치통 등 간단히 진단할 수 없는 치통도 많다. 또한 진행된 우식을 치료할 때 치수를 보존해야 할지, 발수를 해야 할지의 결단을 내리기가 어렵다. 심지어 치수염의 통증은 발수한다면 소실될 것이라고 생각되어 왔지만 발수해도 통증이 계속되는 경우가 있다고 역학적으로 제시되었으며, 치원성 치통에 관해서도 해결되어야 하는 것이 많다는 것을 알게 되었다. 치통은 복잡하다. 아직도 연구가 필요하다.

Q 02

'임상진단추론' 입문

어려운 통증의 진단을 어떻게 진행하면 좋은가?

Koichi Wajima(和嶋浩一)
게이오대학 의학부 치과 · 구강외과학교실

A 통증은 치과임상에서 가장 흔히 보는 증상 중 하나이다. 치과의사는 신속하게 환자의 통증을 치료해 주고 싶다고 생각하지만, 통증진단이 곤란해서 환자가 적절한 치료를 받지 못하는 경우가 적지 않다. 임상경험이 풍부한 치과의사들은 의학지식도 풍부하기 때문에 "이런 상황에서는 이런 질환을 생각할 수 있다."고 말할 수 있고, '부위', '상황'에 따라 최종진단을 추정할 수 있는 능력을 경험적으로 갖추고 있다. 그러나 경험이 적은 치과의사는 그런 판단을 내리기가 쉽지 않다.

임상에서는 환자를 만난 후 꽤 빠른 단계에서 지식 정도에 따라 어떤 감별진단을 머리에 떠올리게 된다. 환자의 호소, 성별이나 진찰실에 들어올 때의 모습이나 표정은 물론, 의뢰서에 있는 정보에서 이미 진단을 생각하기 시작한다.

이 초기 단계에서 치과의사의 머릿속에서 이루어지고 있는 일을 mental abstraction(정신적 추상화)라고 한다. 정신적 추상화 단계에서 떠오르는 '진단가설'을 세우고, 그것을 입증하거나 또는 제외하기 위해서 그 이상의 정보수집을 진행시켜 감별진단을 실시하는 방법을 자연스럽게 행하고 있다.

또한 임상에서 흔히 있는 일로서, 정신적 추상화의 과정에서 단번에 진단을 해 버리는 경우도 있다. 이것을 snap diagnosis(일발진단)이라고 하며, 전문영역에서는 많은 경우에 이와 같이 진단을 하고 있다. 그러나 일발진단은 언제나 잘할 수 있는 것이 아니고, 경험하지 않았거나 전문영역 이외에서는 할 수 없으며, 또한 전문영역에서도 상황이 복잡하거나 동시에 다수의 문제가 일어나고 있는 경우 등에서는 작동하지 않는다. 일발진단, 즉 직감에 의존하지 않고 어떠한 경우에도 정확한 진단에 이르는 방법을 익혀 둘 필요가 있다. 체계적으로 감별진단 하는 방법으로서 임상진단추론(그림 1)의 방법을 배워야 한다.

구강안면통증 환자에 대한 병력청취로 종합평가를 실시해서 환자가 가지는 다양한 문제를 추출하여 진단추론의 단계에 따라 감별진단 하는 방법을 설명하고 있다.

임상진단추론은 5가지 단계로 이루어진다.

제1단계. 포괄적 병력 채취

- 주소, 현병증, 기왕력, 가족력, 사회력 등의 청취, 정신적 추상화(mental abstraction)
- 통증의 상세한 파악을 위한 통증 구조화 문진표의 활용
- 호소 증상을 의학용어로 대체. Semantic qualifier
- 최종확인 전신건강상태 점검(삼차신경진찰을 포함한 신체진찰)

제2단계. 감별진단 열거하기

- 의학용어로 대체된 증상에서 키워드를 찾고 감별진단을 열거
- 가능성이 높은 질병으로부터 가장 많은 질병 그리고 놓쳐서는 안 되는 질병까지 우선순위를 매겨서 열거

제3단계. 감별진단의 확인 작업

- 감별진단을 하나씩 확인

① Direct question(직접형 질문), Closed question(폐쇄형 질문, 예 혹은 아니요), 공세적 문진
② 뇌신경검사의 실시
③ 감별에 필요한 영상검사, 진단적 마취 및 검사실 검사
검사결과에 따라 감별진단의 우선순위를 교체

제4단계. 감별질환의 재검토 작업, 우선순위

- 감별진단을 재검토하고 우선순위를 결정. 진단에 대해 진단의 근거를 제시하며, 문진결과, 진찰결과, 검사결과를 종합하여 모순이 없는지를 확인

제5단계. 최종진단

- 복수의 최종진단이 있으면 우선순위를 부여
- 계속해서 추적해야 하는 감별진단은 의심 병명으로 남김

그림 1. 임상진단추론.

포괄적 병력 수집으로 시작

첫 번째 단계는 포괄적 병력(comprehensive history)의 수집으로서 ① 주소, ② 현병증, ③ 기왕력, ④ 가족력, 사회력 등을 청취한다. 여기서는 open ended question(자유회답형 질문, 개방형 질문)을 통해서 주소로 말하는 통증에 한정하지 말고 많은 정보를 얻도록 노력하여야 한다. 진단가설을 적용시키는 중에도 범위를 축소하지 말고 넓게 정보수집 해야 한다.

통증 구조화 문진 실시

통증은 완전한 자각증상이기 때문에 주소의 현증을 정확히 파악하기 위해서 상세한 문진을 실시할 필요가 있다. 환자에 의해 누락되는 것이 없도록 미리 통증 문진에 필요한 질문 항목이 기재된 '통증 구조화 문진표'를 사용한다(p.15). 먼저 환자에게 기입하게 한 후 그것을 보면서 환자에게 direct question(직접형 질문), closed question(폐쇄형 질문, 예 혹은 아니요)을 한다.

의미 한정자(semantic qualifier; SQ) —호소 증상을 의학용어로 대체

환자로부터 청취한 호소의 내용이나 통증 구조화 문진표에 적힌 증상은 의학용어가 아니기 때문에 의학용어로 표현되는 감별진단을 떠올리기 어렵다. 그래서 환자의 말을 ① 추상화하여, ② 보편적인 의학용어로 대체해야 한다. 대체 단어를 semantic qualifier(SQ)라고 한다. 예를 들어, '욱신욱신하다 → 박동성', '계속 아프다 → 지속성', '아프기도 하고 완치되기도 한다 → 간헐적 통증', '좌·우의 증상이 차이가 없고 동일하게 아프다 → 양측성' 등과 같이 대체한다.

환자의 호소를 의학용어로 변환(SQ)하면, 다음 단계에서 그것을 키워드로 하여 감별진단을 열거하기가 쉬워진다.

전신건강상태 검토(system review) 실시

포괄적 병력수집의 최종 단계로서 전신건강상태를 검토한다. 대충의 병력수집은 실시했지만, 이상 상태의 간과가 없는지 머리끝에서 발끝까지 주소와 관계없는 증상을 포함하여, 장기 계통별로 빠짐없이 병력을 청취하는 것이 전신건강상태 검토이다. 간편한 방법으로 12뇌신경검사를 실시하는 경우도 있다.

감별진단 열거하기

제2단계로, 병력청취로 얻은 정보를 바탕으로 구체적으로 4~5개의 감별진단 목록을 만든다.

제1단계에서 환자의 호소와 증상이 의학용어로 변환(SQ)되어 있기 때문에 그것을 키워드로 해서 감별진단을 열거한다. 통증 구조화 문진표에 작성된 욱신욱신한 통증은 박동성이라는 의학용어로 대체될 수 있기 때문에 염증과 혈관이 관여하는 질환을 상정해서 감별진단을 열거한다. 열거된 감별진단을 병력청취의 결과에 따라 어느 것이 가장 가능성이 높은지 정리한다.

증상에 대해서 가장 가능성이 큰 질병, 가장 빈도가 높은 질병, 가능성이 낮더라도 '놓쳐서는 안 되는 질병'을 고려해야만 한다.

감별진단에서 최종진단으로

제3단계로서, 감별진단 하나하나에 대해서 그것이 확실한지 여부를 검정하는 것이다. 자신이 생각한 감별진단 목록에서 ① 그 진단에 있어야 할 증상이 있는지, 있을 리가 없는 증상이 있는지 등 환자에게 direct question(직접형 질문), closed question(폐쇄형 질문, 예 혹은 아니요) 방법으로 공세적 문진을 실시한다. ② 통증을 일으키는 질병으로서 신경질환도 염두에 두어야 하고, 그것의 확인을 위한 신체진찰로서 삼차신경검사를 실시한다. 또한 필요에 따라 12뇌신경 진찰도 실시한다. ③ 필요한 영상검사, 진단적 마취, 혈액검사나 다른 검사실 검사 등을 실시한다. 각각의 결과에 따라 감별진단이 부정되거나, 확실성이 증가하거나 한다.

제4단계는 진단가설을 재검토하는 과정인데, 문진결과, 진찰결과, 검사결과를 종합하여 진단마다 각 검사결과와 모순이 없는지를 확인한다. 최종적으로 감별진단을 재검토하고 우선순위를 매긴다. 그리고 제5단계로서 최종진단을 결정한다.

임상진단추론
증례에 따른 구체적 추진 방법

제1단계. 포괄적 병력 채취

- 주소, 현병증, 기왕력, 가족력, 사회력 등의 청취, 정신적 추상화(mental abstraction)
- 통증의 상세한 파악을 위한 통증 구조화 문진표의 활용
- 호소 증상을 의학용어로 대체, Semantic qualifier
- 최종확인 전신건강상태 점검(삼차신경진찰을 포함한 신체진찰)

증례: 37세, 여성, 회사원(표 1)

주소: 2년 전부터 상악 우측의 치통, 우측 눈시울, 뺨, 귀, 목에 걸쳐 통증이 계속되고 있음

201X년 1월: 상악 우측 구치부, 눈시울, 뺨, 귀, 목에 걸쳐 통증을 느낌. A치과대학병원에서 진료받음. 부비동염을 의심해서 이비인후과에서 진료받음. CT 촬영. 부비동은 이상 없음. 악관절증을 의심해서 구강외과에서 진료받음. 스플린트를 만들어서 취침 시에 장착하고 통원치료를 받았으나 통증은 개선되지 않았음.
동년 6월: 증상이 개선되지 않았기 때문에 A치과의원에서 진료를 받음. 원인 불명이지만 상악 우측 구치부에 통증. 의심스러운 것은 이미 근관치료가 된 제1대구치. 근관치료를 다시 해도 증상은 전혀 변함이 없었음.
동년 ○월: B치과의원에서 진료를 받음. 근관치료를 계속하였으나 역시 개선되지 않았고, 제1소구치 발수. 증상은 개선되지 않았음.

표 1. 호소, 증상을 의학용어로 대체(semantic qualifier)

증상, 기타	SQ(semantic qualifier)
2년 전부터	만성 통증
두통, 뺨, 관자놀이, 경부, 어깨, 치아	확산성(diffuse), 두통, 안면통
아침부터 저녁까지	지속성
아프지만 먹을 수 있는 정도로 서서히, 따끔따끔, 작열감	중등도의 둔통
아프지 않는 날도 있음	단속적
식후에 강해짐	근골격성 통증, 염증성
기상 시, 저녁에 강해짐	하루 중 변동, 시간특이성
취침 중 잠이 깸	수면장애
밤중에 아픔	야간통증
마우스피스 장착으로 악화	이 악물기
근관치료가 효과 없음	비치원성 치통
삼차신경통을 의심해서 카바마제핀을 복용했으나 효과 없음	삼차신경통 부정
부비동염을 의심해서 CT 영상에서 부정됨	부비동염 부정
기왕증: 자궁내막증(난소낭포종)	전신질환 없음
전신건강상태 검토(삼차신경진찰을 포함한 전신진찰)	삼차신경 이상 없음

동년 8월: 치과치료가 효과가 없음. 통증이 우측 안면 전체에서 느껴짐. 뇌신경외과에서 진료를 받음. 삼차신경통을 의심, MRI 촬영. 두개내 이상은 없음. 카바마제핀 200mg/day을 1주간 복용해도 개선이 없음. 삼차신경통은 아님.
동년 11월: 상악 우측 구치부 치통이 계속. C치과의원에서 진료를 받음. 상악 우측 제1, 2소구치, 제1대구치를 근관치료해도 개선되지 않음. 감염을 의심해서 항생제를 복용하기도 했으나 개선이 없음. 제2대구치 발수. 일시적으로 증상이 가벼워졌지만 그 후 다시 나타남. 치성 상악동염을 의심해서 CBCT 촬영. 치근첨부와 상악동 사이에 연결이 없음. 상악동에 이상이 없음. 상악 우측 제1, 2소구치, 제1대구치, 제2대구치 근관충전. 그 후 증상의 경감과 악화가 반복.
201X + 1년 5월: 우측 협부의 종창감, 둔통. 이비인후과에서 진료를 받음. 협부의 종창은 없음. 부비동염 없음. 그 후에도 통증은 계속됨. 치료를 받는데도 불구하고 개선되지 않았기 때문에 체념과 함께 일이 바빠서 방치함.
201X + 1년 12월: 상악 우측 구치부, 눈시울, 뺨, 귀, 목에 걸쳐 통증이 악화됨. 종합병원 구강외과에서 진료를 받음. 치성 상악동염의 급성화를 의심해서 항생제(클라리스)를 복용해도 개선되지 않음. CT 촬영. 부비동 이상 없음. 담당 의사(일본구강안면통증학회 회원)는 치료경과로부터 비치원성 치통, 특발성 지속성 안면통을 의심, 게이오대학병원 치과·구강외과에 소개.
201X + 2년 1월: 게이오대학병원 치과·구강외과에서 진료를 받음

필자 치과의 진찰 결과

현증

(S) 통증의 부위, 종류와 강도:
상악 우측 치통, 안면통, 평균통증강도 VAS 35mm, 악화 시 80mm
(눈시울, 뺨, 귀, 목) 둔통 + (상악 우측 대구치부) 욱신거림 → 동시에 출현함

- 안면 내부에서 아픈 느낌
- 저녁에 피로할 때 악화될 때 통증강도 VAS 80mm
- 기상 시에도 자발통이 있음
- 수면장애가 있음, 숙면감이 없고 수면 도중에 1~2회 각성
- 이 악물기를 자각하고 있고, 마우스피스 장착으로 기상 시에 통증이 악화됨

기왕력: 자궁내막염(난소낭포종) → 모 대학병원에서 복강경수술 실시
상용약: 없음
알레르기: 없음
발치력: 있음
음주력: 없음
흡연력: 없음
전신건강상태 검토(삼차신경진찰을 포함한 신체진찰): 이상 없음

SQ를 이용한 환자의 현 병력, 통증 구조화 질문의 요약

2년 전부터 우측 측두통, 협부, 경부, 어깨와 치아에 확산성·지속성의 원인 불명 둔통이 있음. 여러 차례의 치과치료에도 불구하고 개선이 없었고 현재에 이르고 있음. 이비인후과에서 부비동염은 부정되었고, 뇌신경외과에서는 삼차신경통도 부정되었음. 통증은 안정시 중등도의 지속성 둔통으로, 식후에 통증이 더 심해짐. 지난 2년간 통증이 없는 날도 가끔 있지만 매일 거의 종일 통증이 있고, 기상 시와 저녁에 강해지는 하루 중 변동이 있으며, 야간에도 통증이 있어서 수면 도중에 잠을 깸. 특히 스플린트를 장착하면 수면 도중에 잠을 깨서 이를 깨물고 있는 것을 자각한다. 또한 기상 시에는 통증이 악화되고 있음.

제2단계. 감별진단 열거하기

- 의학용어로 대체된 증상에서 키워드를 찾고 감별진단을 열거
- 가능성이 높은 질병으로부터 가장 많은 질병 그리고 놓쳐서는 안 되는 질병까지 우선순위를 매겨서 열거

이 시점에서의 진단추론(표 2)

Most likely—비치원성 치통(근육·근막 동통)

Must be ruled out—상악 종창, 신체형장애(통증성 장애)

Common—비치원성 치통(근육·근막 동통), 근육성 악관절증, 긴장형 두통

Others—신경병증성 통증, 특발성 지속성 안면통

제3단계. 감별진단의 확인 작업

- 감별진단을 하나씩 확인

① Direct question(직접형 질문), closed question(폐쇄형 질문, 예 혹은 아니요), 공세적 문진
② 뇌신경검사의 실시
③ 감별에 필요한 영상검사, 진단적 마취 및 검사실검사
검사결과에 따라 감별진단의 우선순위를 교체

표 2. 감별진단

	증상, 기타	SQ	감별진단
1	2년간 식후에 강해짐 아침부터 밤까지 근관치료 효과 없음	만성통 근골격성 동통 지속성 비치원성 치통	비치원성 치통 (근육 · 근막 동통)
2	두통, 뺨, 관자놀이, 경부, 어깨, 치아 통증이 없는 날도 있음.	확산성(diffuse), 두통, 안면통	긴장형 두통 상악동염(부정)
3	식후에 강해짐 기상 시, 저녁에 강해짐 마우스피스 장착으로 악화 잠이 깸	근골격성 동통, 하루 중 변화, 시간특이성, 이 악물기, 수면장애	근육성 악관절증
4	2년 전부터 두통, 뺨, 관자놀이, 경부, 어깨, 치아	만성 동통 확산성(diffuse), 두통, 안면통	상악 종창 신경병증성 통증
5	아침부터 밤까지	지속성	특발성 지속성 안면통, 신체화장애(통증성 장애)

구강내검사

우측 상악, 하악 구치부(−), 치아 타진통 경도(+), 우측 상악 치은 allodynia(+), 잔여감이 있고, 혀의 압흔이 있음

뇌신경검사

삼차신경 제1, 2, 3분지: 지각이상과 운동이상 없음

기타 뇌신경에는 이상이 없음

영상검사 결과[구내 방사선 소견(그림 2), 파노라마 방사선 소견(그림 3)]

우측 상악 소구치, 대구치 근관충전되어 있음. 그 밖에 좌측 하악 대구치에 치근단병소가 있음.

악관절증검사(표 3)

악관절증검사로서 악관절과 저작근에 대한 검진 결과, 머리가 무거운 느낌과 압박감이 있음. 우측교근, 측두근에 강한 압통과 함께 상악 구치부에 연관통이 있고, 환자가 치통이라고 느끼는 통증이 재현

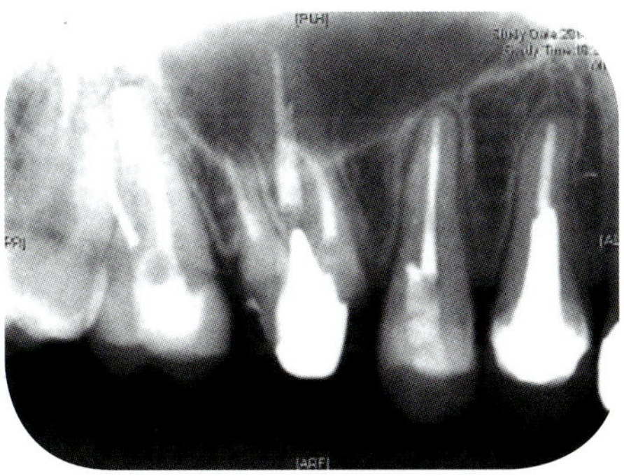

그림 2. 우측 상악 구치부 구강 방사선사진.

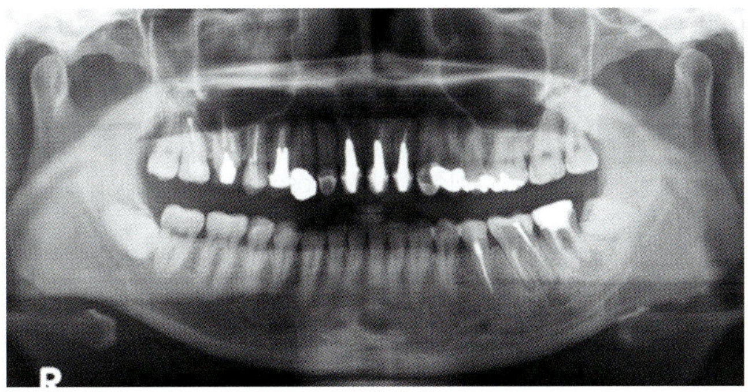

그림 3. 파노라마 방사선사진.

표 3. 악관절증 검진표

자력 최대 개구량 36mm			
근육 증상 항목		우측	좌측
긴장형 두통		++	
경부굴곡근		++	+
경부운동장애			
근압통	측두근	++	
	교근	+++	+
	흉쇄유돌근	++	+
	승모근	++	+
	교근연관통	++	
턱의 긴장도		jaw stiffness 혀압흔	
중추감작		있음	

강제 최대 개구량 42mm			
		우측	좌측
자력운동 시 통증	전방	+	
	같은쪽		
	반대쪽	+	
	이 악물기	++	
	개구	+	
관절 증상 항목			
유발 시험	견인		
	압박		
관절압통			
관절잡음			
활주장애			
Hypermobility			

됨. 또한 측두근, 흉쇄유돌근, 승모근으로부터 두부에 연관통이 있는데, 이것은 환자가 두통이라고 느끼는 통증이었음.

개구량검사에서 근육성 개구제한이 관찰되었음.

CT 영상 소견(그림 4)

상악동은 지금까지의 영상검사 소견과 같이 좌·우 모두 이상은 관찰되지 않았음. 또한 상악골에도 이상 소견은 없었으며, 상악 종창은 부정할 수 있음.

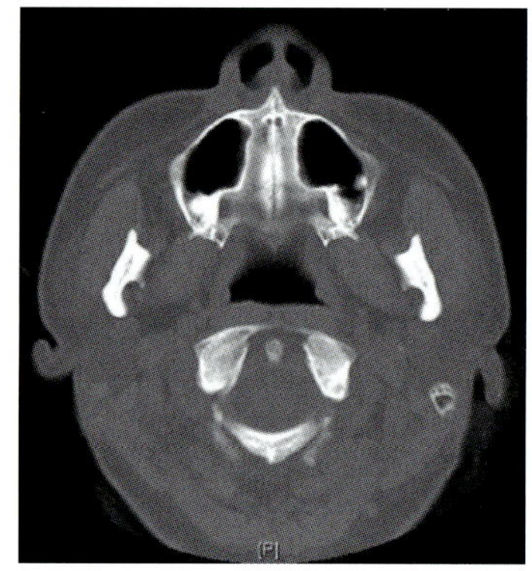

그림 4. CT 영상(상악동 저부 수평선).

정신심리학적 검사

HADS(Hospital Anxiety and Depression Scale) 우울증 5점, 불안 7점

신체질환이 있는 사람의 신체질환 유래 증상의 영향을 받지 않고 우울증·불안 정도를 측정하는 것을 목적으로 개발된 척도

점수 범위는 0~21점으로, 높은 점수일수록 불안, 우울증 기분이 높음(0~7 = 증상 없음, 8~10 = 의심, 11~21 = 있음)

통증파국적 사고 척도(Pain catastrophizing scale; PCS) 25점(반추 9점, 무력감 7점, 확대 시 9점)

통증에 대한 파국적 사고의 정도를 측정하는, 13항목으로 구성된 자기 기입식 설문지. 3개의 하위척도(반추: 고통에 사로잡혀 반복적으로 생각함, 무력감: 고통에 대해 자신은 아무것도 할 수 없음, 확대 시: 통증 자체와 통증의 영향을 강하게 생각하는 경향). 점수 범위는 0~52점, 정상인 평균 30점, 점수가 높을수록 파국적 생각이 강하고, 특히 '무력감'은 파멸사고와 상관관계가 높음.

이 시점에서 진단추론(표 4)

Most likely—비치원성 치통(근육·근막 동통), 긴장형 두통(근육 압통 발통점에서 연관통으로 환자가 느낀 통증이 재현됨)

Must be ruled out—신경병증성 통증(allodynia가 있기 때문에 합병 가능성이 있음)

Common—비치원성 치통(근육·근막 동통), 근육성 악관절증

Others—상악 종창, 신체형장애(통증성 장애)(소견이 없으며 거의 부정적)

제4단계. 감별질환의 재검토 작업, 우선순위

- 감별진단을 재검토하고 우선순위를 결정. 진단에 대해 진단의 근거를 제시하며, 문진결과, 진찰결과, 검사결과를 종합하여 모순이 없는지를 확인.

표 4. 감별진단과 감별을 위한 검사결과

우선순 감별진단		검사 및 있어야 할 소견	검사결과
1	비치원성 치통 (근육 · 근막 동통)	저작근 압통, 발통점, 연관통, 치아 타진통 없음	교근, 흉쇄유돌근에 압통이 있고 치아에 연관통이 있음, 치통이 재현됨
2	신경병증성 통증	지각검사, 지각 둔화, allodynia, 분지 단위의 이상	Allodynia가 있고 잔여감이 있음
3	긴장형 두통	경부, 두개 주위의 근압통, 발통점, 연관통	근압통, 연관통이 있고 두통이 재현됨
4	근육성 악관절증	교근, 측두근, 근압통, 개구제한	교근, 측두근 압통이 있고 근육성 개구제한
5	신체형장애 (통증성 장애)	상세한 문진(통증을 설명하기에 충분한 신체적 이상이 있는지, 심리사회적 요인이 증상의 경과에 영향을 주는지 등)	증상을 뒷받침하는 신체질환이 있음. 심리사회적 요인에 의한 증상 변동(+)
6	상악 종창	영상검사: 골파괴상, 낮은 흡수 영역, 점거성 병변(space occupying lesion)	이상 소견 없음

검사결과에 따라 감별진단의 우선순위를 바꿈

확정진단에 이르기 위한 추가 검사

원인근에 진단적 국소마취(표 5)

교근, 측두근, 흉쇄유돌근의 발통점을 자극하여 환자가 느끼는 통증이 재현되고, 같은 부위에 국소마취를 시행해서 통증이 사라지지 않을 때 비치원성 치통(근육·근막 동통)으로 확정진단을 내릴 수 있다. 그러나 해당 치은에 allodynia가 인정되기 때문에 신경병증성 통증도 부정할 수 없다.

제5단계. 최종진단

- 복수의 최종진단이 있으면 우선순위를 부여
- 계속해서 추적해야 하는 감별진단은 의심 병명으로 남김

최종진단

1. 비치원성 치통(근육·근막 동통)
2. 긴장형 두통

의심 병명: 비치원성 치통(신경병증성 동통)

표 5. 우선순 감별진단과 그 진단 근거

우선순 감별진단		진단 근거
1	비치원성 치통(근육 · 근막 동통)	교근, 흉쇄유돌근의 발통점에서 연관통이 있고, 환자가 느끼는 통증과 일치
2	비치원성 치통(신경병증성 통증)	치은의 allodynia, 지각 둔화가 있음
3	긴장형 두통	교근, 측두근, 흉쇄유돌근, 승모근의 발통점에서 연관통이 있고, 환자가 느끼는 두통, 안면통, 경부통이 재현되기 때문에 진단명으로 추가해야 함

치료방침

교근, 측두근과 같은 저작근 및 흉쇄유돌근, 승모근의 근육·근막 동통에 대해서 이 악물기, 불량한 자세 등으로 인한 부하가 걸리지 않도록 하기 위해서 환자교육을 시행한다. 수면 중에도 치아를 깨물고 있을 가능성이 있기 때문에 수면지도를 실시한다. 대증요법으로 우측 저작을 그만하고 반대측으로 저작하도록 한다. 부하가 걸리지 않는 부드러운 음식을 먹도록 지도, 3횡지 개구 스트레칭 및 경부근 스트레칭을 지도한다.

통증 구조화 문진(통증 문진표)

현재 느끼고 있는 통증에 대해서 묻겠습니다. 통증이 2가지 이상 있는 경우에는 따로 써 주세요.

1. 부위: 아픈 곳이 어디입니까? 우측 · 좌측 · 상 · 하 · 치아 · 잇몸 · 혀 · 턱 · 얼굴 · 관자놀이 · 머리 · 목 더 자세히:
2. 발현 상황: 통증이 시작된 계기가 있습니까? 별로 없음 · 하품 · 딱딱한 것을 먹었음 · 치과치료 · 다침 · 바쁨 · 스트레스 더 자세히:
3. 경과: 지금까지의 경과, 통증이 시작한 지 얼마나 되었습니까? 통증이 나타나고 일, 주간, 개월, 년 정도 경과
4. 통증의 질: 어떤 종류의 통증입니까? 욱신욱신 맥박 치듯 · 쏘는 듯한(shooting) · 찔린 것 같은 · 날카로운 · 전기가 통하는 것 같은 · 둔한 · 단단히 조이는 · 파고드는 것 같은 · 불타오르는 것 같은 · 톡톡 쏘는(tingling) · 얼얼한 · 쑤시는 듯한 · 답답한 것 같은 · 만지면 아픈 · 쪼개지는 것 같은 · 짜증 나는 · 기분이 나쁜 · 무서워지는 · 어찌할 바 모르게 견딜 수 없는 통증 더 자세한 정보:
5. 통증의 정도: 통증의 강도는 어느 정도입니까? 약 · 중 · 강 · 격통 10단계로 0 · 1 · 2 · 3 · 4 · 5 · 6 · 7 · 8 · 9 · 10 VAS mm 신경이 쓰임 · 일을 하는 데 지장이 있음 · 일을 할 수 없음 먹고 있는 동안은 신경이 쓰이지 않음 · 아프지만 먹을 수 있음 · 아파서 먹을 수 없음
6. 빈도: 통증이 어느 정도의 횟수로 일어납니까? 1분에 회, 1시간에 회, 1일 회, 1주간에 회, 1개월에 회 계속 지속됨 더 자세한 정보:
7. 지속시간 : 1회의 통증은 얼마나 계속됩니까? 1회의 통증은 초, 분, 시간, 일간 계속 지속됨 더 자세한 정보:
8. 시간적 특징: 통증의 발생과 변화에 시간적 특징이 있습니까? 기상 시(약함 · 강함), 낮(약함 · 강함), 저녁(약함 · 강함), 취침 전(약함 · 강함) 더 자세한 정보:
9. 발생, 악화 인자: 통증을 일으키거나 악화시키는 요인이 있습니까? 식사 · 신체활동 · 일 · 목욕 · 취침 · 정신적 긴장 · 스트레스
10. 완화 인자: 통증을 가볍게 할 수 있는 것이 있습니까? 차게 함 · 따뜻하게 함 · 안정 · 잠 · 마사지 · 진통제 복용 더 자세한 정보:
11. 수반 증상: 아플 때 함께 생기는 증상이 있습니까? 두통 · 어깨 결림 · 현기증 · 저림 · 눈물 · 콧물 · 가슴앓이 · 눈 따가움 · 구역질 · 구토 더 자세한 정보:
12. 통증 시 행동: 통증 시 정해진 행동이 있습니까? 차분히 있지 못함 · 누움 · 쓰다듬음 · 누름 · 되도록 움직이지 않음 더 자세한 정보:

제 1 장

치통

감별진단의 포인트

Q 03

근관치료 후에도 계속된 치통 ①

근관치료 후 통증이 치원성 치통이 아니라면 근관치료를 해도 낫지 않는다. 치원성이 아니라고 어떻게 판단해야 할까?

Hiroshi Ishii(石井 宏)
도쿄도 · 이시이치과의원

A 근관치료 후의 통증이 염증(침해수용성 통증)에 의한 것인지, 신경병증성 통증을 포함한 그 밖의 비치원성 통증인지의 판단을 정확하고 신속하게 할 수 있는지 여부는 근관치료전문의와 일반치과의에게 있어서 사활이 걸린 문제라고 해도 좋을 만큼 중요한 능력이다. 원인이 치아가 아니라면 아무리 양질의 근관치료를 실시했다고 해도 당연히 환자의 호소를 해결할 수 없다.

한편, 구강안면통증 영역의 식견이 점차 넓고 깊어지는 현 상황에서 전문적 교육을 받지 않은 일반치과의가 비치원성 통증의 정확한 진단까지 실시하는 것은 별로 현실적이라고 생각되지 않는다. 일반치과의가 불완전한 정보와 지식으로 이 문제에 개입하면, 환자가 병원을 찾아 헤매는 시간을 길어지게 할 뿐만 아니라, 불필요한 비가역적 치과치료가 몇 번이나 행해질 가능성마저 있다.

그러면 근관치료전문의나 일반치과의는 치통을 호소하는 환자가 내원했을 때 무엇을 어디까지 하면 좋을 것인가?

현시점에서 전문의제도가 확립되어 있지 않은 일본에서는 이에 대한 명확한 기준이 없으며, 그래서 성실한 일반치과의는 자신이 모든 책임을 지고 있다고 생각하기 쉽다.

그러나 앞서 말한 바와 같이, 통증에 관한 임상과 학문이 고도화·세분화되어 있는 현재, 일반치과의가 해야 하는 일은 조금 더 한정적으로 되고 있다. 저자는 근관치료전문의나 일반치과의가 염두에 두어야 할 중요 사항은 다음에 기술하는 2가지 점이라고 느끼고 있다.

① 환자가 치통을 호소하면서 내원하는 증례 중에 치아의 염증(치수염, 근단성 치주염)이 원인이 아닌 질환이 얼마든지 존재한다는 것을 알고, 자신이 정확하게 병명을 붙일 수 없는 경우라면 전문의에게 진료 의뢰를 한다.

② 자신 있게 불가역성 치수염, 근단성 치주염의 병명을 붙일 수 있으면 근관치료를 시행하여 이들 질환을 배제한다.

이번 항목에서는 근관치료 후 통증이 근단성 치주염에 의한 것인지, 혹은 그 이외의 원인에 의한 것인지를 판단하기 위한 근관치료전문의의 접근법에 이어, 구강안면통증전문의와의 협진을 포함한 환자 관리에 관해서 설명한다.

치통의 원인을 구분

원래 역학적으로 근관치료를 실시하면 반수 이상의 환자가 정도의 차이는 있지만 어떤 술후 통증을 느낀다고 되어 있다. 또한 그러한 술후 통증의 대부분은 48~72시간 이내에 안정되고, 길어도 7일을 넘는 것은 드물다고 한다. 근관치료를 이상적인 환경하에서 시행했다는 전제하에, 치료 후 7일이 지나도 통증이 없어지지 않는다면 어떤 병적 상태임을 시사하는 것이다.

여기서 말하는 병적 상태란 처치에 의해 병적으로 일어나는 것으로, 앞서 언급한 일반적인 술후 통증과는 구별되는 통증이다. 이러한 병적 술후 통증은 또한 근단성 치주염(감염과 관련된 염증), 신경병증성 통증, 기타의 비치원성 질환과 구별하여 고찰하고, 근관치료전문의와 일반치과의사의 역할은 이중에서 근단성 치주염을 높은 수준에서 제외하는 것이다. 물론 이들 중 어느 하나가 병적인 술후 통증의 원인이라면 진단은 비교적 용이하다. 반대로 근단성 치주염과 비치원성 통증이 혼재하는 경우에는 그것의 진단과 질환에 대한 접근이 매우 어려운 경우가 많다.

통증의 원인이 단독으로 존재하는 경우와 여러 가지 원인이 혼재하는 경우로 나누어, 3개의 증례를 예로 들어서 근관치료전문의의 접근법을 해설해 나가기로 한다.

증례 1(그림 1~4)

근단성 치주염으로 진단할 수 있고, 문진이나 해당 치아의 기왕력으로부터 비치원성 치통이 의심받지 않는 증례

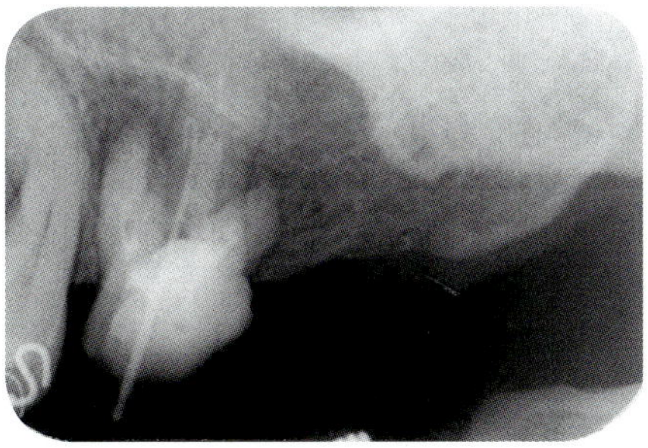

그림 1. 증례 1의 #26 초진 시 방사선사진. 객관적 검사 결과, 근단성 치주염으로 쉽게 진단하였다.

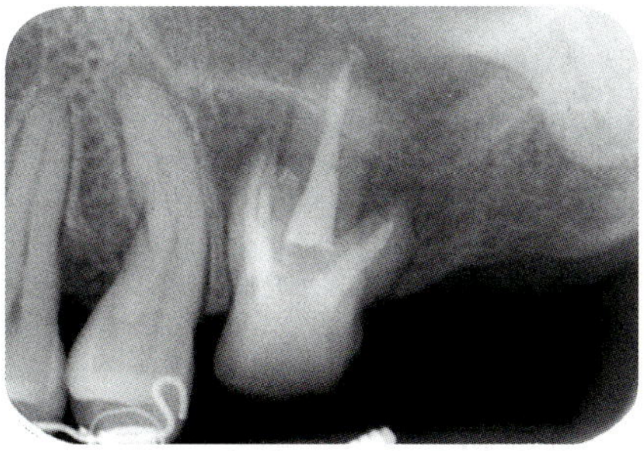

그림 2. 통상의 근관치료 후. 통증은 개선되지 않았다.

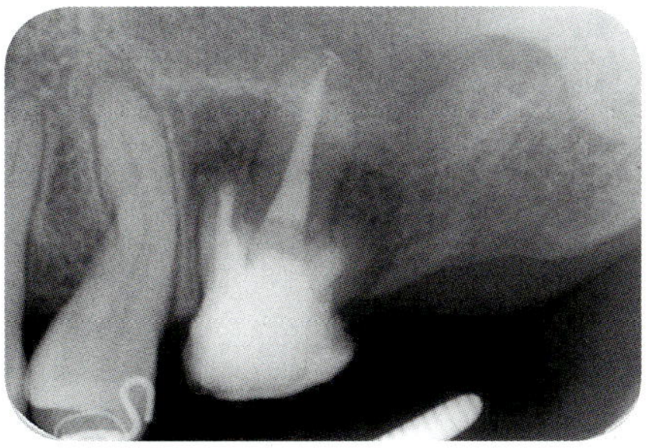

그림 3. 치근단 절제술 후. 통증이 소실되었다.

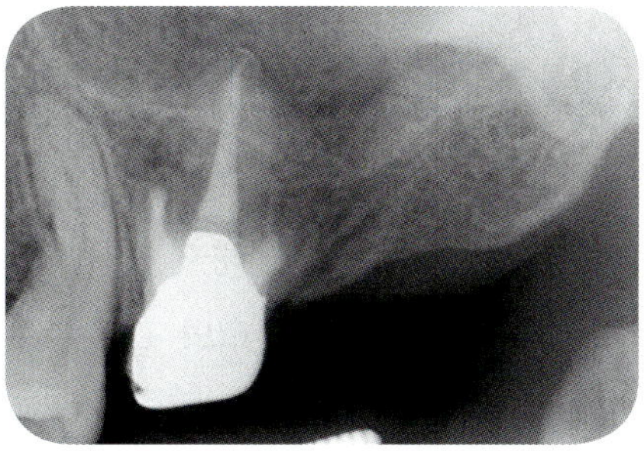

그림 4. 치근단 절제술 후 6개월 경과 관찰 시. 순조롭게 뼈가 회복되고 있다.

근관치료의 질이 낮은 것이 원인이 되어 근단성 치주염이 발생한 경우에 통상의 근관치료로 통증이 다스려지지만, 난치화된 경우에는 통상의 근관치료로는 문제 해결에 이르지 못한다. 이러한 증례에서는 치과용 현미경 및 최근의 프로토콜에 입각한 외과적 처치(치근단 절제술, 의도적 재식술 등)가 필요하다.

증례 2(그림 5, 6)

근단성 치주염의 병명을 명확히 붙일 수가 없고 기왕력, 문진, 기타의 검사에서 비치원성 통증이 의심되는 증례

객관적 검사 결과에 의한 명확한 진단명이 붙여지지 않은 채, 환자의 호소만 믿고 안이하게 근관치료를 시작해서는 안 된다.

이 환자는 #25의 통증을 호소하여 저자의 병원을 소개받아 왔다. 객관적 검사 결과, 근단성 치주염의 병명을 확정하지 못했다. 근관치료를 시행한 술자로부터 얻은 정보에 의하면, 질 높은 근관치료를 실시하였다는 판단을 할 수 있었다. 확정적인 배제진단으로서 치근단 절제술을 시행하기 전에 구강안면통증전문의가 재검사를 실시했다. 결과적으로 구강안면통증전문의의 감별진단은 삼차신경통이었다. 침습적 치료를 안이하게 해서는 안 된다는 것을 다시 한번 저자가 학습한 증례이다.

이 증례에 대한 구강안면통증전문의의 진단과 대응을 표 1에 제시하였다.

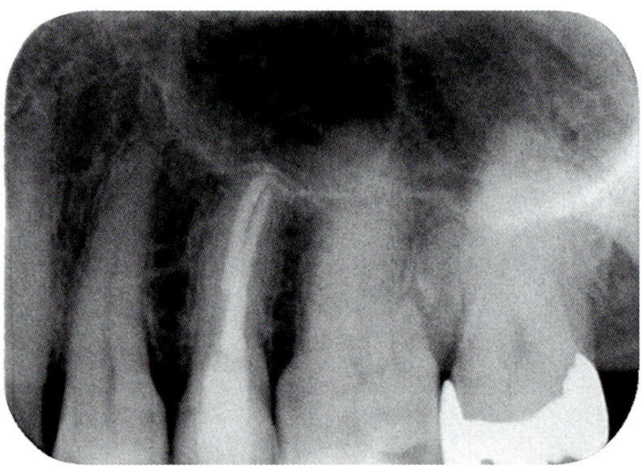

그림 5. 증례 2의 #25 초진 시 방사선사진. 타진에 대해서는 불안정한 반응을 보였다. 이 시점에서 근단성 치주염의 진단명은 붙여지지 않았다.

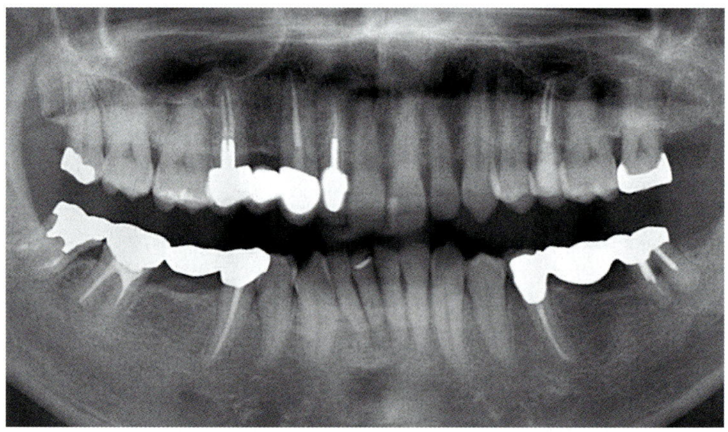

그림 6. 같은 환자의 파노라마 방사선사진.

표 1. 구강안면통증전문의의 진단과 대응

감별진단: 삼차신경통

- 발작성의 통증, 발통 부위(trigger zone)가 있음, 지속시간 수초, 불응기 있음
- 치과치료 전부터 지금의 통증이 있었다는 것 등을 생각하면 상기 진단으로 된다.
- Allodynia 등의 지각이상은 없기 때문에 지속성 신경병증성 통증의 가능성은 낮다. 테그레톨을 복용하고 재진을 받게 하였다.

증례 3(그림 7~11)

근단성 치주염의 병명이 쉽게 붙지만 문진, 기왕력, 기타의 검사에서 비치원성 통증도 병발하고 있을 가능성이 의심되는 증례

이러한 증례에 대한 접근에서는 술전의 환자 설명이 특히 중요시되며, 환자가 이해하지 않는 상태에서는 결코 근관치료를 시작해서는 안 된다.

근단성 치주염이 치유된 후에도 비치원성 통증이 남아 있을 가능성을 강조해 둔다. 또한 근단성 치주염을 치료하기 위해서 외과적 근관치료가 필요한 경우도 있지만, 신경병증성 통증으로 의심되는 부위에 대한 외과적 개입은 금기이다(비록 그 치료가 근단성 치주염에 대한 처치였다고 해도). 구강안면통증전문의와 사전에 협의하는 것이 중요한 포인트가 된다. 이론대로 외과적 처치를 하지 않으면 근단성 치주염을 배제할 수 없는 증례가 존재하는 것도 구강안면통증전문의로부터 들을 필요가 있다. 끝없이 진단을 확정하지 못하는 상황은 피해야 한다.

이 증례에 대한 구강안면통증전문의의 진단과 대응을 표 2에 제시하였다.

이 증례에서는 치근단 절제술 후에 뼈가 극적으로 회복되어 근단성 치주염은 거의 개선되고 있다. 일반적으로 근관치료의 성공률이 100%가 아닌 이상, 비록 교과서적으로 신경병증성 통증은 외과적 개입

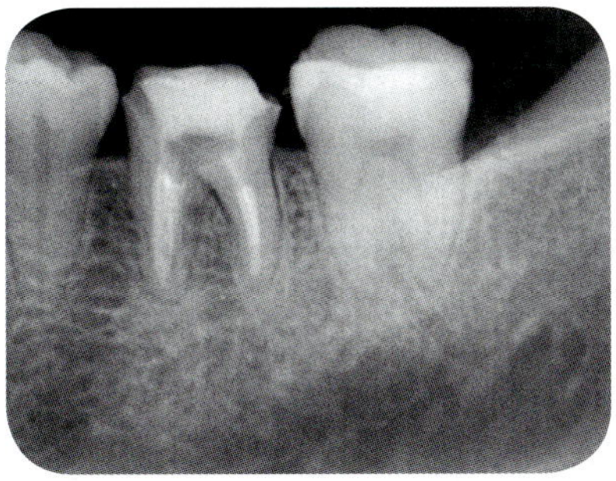

그림 7. 증례 3의 초진 시 방사선사진. 타진(++). 치료 중에 러버댐 방습을 하지 않았다.

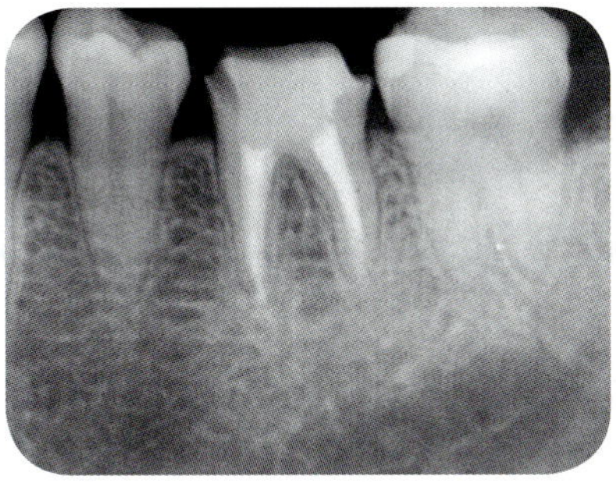

그림 8. 재근관치료 후. 타진(++).

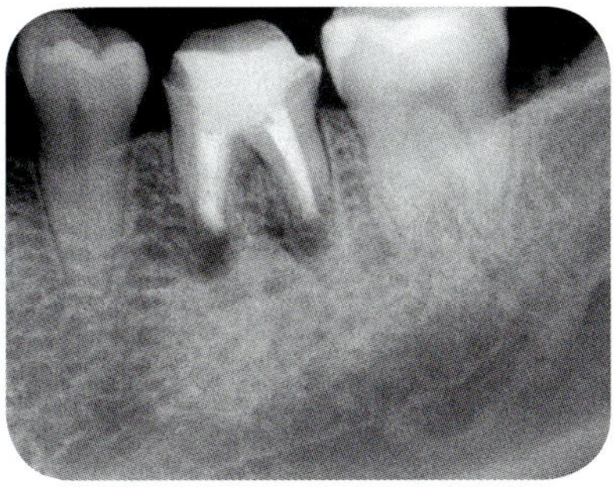

그림 9. 치근단 절제 후. 타진(++).

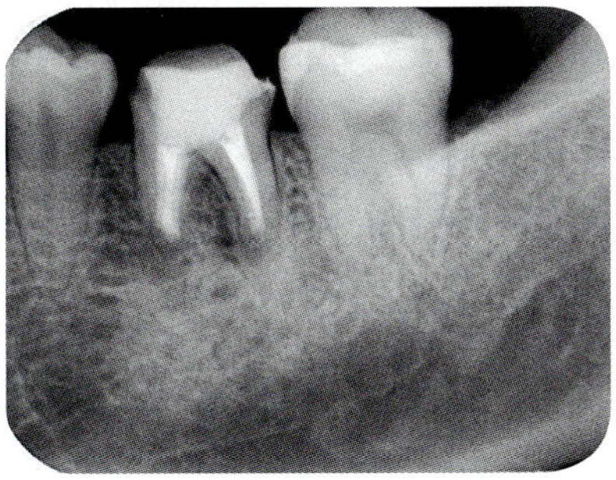

그림 10. 치근단 절제 후 3개월. 골의 개선 경향이 있는 것의 타진(+).

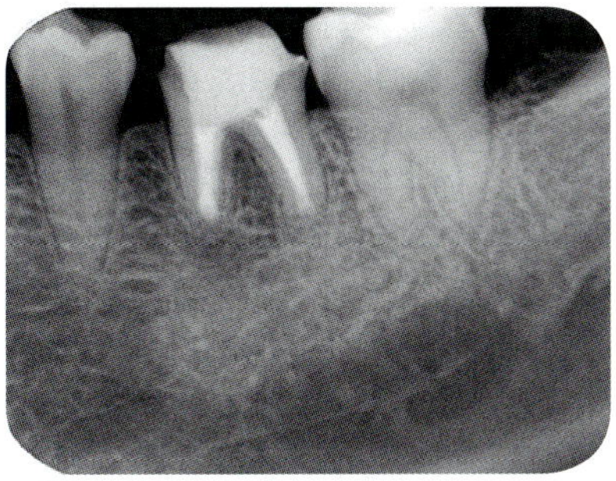

그림 11. 치근단 절제 후 12개월. 골은 거의 개선되어도 타진(+). 그러나 구강안면통증전문의의 치료가 병행되고 있으며, 이 시점에서는 일상생활에 지장을 주지 않는 범위에 안정되어 있다.

표 2. 구강안면통증전문의의 진단과 대응

잠정적 진단: 비치원성 치통
• 염증 증상이 관찰되지 않는 상황에서 타진통이 있기 때문에 치근막의 allodynia라고 생각된다. 또한 절개부에도 allodynia가 있어 신경병증성 통증이 의심된다. 그러나 자발통이 없기 때문에 증상으로는 별로 강하지 않다. 확정적 진단은 아니다. • 좌측 교근의 근긴장이 강하고 교근의 발통점에서 하악골, 하악 구치에 분명한 연관통이 발생한다. 증상으로는 이쪽이 명확하기 때문에 근육 · 근막 동통의 치료를 시작한다.

이 금기시되고 있다고 해도, 외과적 근관치료 또는 발치 외에는 근단성 치주염을 확정적으로 제거할 수 없다는 것을 알아야 한다. 그리고 환자에게 충분한 설명을 하고, 몇 가지 치료계획 중에서 환자에게 가장 이익이 되는 제안을 하는 것이 중요하다.

이상 3개의 증례에서 근관치료전문의 접근법을 설명했지만, 서두의 질문에 대한 단적인 답은 "근단성 치주염을 높은 수준으로 배제하는 것으로 판단한다."로 한다.

정리

① 자신이 진단할 수 없는 경우는 신속하게 구강안면통증전문의에게 의뢰한다.

② 근단성 치주염을 난치화시키지 않도록 하기 위해서 근관치료를 할 때에는 무균적 처치를 철저히 해야 한다.

③ 근단성 치주염을 자신이 배제할 수 없는 경우에는 신속하게 근관치료전문의에게 의뢰한다.

Q 04

근관치료 후에도 계속된 치통 ②

치원성이 아니기 때문에 근관치료 후에도 계속되는 치통. 적절한 진단법과 치료법은?

Hiroshi Miyashita(宮下裕志)
도쿄도 · 미야시타치과

A 근관치료 후의 치통은 치료 전에 어떠한 임상판단, 혹은 치료를 실시했는지에 따라 발현 빈도가 다르다. 일반적으로 생활치수에서 발수한 근관이라면, 적절한 치료가 이루어지면 근관치료 중이나 근관충전 후에 통증이 나타나는 경우가 없다고 해도 과언이 아니다. 그러나 감염 근관의 경우에는 치료 중에, 또는 감염이 잡혀 있지 않으면 치료 후에도 통증과 불편감이 남을 가능성이 크다.

또 한편으로, 다른 원인이 존재하고 있다는 것을 눈치채지 못하고 치료가 진행된 경우 통증이 있을 수 있다. 이처럼 발수나 근관치료가 이미 이루어진 후 통증을 호소하는 경우에 최초로 생각해야 하는 것은 문제가 '진단에 있는지, 치료에 있는지'이다.

진단에 문제가 없는지

통증의 특징에 대한 고찰

근관치료가 이미 이루어지고 있는 환자가 통증을 호소하는 경우 어떠한 통증을 느끼고 있는지에 따라 크게 2가지로 나누어 생각한다. 하나는 자발통을 수반하고 있는 경우이고, 또 하나는 유발통이 있으나 자발통은 수반하지 않는 경우이다.

자발통을 수반하는 경우는 비교적 간단한데, 대부분 경우에 종창도 동반한다. 그리고 무엇보다도 타진통도 동반할 수 있는 것이 가장 중요한 포인트이며, 타진통은 자발통보다도 강한 통증을 호소한다. 또한 방사선투과상을 관찰할 수 있는 경우가 많다. 그러나 급성기에서는 방사선투과상이 관찰되지 않는 경우도 있으므로 주의가 필요하다.

자발통이 없고, 예를 들어 타진통과 같은 유발통만 있는 경우는 치원성 치통의 가능성이 있다. 그러나 반드시 근관 유래라고는 할 수 없으므로 치주조직의 확인이 필요하다. 특히, 일반적으로 동통을 주소로 내원하는 환자의 구강은 플라그 조절이 잘되지 않는 경우가 많기 때문에 치주 유래의 동통을 잘못해서 근관 유래라고 착각하는 경우가 매우 많다(그림 1).

"씹으면 아프다."라고 호소하는 환자의 경우는 신중하게 대응할 필요가 있다. 환자는 씹으면 아프니까 '치아'가 나쁘다고 생각하는 것이 대부분이지만, 실제로는 '씹는' 동작에서 동통이 유발되고 있기 때문에

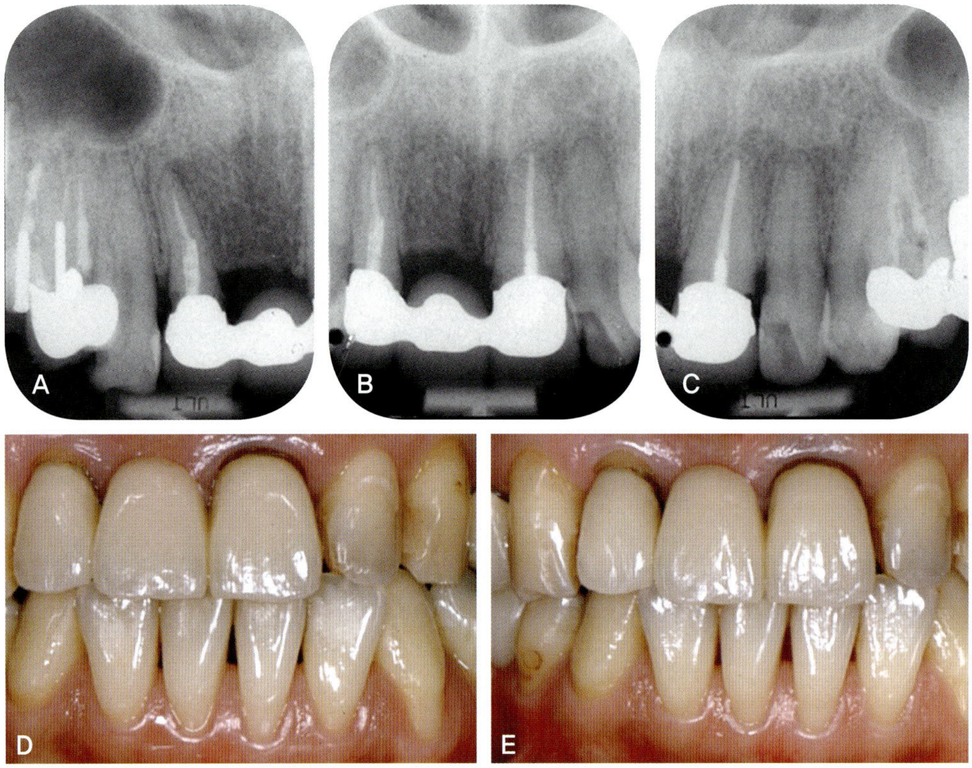

그림 1. 30대 여성. 주소는 #12의 자발통, 쑤시는 느낌. 초진 시 방사선사진(**A~C**)과 치료 전 구강내 소견(**D**). 초기치료 후의 구강내 소견(**E**). #12의 치은퇴축에 주목하라. 동통은 소실되었고, 근관치료는 하지 않았다.

타진통이 있는지를 확인한다. 만약 타진통을 느끼지 않는 경우에는 근통과 악관절 유래의 문제가 있을 가능성을 내포하고 있기 때문에 일련의 진단검사가 필요하다.

방사선 소견에서 투과상을 확인할 수 없는 치아가 원인치로 의심되는 경우에, 섣불리 근관치료를 시작해 버리면 치료를 해도 통증을 잡을 수 없는 증례가 되기 십상이다. 환자도 치료를 바라고 있기 때문에 처음에는 문제없이 진행되지만, 치료에 의해서 새로운 통증이 발생할 수 있고, 통증이 잡히지 않기 때문에 큰 문제가 된다. 진단이 치료보다도 중요하다고 환자를 잘 이해시켜서 충분한 진단검사를 실시한다. 또한 부기가 보이지 않는 그러한 경우에는, 귀찮아도 필요한 경우 진단적 국소마취를 해서 비치원성 치통이 아닌지 확인하는 것이 중요하다.

방사선 소견에 대한 고찰

방사선영상 판독은 최근 디지털화 영향으로 어려워지고 있다. 디지털 방사선영상을 사용하는 독자라면 그 해상도가 충분한지 확인하기 바란다. 마하 효과(Mach effect) 같은 가짜 영상이 나타나는 경우 정확한 진단이 불가능하다. 적어도 치근막강, 치조경선, 골소주를 제대로 확인할 수 있는 수준의 장비를 임상에서 사용할 것을 권장한다.

치근막강이나 치조경선이 정상인데, 환자가 자발통이나 유발통을 호소하는 경우는 드물다. 만약 치근막강의 확대가 있는 경우는 치아에 교합부담이 없거나 동요하고 있지 않은지 확인한다. 물론 방사선 촬영을 정방선(치아가 겹치지 않는 X선 방향)으로 하지 않은 경우, 평행촬영법이 아닌 경우, 특히 이등분법의 경우에는 치근막강이 확대되어 보이는 경우가 있기 때문에 정확하게 방사선 촬영을 실시하는 것이 전제이다.

근첨부 부근에서 치근막강이 보이지 않게 되어 투과상으로 이행하고 있는 경우는 명확하게 병변일 가능성이 높지만 그것과 통증의 원인은 별개의 문제이다. 일반적으로 근단병변은 동통을 수반하지 않는다. 따라서 근첨부에 방사선투과상이 확인되어도 임상검사를 중심으로 동통의 특징과 연관이 있는지 여부를 검토해 보아야 한다. 그리고 최종적으로는 치은의 진단적 국소마취 및 근첨부의 진단적 국소마취를 통해서, 특히 복수의 치아가 의심스러운 경우에는 신중하게 원인을 특정하도록 해야 한다. 방사선투과상이 확인된다고 해서 결코 그것이 바로 문제라고 생각해서는 안 된다.

이와 같이, 기왕력이나 동통력, 현재 통증의 특징을 포함해서 종합적으로 원인이 근관에 있는지를 판단한다. 근관이 원인으로 특정되었을 경우에는 치료에 문제가 없는지 생각한다.

치료방법에 문제가 없는지

발수근관의 경우

스칸디나비아적인 철저한 무균적 치료가 실시되고 있는 경우 발수 후의 근관은 근첨부에 경조직이 형성되기 때문에(그림 2), 근첨까지 치수를 제거할 필요는 없다[1].

방사선사진상에서는 근관충전이 되지 않은 것처럼 착각하기 쉽지만, 사실은 생물학적 조직에 의한 근

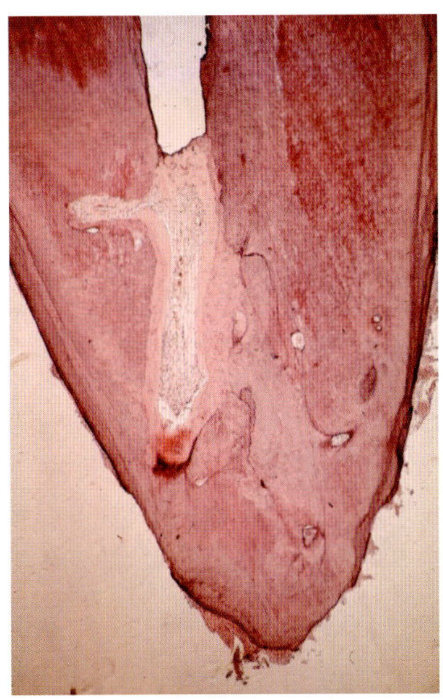

그림 2. 일부러 발수 시에 치수를 남겨 둔 연구. 무균적으로 치료가 된 경우 치수는 경조직으로 변화해서 문제가 되지 않는다. 발수는 테크닉이 아닌 무균치료가 중요하다. (출처: Engström 교수와 Spångberg 교수.)

관충전이 이루어지고 있다. 이 경우는 통증이 발생하지 않는다는 장점뿐만 아니라 장기적인 예후도 좋고, 작업장이 짧기 때문에 근관충전재가 근첨부에서 밀려 나갈 걱정도 없다. 세균이 들어가지 않는 상태를 만듦으로써 근관치료의 기술적인 부분이 별로 중요하지 않게 된다.

이에 반해, 발수 중에 환자가 통증을 호소하는 경우는 자신의 치료가 무균적이었는지 여부를 자문해본다. 만약 무균적이지 않다고 판단된 경우에는 격벽을 만들고, 러버댐을 장착하며, 러버댐을 포함한 시술 부위를 멸균시키고 그리고 근관을 잘 세정해서 세균감염을 일으킬 수 없게 하며, 긴밀한 임시밀봉을 하는 것 등을 고려한 치료를 시행함으로써 문제를 해결한다.

또 하나의 문제는 근첨을 넘어서 치료를 했는지 여부이다. 자신이 생각하는 작업장이 실제는 근첨부를 넘었을 가능성도 염두에 두어야 한다. 발수는 근첨부 이하에서 끝나는 것이 안전하다.

감염근관의 경우

감염근관의 경우 앞에 기술한 발수근관 증례에 추가해서, 확인해야 하는 포인트가 몇 가지 더 있다.

먼저 근관 수의 확인이다. 보통 상악 6전치를 제외하고 치아에 근관은 여러 개가 존재한다. 특히 대구치는 4근관 이상이 일반적이다. 따라서 치료하지 않은 근관이 감염된 경우는 그것이 환자가 호소하는 통증의 원인이 될 가능성이 있다. 근첨부 부근까지 치료되지 않은 것이 방사선영상에서 확인될 수도 있다. 어디가 감염되었는지를 이해한 후, 더하여 치료를 해야 하는 부위를 자신의 능력으로 접근해서 치료할 수 있는지 여부를 판단하는 것이 중요하다. 거기까지 생각하고 치료를 시작하면 치료 후 통증이 발생하는 경우가 적을 것이다.

근관충전이 되어 있는 경우는 과잉 충전으로 인해 타진 시 불편감을 호소하는 경우도 있다. 그런 경우에도 증상을 호소하는 원인은 원칙적으로 감염이라고 생각해도 좋다. 이와 같이 근관 유래의 원인으로 증상이 나타나는 경우는 모두 감염 여부와 관계가 있는 것으로, 그 감염을 제거할 수 있는지의 판단이 중요하다. 따라서 술자의 치료 능력 문제도 동시에 고려하는 것이 필요하다.

참고문헌

1) Engström, Spångberg: Wound healing after partial pulpectomy. A histologic study performed on contralateral tooth pairs. Odontol Tidskr. 25; 75(1): 5-18, 1967.

Q05 근관치료 후 치통의 역학

역학적으로 근관치료 후에 통증이 제거될 수 없는 경우가 얼마나 있는가?

Hiroshi Miyashita(宮下裕志)
도쿄도 · 미야시타치과

A 근관치료 후 6개월 이상 계속 통증이 있는 것은 알려져 있는 사실이지만 그 빈도, 정도나 일상생활에 미치는 영향 등은 잘 조사되어 있지 않다. 2010년 Nixdorf의 systematic review가 처음으로 그 전모의 일단을 보여 준 것이라고 할 수 있다[1]. 근관치료 후의 지속적인 통증의 문제를 얼마나 볼 수 있는지를 조사했다. 신뢰할 수 있는 연구를 리뷰하는 것이 이 연구의 목적이다.

1949년부터 2009년 6월까지 엔도 관련 연구 중에 근관치료 후 최소 6개월 이상 지속된 치통이 보고된 연구를 찾아냈다. 근관치료에는 발수 영구치를 재치료한 것도 포함되었고, 비외과적 치료도, 수술 치료도 포함되었다. 동통에 관해서는 자발통도, 유발통도 포함되어 있다.

술후 통증의 빈도를 계산할 수 있는 연구만 모았으며, 계산할 수 없는 연구는 제외하였다. 따라서 코호트 연구와 임상 연구는 포함시켰지만, 증례 시리즈와 횡단연구, 케이스 컨트롤 연구는 제외했다. 또한 원인이 무엇이든 통증에 대한 보고를 포함시켰다.

4개의 데이터베이스를 찾았고, 수동 검색도 하였으며, 데이터 평가를 2명의 평가자가 하였기 때문에 객관성이 있는 연구이다.

그 결과, 770개의 오리지널 연구 중에 적절해 보이는 26개의 연구를 정리하여 보고하였다(그림 1). 5,777개의 치아가 대상이 되었으며, 그 중 168개의 치아가 6개월 이상 지속적인 통증을 동반하는 것으로 보고되었다.

경과가 추적된 비율이 절반 정도이므로, 실제로는 3~7% 정도의 치아가 근관치료 후에도 지속적으로 통증을 동반하고 있는 것으로 해석될 수 있다. 여기에서의 통증은 환자가 치아에 통증을 느끼고 있다는 것이며, 어디에 진짜 원인이 있는지를 분석하지는 않았다. 경우에 따라서는 비치원성 동통을 치통이라고 호소하는 환자에게 근관치료를 실시했을지도 모른다.

통증을 호소하는 환자의 행동이 항상 같은 것은 아니다. 어떤 환자는 근관치료전문의를 찾고, 어떤 환자는 대학병원의 치과를 찾는다. 그러나 그중에는 치과 이외의 병원을 방문하는 환자도 있을 것이다. 그런 불확실한 행동을 하는 환자가 있기 때문에, 어느 정도의 환자가 통증을 호소하고 있는가 하는 아주 단순한 질문에 대답하는 것이 간단하지가 않다. 의료기관에 따라 그 대답은 완전히 다른 것이 될 가능성도 크다. 그런 점에서, 세계에서 보고가 이루어진 연구들 중에서 신뢰할 수 있는 것들을 정리하고 검

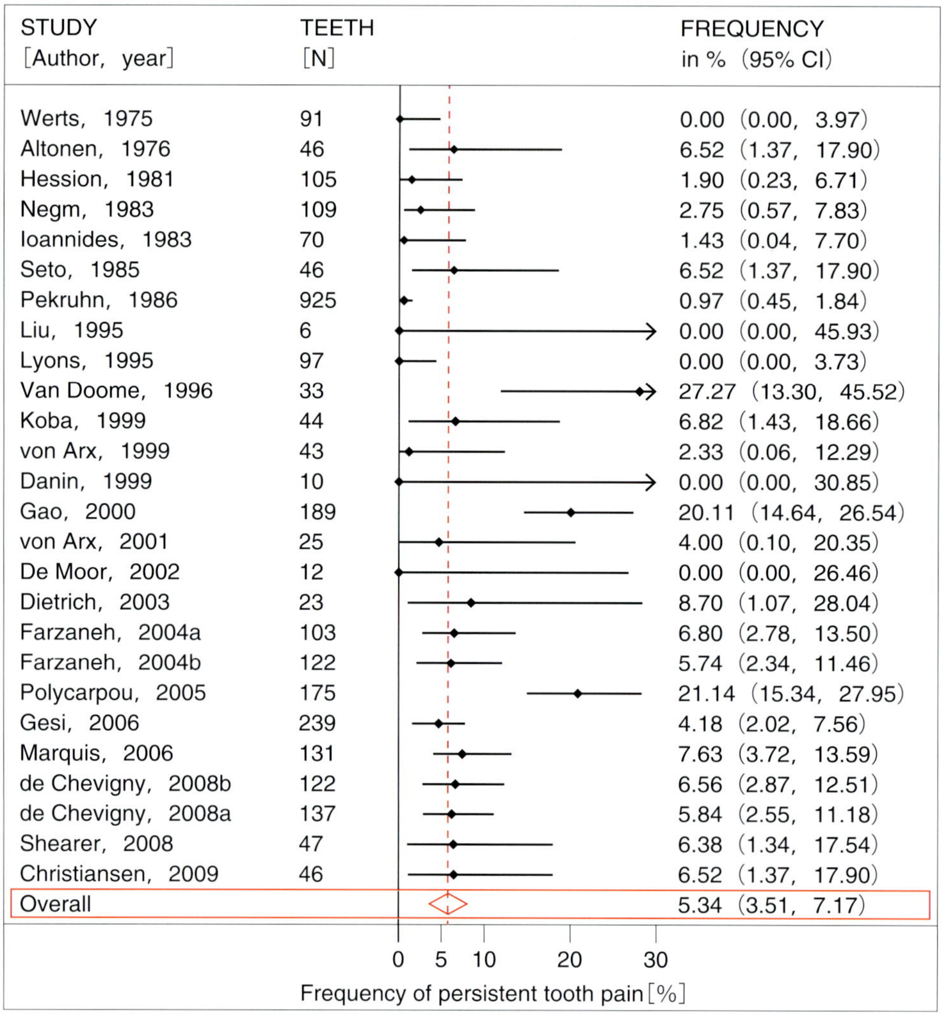

그림 1. 26개의 연구에서 통증의 발현 빈도를 그래프화한 것(메타분석). 각 연구의 평균값과 95% 신뢰구간이 적혀 있다. 모든 것을 종합 정리하면 아래쪽의 다이아몬드 형태가 되는데, 3~7% 정도가 진정한 가치가 있는 값이라고 해석할 수 있다.

토(review)하는 것은 매우 유용하다. 게다가 체계적인 검토(systematic review)를 하는 경우 그 과정이 상세하게 보고되고 있기 때문에, 몇 년 후에 다시 비슷한 검토를 할 때 그 재현성이 아주 높다는 장점이 있다. 반대로, 이번 검토에서 개선하는 편이 좋겠다는 사항이 있으면 그 점도 의미 있는 것이므로 다음 검토에서는 더 적절한 목적을 가지고 실시할 수도 있다.

처음 검토[1]에서는 근관치료 후에 계속 지속되는 통증의 원인까지는 언급하지 않았지만, 같은 저자에 의한 그 다음 검토[2]에서는 근관치료 후 지속적인 통증의 절반 정도는 비치원성 치통임을 나타내고 있다.

Nixdorf 등(2010b)[2]은 근관치료 후 6개월 이상 통증이 지속되고 있다는 보고가 있는 10개의 추적 연구를 분석하고, 근관치료 후 6개월 이상 비치원성 치통이 계속되고 있는 비율을 3.4%로 보고하였다. 또한 10개의 논문 중에 9개에서는 그 통증이 치원성인지 비치원성인지 명기했으며, 근관치료 후에 6개월 이상 통증이 계속되고 있는 사례(전체 근관치료 치아의 3~7%)의 56%(44/78)가 비치원성 통증이라고 하였다. 이런 유형의 리뷰에서는 비치원성 치통이 치료 전부터 존재하고 있었는지, 치료에 의해서 발생했는지에 대해서는 구별할 수 없지만, 적어도 근관치료 전부터 비치원성 치통이 있었을 가능성이 있으므로 진단의 중요성이 강조되고 있다.

어쨌든 통증을 수반하는 치아의 근관치료를 실시할 때에는 그 원인이 근관 유래임을 확실하게 진단한 후에 치료를 시작해야 한다.

참고문헌

1) Nixdorf, et al: Frequency of persistent tooth pain after root canal therapy: a systematic review and meta-analysis. J Endod, 36(2): 224-30, 2010.

2) Nixdorf, et al: Frequency of nonodontogenic pain after endodontic therapy: a systematic review and meta-analysis. J Endod, 36(9): 1494-8, 2010.

단순성 치수염의 진단 ①

Q06 통증이 강하고 치수염이 의심되지만, 우식도 없고, 비치원성 치통의 가능성도 부정할 수 없다. 어떤 진단검사를 해야 할 것인가?

Norihiro Sawada(澤田則宏)
도쿄도 · 사와다덴탈오피스

A "치수염의 치료는 간단하지만, 그러나 진단은 어렵다." 비가역성 치수염으로 진단되면 치료방침은 발수이기 때문에 헤맬 필요가 없다. 비가역성인지, 가역성인지? 치수의 통증인지, 치주조직의 통증인지? 아니면 비치원성 치통인지? 이러한 진단이 어렵다.

질문에 대한 답변으로, "진단을 고민했지만, 확정진단은 치수염이었다."는 증례를 소개하면서 필요한 진단방법에 대해 설명하겠다.

치아의 통증으로서 냉수통, 온수통, 타진통, 교합통, 근첨 상당부 압통 등과 같은 유발통과 아무것도 하지 않아도 통증이 생기는 자발통이 있다.

냉수통이나 온수통을 호소하는 경우에는, 환치의 치수에 직접 자극을 주어서 통증의 유발을 확인하는 것으로 환치를 식별할 수 있다. 그러나 타진통이나 근첨 상당부의 압통 등은 치주조직을 통한 진단이기 때문에, 치수의 염증이 치주조직으로 넘어가지 못하면 타진통은 없지만, 치주조직으로 크게 확산되면 환치 이외의 인접치에도 같은 양상의 통증을 일으킬 수 있어서 환치의 식별이 어렵다. 자발통에 관해서도 마찬가지인데, 강한 자발통을 호소하는 증례에서는 환치 주변 또는 같은 쪽 대합치열에 통증을 호소하는 경우가 있다. 따라서 치수염을 일으키고 있는 치아의 식별을 위해서는 여러 가지 검사를 해서 신중하게 진단할 필요가 있다.

증례

환자는 46세의 여성으로, 하악 우측 구치부에 강한 통증을 호소하며 내원했다.

우선 중요한 것은 문진이다. 통증이 언제부터 시작되었는가? 하루 중에 언제 아픈가? 통증으로 잠을 깨는 일이 있는가? 통증은 어느 정도 (몇 분 정도) 계속되는가? 지금도 통증이 있는가? 어떤 자극에 의해 통증이 유발되는가? 예를 들어, 씹을 때? 차가운 것을 입에 머금을 때? 뜨거운 된장국을 먹을 때? 진통제는 먹었는가? 그 진통제는 효과가 있었는가?

이러한 질문을 빠짐없이 하기 위해서는 통증 구조화 문진표 등을 활용하는 것이 좋을 것이다.

이번 증례에서는, "2일 전부터 강한 통증을 느끼고, 어젯밤은 격통 때문에 밤중에 잠을 깼다."라는 문

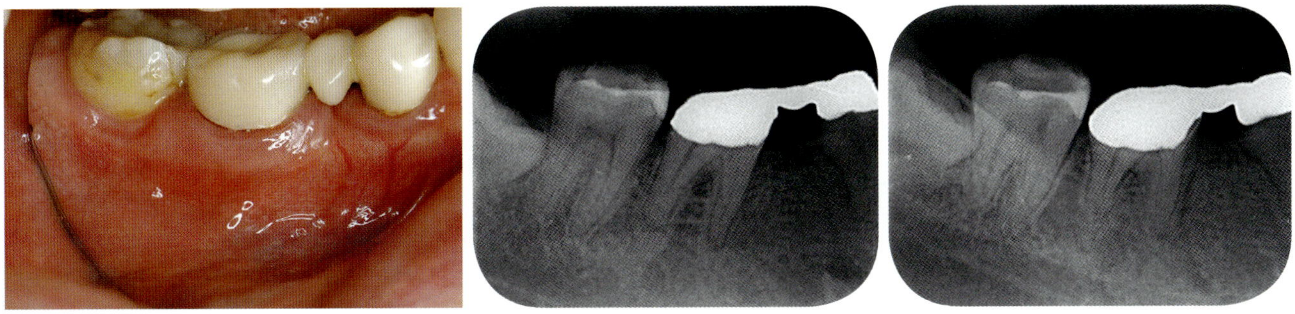

그림 1. 초진 시의 구강내 사진 및 방사선사진(정방선 및 편원심 촬영). 하악 우측 구치부에서 종창이나 발적 등의 뚜렷한 염증 소견은 관찰되지 않는다. 방사선사진에서는 브릿지의 마진부 적합이 걱정되지만, 구강내 검사에서 명확하게 이차우식이 있지는 않았다.

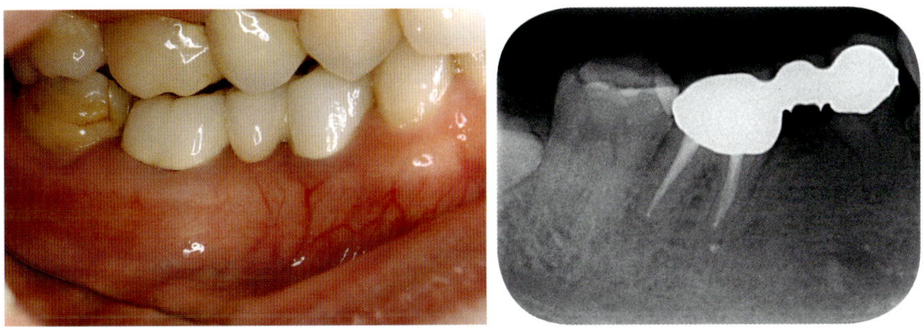

그림 2. 근관충전 1년 후의 구강내 사진 및 방사선사진. 통증도 없고 경과가 순조롭다.

진 내용에서 통증의 발현 시기가 극히 최근인 것을 알 수 있다. 통증이 길어진 경우 침해 수용성 통증이 신경병증성 통증으로 변화한다고 생각되기 때문에, 발현 시기는 중요한 문진 항목이다.

구강내를 검사해 보니 하악 우측 구치부에 브릿지가 장착되어 있고, 근첨 상당부에 종창과 발적은 관찰되지 않으며, 촉진에 의한 압통도 없다. 타진에 대해 #46과 #47에서 강하게 반응하지만, #44도 타진에 대해 약간의 불편감을 나타냈다. 근첨 상당부의 압통은 확실하지 않지만 하악 우측 대구치 근첨부터 우각부에 걸쳐 약간의 불편감을 호소하고 있다. 어제부터 먹고 있는 진통제가 조금 효과가 있는지도 모른다. 보철물의 마진에는 2차 우식의 소견도 없고, 치수염을 일으킬 수 있는 큰 와동은 관찰되지 않는다.

방사선사진에서 근첨부에 투과상을 볼 수 있는 치아는 없고, 브릿지의 적합 상태에 약간의 불안을 느끼지만, 뚜렷한 이상 소견은 보이지 않는다.

대합치에 치수염이 생기면 통증을 느끼는 경우도 있기 때문에, 상악 우측 구치부의 치열도 정밀하게 검사했지만 이상 소견은 관찰되지 않았다. 치수염의 통증이 반대측으로 날아갈 수는 없지만, 대합치의 상태를 정밀하게 검사하는 것은 필수적인 검사 항목이다.

하악 우측 구치부의 치주낭은 정상 범위이며, 치주병이나 치근파절을 의심하게 하는 깊은 치주낭은 존재하지 않는다.

통증의 원인이 치주조직의 염증, 즉 치주병이나 근단성 치주염에 의한 것이라면 방사선사진이나 치주낭 검사에서 어떠한 이상 소견이 관찰된다. 또한 치주조직의 통증이라면 항생제의 처방에 따라 통증이 경감될 가능성이 있지만, 통증의 원인이 치수염이라면 항생제는 거의 효과가 없다. 이것도 진단에는 도움이 되므로, 문진에서 항생제의 복용 유·무 및 그 효과에 대해 들어야 할 것이다.

마지막 검사 항목으로 진단적 국소마취를 들 수 있다. 치수염이 의심되는 환치의 근첨에 최소한의 국소마취를 실시하고, 통증의 완화 여부를 본다. 만약 통증이 경감되는 것 같으면 환치의 치수염을 강하게 의심하게 된다.

일련의 검사 후, 이번 증례에서는 #46에 대한 진단적 국소마취에 의해 통증이 경감되었기 때문에 #46의 비가역성 치수염 가능성이 높다고 판단했다. 물론 확정진단에는 이르지 못하고, 다른 질환일 가능성도 부정할 수 없는 상황이어서 그 사실을 환자에게 전달하고 동의를 받은 후에 발수처치를 시행하게 되었다. 발수처치에 의해 통증은 신속하게 사라졌고, 근관치료 후에 보철치료를 다시 했다.

통증 증례에서 어려운 것은 감별진단이다. 만약 비가역성 치수염이라는 확정진단이 내려지는 경우에 처치는 발수이다.

진단을 확정하기 위해서는 충분한 시간이 필요하며, 그 결과를 정확하게 환자에게 전하도록 해야 한다. 경우에 따라서는 확정진단까지 이르지 않고, 감별진단에서 생각할 수 있는 몇 가지 것들을 설명하고 투약으로 증상의 변화를 살펴보는 대기진단법도 효과적이다.

Q07 단순성 치수염의 진단 ②

치수염 증상은 시간 경과에 따라 변화한다. 시간이 경과한 후의 치수진단 포인트는?

Hiroshi Miyashita(宮下裕志)
도쿄도 · 미야시타치과

A 치수의 진단은 일반적으로 하나의 검사만으로는 할 수 없다(Majàre 등, 2012). 무엇보다도 어려운 것은, 치수의 문제는 시간의 경과와 함께 변화하기 때문에 환자가 다양한 증상을 느껴서 병원에 오기로 결심한 후에는 이미 그 증상이 없어지는 경우가 자주 있다는 것이다.

예를 들어, Okeson의 교과서에는 치수병변의 증상에 대한 기술이 있지만 "그 증상은 다양하다."라고 적혀 있다(Okeson 2005). 치과의사가 환자로부터 증상을 듣는 것만으로 진단을 제대로 할 수 없음을 알 수 있다.

치수는 매우 강한 조직이지만 세균감염에는 약하다. 세균이 상아질에 도달했을 경우에는 치수에 반드시 어떤 변화가 일어난다(Bergenholtz & Lindhe, 1975)(그림 1).

그런데 우식치아에 냉수통이 있는 경우 치료하지 않고 방치했다고 하더라도, 시간이 지나면서 그 증상이 소실된다(Lundy & Stanley, 1969). 우식이 치료된 것처럼 생각하기 쉽지만 실제 치수의 상태는 결

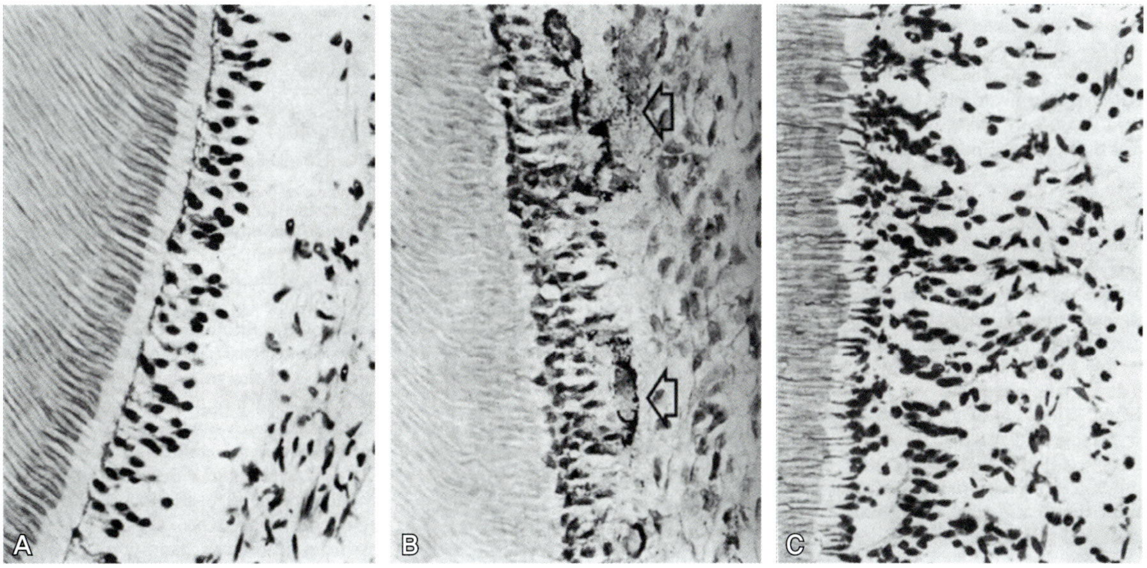

그림 1. 노출된 상아세관에 세균성 요소(프라그 추출물)를 도포한 연구(사진: Bergenholtz & Lindhe, 1975). **A.** 정상적인 치수세포. **B.** 염증이 발생하면 상아모세포의 배열이 흐트러진다. **C.** 상당히 염증이 강해짐에 따라 무세포층이 없어진다.

코 나아지고 있는 것이 아니라, 수복 상아질이 생기면서 증상이 약해져 있는 경우가 많다. 그리고 치수까지 감염이 도달하는 경우는 장기간 치수 염증 상태가 계속되거나, 모르는 사이에 치수가 실활해 버리는 경우도 있다(Tronstad, 1991).

이렇게 치수의 시간 경과에 따른 변화는 의외로 장기간 문제가 발생하지 않는 경우도 있고, 단기간에 강한 증상이 발생하는 경우도 있어 임상의에게는 걱정거리이다. 그렇기 때문에 환자로부터 현 병력을 듣는 것이 가장 중요한 일이다. 치수 진단에서의 문제를 정리하면 다음과 같다.

치수 진단에서의 문제

① 치수염 상태에서는 방사선 소견이 정상인 경우가 많다.

② 치수염 상태에서는 타진통이 없는 경우가 대부분이다.

③ 치수염은 우식이 없는 치아에서도 발생할 수 있다.

④ 치수염에서 세균 감염에 의해 치수가 실활하는 경우는 환자의 호소가 생활치의 특징을 보이며, 내원 시에는 그 증상이 사라지기도 한다.

⑤ 치수염의 증상 중에 하나인 냉수통은 상아질 지각과민증과 비슷하기 때문에 어떤 문제가 있는지 감별이 어려울 수 있다.

⑥ 치수염 증상이라고 생각되는 경우에도 치은 유래나 비치원성의 통증이 그렇게 느껴지는 경우도 있다.

⑦ 치수염 증상은 나타나거나 없어지기도 한다.

이러한 문제가 있는데, 다양한 변화를 수반하는 치수의 상태를 한순간에 진단하겠다고 구강내 검사 혹은 방사선 소견을 보는 것만으로는 실제 아무것도 알아낼 수 없는 경우가 많다. 그러나 반대로 진단의 포인트만 잘 알면 그다지 고민하지 않고 진단할 수 있는 경우도 많다. 물론 어려운 증례도 있지만, 충분한 시간을 내서 배제진단을 해나가면 반드시 올바른 진단에 이를 것이다. 그런데 이런 시간을 투자하는 것이 일반 개업의에게는 쉽지 않은 일이다. 이것이 정확한 진단에 도달하지 못하는 첫 번째 이유일 것이다.

중요한 것은 치수의 특징을 잘 이해하고 있어야 한다는 것이다. 요컨대, 지속적으로 증상이 변화한다는 것을 염두에 두고 문진을 진행해야 한다. 결코 그 순간만의 통증 문진으로는 안 되고, 작은 문제라도 발생하였던 과거로 거슬러 올라가 문진을 할 필요가 있다. 경우에 따라서는 몇 년 전의 치료 전 증상이나 치료 자체가 중요한 정보가 될 수도 있다.

또 하나 중요한 것은 환자가 호소하는 증상이 지금도 존재하는지 여부를 확인하는 것이다. 치수의 문제는 끊임없이 변화하는 경우가 많다는 것이라고 이미 언급하였지만, 의외로 환자가 현재 아무 증상도 없다고 하면, 환자가 보이는 모습을 무심결에 지나쳐버리는 경우가 있다. 그러나 이러한 증상 변화의 모순점이 바로 진단 포인트다.

질환 진단의 다음 순서로, 그 증상이 치수 유래인지 여부를 진단한다. 앞에서 기술한 치은 유래나 비치원성 유래의 통증이 아닌지 반드시 확인하는 것이 중요하고, 최종적으로는 치료 시작 전에 진단적 국소마취를 시행한다.

환자의 진단이 치수와 관련되어 있다고 확신할 수 있는 경우에는 그것이 상아질 지각과민에 의한 반응인지, 치수염에 의한 지각과민 증상인지를 먼저 감별한다. 치수염의 특징은 오래 끄는 통증(lingering pain; 냉수 등의 자극이 없어진 후에도 수초에서 수분 동안 통증이 계속되는 상태)이다. 즉, 자극 후 몇 초 끄는 느낌을 환자가 호소한다. 상아질 지각과민의 경우는 한순간의 날카로운 통증이고, 계속 자극을 한다고 해도 통증을 느끼지 못하는 경우가 있지만, 치수염에 의한 지각과민증의 경우는 몇 번 자극을 해도 계속 통증을 느낀다.

치료결과로 진단하는 것은 질환에 따라 다르다. 상아질 지각과민의 경우는 반드시 경조직의 결손이나 균열 등의 원인이 명확하기 때문에 그 부분을 봉쇄하면 증상은 곧 사라진다.

치수에 염증이 있다고 생각되는 경우는 단순히 봉쇄를 해도 증상이 사라지지 않기 때문에, 일반적으로 원인이라고 생각되는 세균 요소를 제거하는 치료부터 시작한다.

명확하게 세균감염이 인정되는 경우에는, 이를 제거함으로써 증상의 소실을 기대할 수 있다. 일반적으로 1주 이내에 냉수통 등의 반응은 소실된다. 그러나 만약 감염이 거의 인정되지 않는 경우라면 증상의 소실을 기대할 수 없을 가능성이 크다. 언제까지나 냉수반응과 lingering pain이 계속되는 증례에서는 치수까지 감염이 확산되고 있을 가능성이 크기 때문에(그림 2) 발수가 권장된다.

물론 우식이 인접면에 존재하는 경우에는 러버댐을 이용하여 충전물의 누출(leakage)이 없도록 치료하는 것이 중요하다. 일단 증상이 사라지더라도 치료 2~3일 후부터 날카로운 치수염 증상이 나타나는 경우는 치료의 잘못에 의한 상아질지각과민 상태가 되었을 가능성도 있기 때문에 주의가 필요하다.

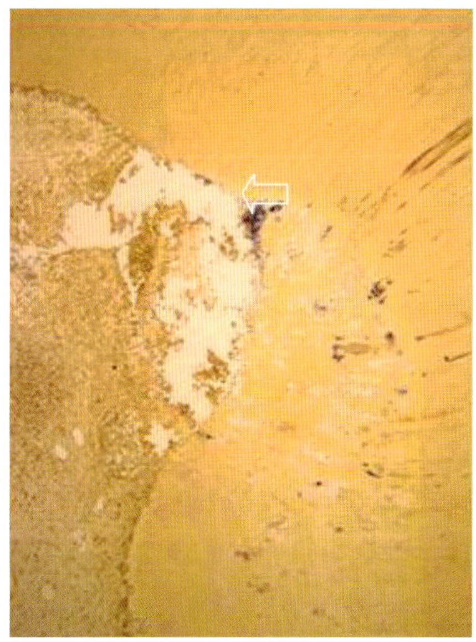

그림 2. 상아세관을 통해 치수강까지 세균이 침입하면 어떠한 치수보존치료도 효과가 없다(출처: Bergenholtz 교수).

참고문헌

1) Bergenholtz, Lindhe: Effect of soluble plaque factors on inflammatory reactions in the dental pulp. Scand J Dent Res, 83(3): 153-8, 1975.

2) Lundy T, Stanley HR: Correlation of pulpal histopathology and clinical symptoms in human teeth subjected to experimental irritation.Oral Surg Oral Med Oral Pathol, 27(2): 187-201, 1969.

3) Mejàre et al.: Diagnosis of the condition of the dental pulp: a systematic review.Int Endod J. 45(7): 597-613, 2012.

4) Okeson: Bell's Orofacial Pain. Quintessense pub, 6th ed. 2005.

Q 08

고질적 지각과민 대응

좀처럼 낫지 않는 상아질 지각과민증. 보존, 발수의 판단 포인트는?

Gousei Yoshikawa(吉川剛正)
도쿄도 · 게야키치과사쿠라다이진료소

A '겨울이 되면 차가운 물이나 공기가 치아에 닿거나 양치질을 하면 치아가 아프다' 등의 증상을 호소하며 내원하는 경우가 많은데, 상아질 지각과민증이다. 구강내를 관찰하면 치아 경부에 쐐기형 결손(설상결손)이나 뿌리가 노출된 것을 볼 수 있고, 공기를 분사하거나 탐침으로 긁어 보면 일과성의 동통이 유발된다. 상아질 지각과민증의 증상의 확인은 비교적 쉽지만 그 원인은 다양하다(그림 1).

이전에는 부적절한 칫솔질 등에 의한 치은퇴축이나 쐐기형 결손에 의해 발생하는 경우가 많다고 하였지만, 최근에는 이갈이에 의한 굴곡파절(abfraction)이나 산부식증에 의한 치아마모(tooth wear) 등도 원인으로 여겨지고 있다. 또한 치아의 균열이나 파절에 의해서도 지각과민이 나타난다. 치은퇴축과 치아의 균열·파절 등은 나이가 많아짐에 따라 증가한다. 또한 치아마모는 생활습관병으로 파악할 수 있다. 따라서 고령화 진행과 생활습관, 생활환경의 변화로 인해 상아질 지각과민증이 증가하고 있는 것으로 생각된다.

상아질 지각과민증은 상아질이 구강내에 노출될 때 발생하기 쉬운데, 그 이유는 유체역학적 기전

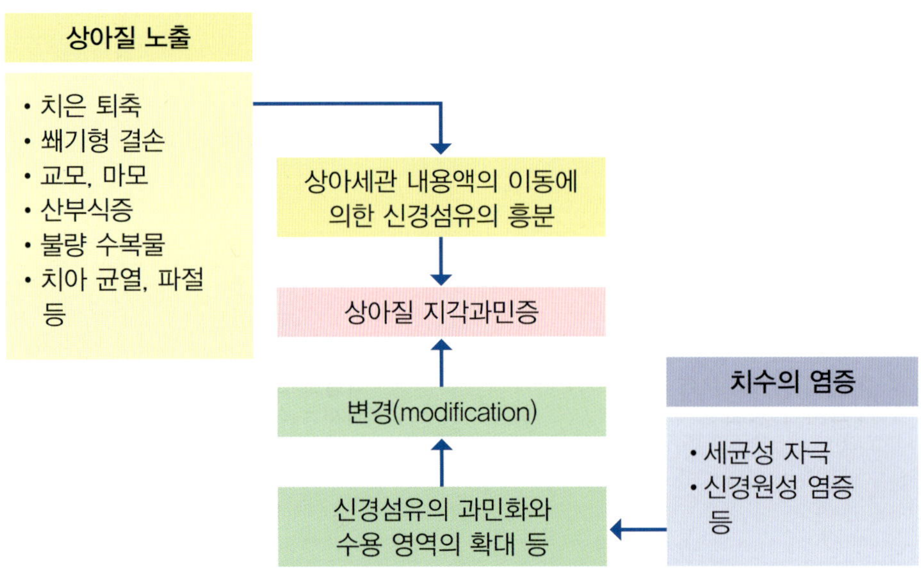

그림 1. 상아질 지각과민증의 주요 원인(직접 원인과 변경 요인).

(hydrodynamic mechanism)으로 설명되고 있다[1]. 노출 상아질 면에 냉자극이나 긁는 자극 등을 가하면 상아세관 내용액이 이동하여 치수–상아질 경계의 신경섬유를 흥분시켜 통증이 발생한다는 기전이다. 따라서 상아질 지각과민증에 대한 대응은 구강내에 노출된 상아세관을 봉쇄해서 자극을 차단하는 것이며, 상아질 지각과민증 억제제(MS coat F '선메디칼' 등)나 불화물 등의 약물 도포, 접착성 레진을 이용한 코팅 등을 실시한다. 쐐기형 결손과 같은 실질 결손이 있는 경우에는 복합레진이나 시멘트 등으로 충전한다. 또한 상아질 지각과민증에 이온 도입법이나 레이저 조사가 시행되기도 한다.

그러나 구강내에 상아질이 노출된 경우에 모두 상아질 지각과민증이 발생하는 것은 아니다. 구강내의 환경에 따라 상아세관의 입구가 열리게 되면 유체역학적 기전에 의해 통증이 발생하기 쉬워진다. 특히 프라그의 부착이나 산성 식품과 같은 기호식품 섭취 등에 의해서 상아세관의 입구가 열리기 쉬워지므로 상아질 지각과민증이 유발되기 쉽다. 그렇게 때문에 자기관리를 통해서 생활습관을 개선하고 올바른 칫솔질을 하는 것이 중요하다. 상아질 지각과민증용 치약(Systema Sensitive 'Lion치과재료' 등)을 사용하는 것도 지각과민증의 억제에 효과적이다.

상아질 지각과민증에는 앞에서 언급한 자기관리를 포함한 '지각과민처치'(그림 2)를 수행하면 즉시 증상이 사라지는 경우가 있는 반면, 좀처럼 증상이 감소하지 않는 심한 경우가 있는 것도 사실이다. 특히 장기간에 걸쳐 상아질 지각과민증을 앓고 있는 경우나 우식 등이 있는 치아에서는 증상이 사라지기 어렵다. 그 이유는 상아세관 개구부나 충치 등으로부터의 세균성 자극에 의한 염증 또는 신경원성 염증(neurogenic inflammation) 등에 의해 치수의 혈관 확장과 투과성 항진 등이 발생해서 신경섬유의 과민화가 일어나고, 염증에 의해서 치수신경이 싹나기(sprouting) 하여 자극의 수용영역이 확대되는 것 등으로 생각하고 있다(그림 1).

따라서 그러한 증례에서는 상아세관을 봉쇄해도 치수가 정상화될 때까지 증상이 계속된다. 다른 관점에서 보면, 지각과민처치로 증상이 소실되지 않는 경우 치수 염증의 존재가 나타난다.

즉, 지각과민을 호소하는 경우에는 지각과민처치뿐만 아니라 상아세관의 개구를 진행시키는 생활습관이나 치수 염증의 원인이 되는 치아우식증 등과 같은 악화 요인의 진단과 대응을 게을리하지 않는 것이 중요하다(그림 3, 4).

자가관리		전문가 관리
• 생활습관의 개선 • 프라그 조절 • 지각과민용 치약 사용 등	+	• 약물도포 • 레진 코팅 • 실질 결손의 수복처치 등

그림 2. 지각과민처치.

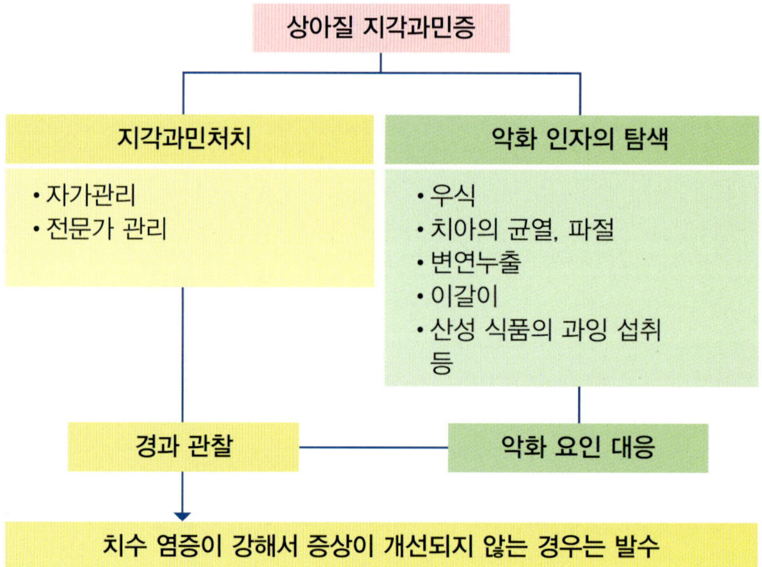

그림 3. 상아질 지각과민증의 일반적인 대응.

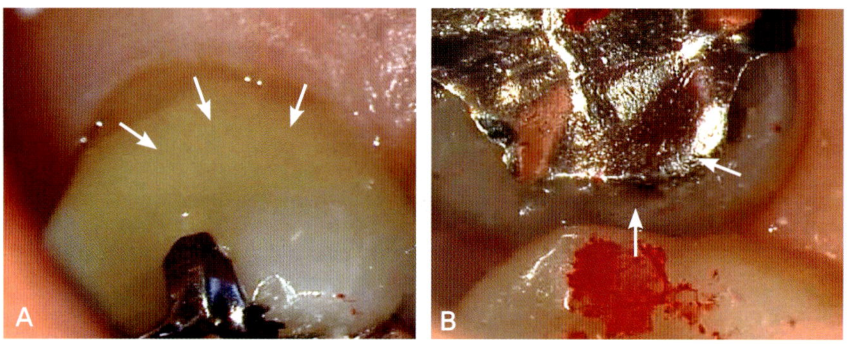

그림 4. A, 상악 제1대구치 칫솔질 때 동통. 협측 치경부에 쐐기형 결손이 보임. **B,** 공기 분사나 탐침으로 긁어서 동통이 유발됨. 같은 치아에 MO 인레이가 장착되어 있으며 원심 가장자리에 2차 우식이 존재함. 우식에 의해 치수에 염증이 생겨 치수의 과민화가 일어나고 있어서, 쐐기형 결손에 수복치료를 시행해도 지각과민 증상의 소실은 어렵다. 이러한 경우 우식 자극도 함께 제거해서 치수를 정상화시키는 것이 바람직하다. 또한 재발 방지를 위해 쐐기형 결손의 원인을 고려하는 것도 중요하다.

치수의 염증에 의해 상아질 지각과민증이 악화되고 있는 경우는 치수의 진정을 도모하기 위해 충치 치료 등을 실시하고 경과 관찰을 하면 좋다. 수복물 바로 밑의 우식과 변연 누출, 치아의 균열이나 파절 등은 발견하기 어려우므로 주의한다. 인접치의 우식도 함께 진단하는 것이 좋다. 또한 치수의 과민화가 진정될 때까지의 기간은 통증이 잠시 계속되기 때문에, 환자의 불안감과 불신감을 증폭시키지 않도록 충분한 설명을 하는 것도 중요하다.

상아질 지각과민증은 발수에 의해 신속하게 통증을 제거할 수 있지만, 치과의사들은 안이하게 발수하는 것을 피하는 것이 좋다. 불행하게도 치수의 염증이 사라지지 않고 지각과민 증상이 지속되는 경우에는 부득이 발수하게 되지만, 이것은 비가역성 치수염의 발수와 동일하다. 우식이나 치수염 부분도 참조해 주기 바란다.

참고문헌

1) Hargreaves KM, Cohen S: Cohen's Pathways of the Pulp, 10th ed. St. Louis: Mosby, 2011.

Q 09

깊은 우식: 발수, 보존의 판단

깊은 우식 환자의 치수. 보존할 수 있을지의 판단 기준은?

Kazuo Kitamura(北村和夫)
일본치과대학부속병원 종합진료과

A 치아우식증은 세균성 감염이다. 치아의 경조직에 부착된 구강내 세균이 증식해서 법랑질을 파괴하고 상아질에 침투한다. 상아질의 세균은 우식의 진행과 함께 더 깊숙이 진입해서 이윽고 치수에 염증을 일으킨다. 치수염이 악화해서 비가역적 변화가 나타나면 치수괴사에 빠진다. 또한 근관 내의 세균 및 병원성 물질이 근첨공 밖으로 누출되면 근단성 치주염이 생기는 것으로 여겨지고 있다.

치아에 깊은 우식이 발생한 경우 치료법은 치수보존요법, 발수, 감염근관치료, 발치 중 하나를 선택하게 된다.

우선, 전기치수진단기 등을 이용하여 치수의 생사를 판단해서, 실활해 있으면 감염 근관 치료를 해야 하고, 생활하고 있으면 치수보존이 가능한지 여부에 따라 치료법을 결정하지만 그 진단에 고심할 수 있다. 치수염은 그전부터 병리조직학적 분류에 따라 분류되어 왔다. 그러나 치수는 경조직에 둘러싸여 있기 때문에 진단이 어렵고, 임상진단과 병리조직학적 진단의 일치율은 30~70%로서 보고에 따라 다르기는 하지만 대체로 낮다고 여겨져 왔다[1].

치수의 치료법은 치수보존요법 및 발수, 2가지로 크게 구별되며, 임상적으로는 이 2가지 중 어느 치료법을 선택할 것인지를 진단할 수 있으면 된다. 즉, 강의에서 배운 것과 같은 병리조직학적 진단을 붙일 필요는 없고, 보존요법에 의해 치수가 보존 가능한 가역성 치수염(reversible pulpitis), 또는 보존할 수 없고 발수의 적응이 되는 불가역성 치수염(irreversible pulpitis)을 진단할 수 있으면 된다. 따라서 임상적으로 일치율이 낮은 병리조직학적 분류에 근거한 분류가 아니라, 미국처럼 가역성 치수염, 불가역성 치수염이라는 분류를 사용하는 것이 현실적이다.

그러나 실제 임상에서는 치수를 보존해야 할지, 발수해야 할지의 판단이 애매한 회색 영역의 증례가 많다. 치수보존 여부를 명확히 판단할 수 없는 경우에는 대기적 진단을 해야 한다.

또한, 일상 임상에서는 증상이 거의 없음에도 불구하고 방사선 소견에서는 치관부 치수에 근접한 투과상을 보이는 깊은 우식을 만날 수 있다. 치과의사들은 이러한 심재성 우식을 제거하는 도중에, 혹은 제거 후 우발적인 치수 노출이 초래된 경우에, 즉시 직접치수복조(direct pulp capping)를 실시할 것인지, 혹은 발수 치료를 단행할지 여부를 결정해야 한다. 치수는 본래 치유 능력을 가지고 있어서, 환경이 갖추어지면 상아질을 형성하는 중요한 조직이지만 우식으로 치수가 노출된 때의 직접치수복조 성공률은 50~80%로 알려져 있다[2].

이러한 경우 직접치수복조로 좋은 성적을 얻을 수 있다고 말하기는 어렵다. 그래서 최근에 방사선 소견 등에 보이는 연화상아질을 철저히 제거하면 치수의 노출이 우려되는 경우에, 굳이 연화상아질의 일부를 남긴 상태에서 치수복조를 하고, 그것을 재석회화(recalcification)시킨 다음에, 재석회화된 연화상아질을 제거하고, 영구적인 수복치료를 하려는 시도가 이루어지게 되었다. 소위 임시적인 간접치수복조법(indirect pulp capping; IPC법)이다.

간접치수복조법(IPC법)

IPC법을 선택하기 위한 대전제는 대상 치아의 치수가 비가역성 치수염에 이환되지 않아야 한다는 것이다(표 1). 냉·온·열통 등의 자극에 의한 유발통을 가진 치아의 치수는 보존 가능하지만, 박동성의 자발통이나 타진통이 있는 치아의 치수는 보존할 확률이 낮다. 박동성의 자발통을 가진 증례, 무마취하에서 연화상아질의 제거가 곤란한 증례에서는 침윤마취로 인한 통증의 소실 또는 경감으로 중추성 과민화가 발생하지 않았음을 확인하고 발수를 수행한다. 또한 생활치아라고 해도 깊은 우식이 있고 타진통이 있으며, 방사선 소견으로 치근막강의 확대 및 근첨부에 투과상이 있는 경우 치수괴사가 시작하고 있을 가능성이 높고, 치수의 염증이 근단공을 통해 근단 치주조직으로 파급되고 있는 총체적 치수염(total pulpitis)으로 생각해서 발수 한다.

어쨌든 환자의 나이, 방사선 소견, 임상 증상 등을 종합적으로 판단하여 가능한 한 치수의 보존을 시도해야 한다.

IPC법은 연화상아질을 제거할 때 치수노출을 피하기 위해서 우식 상아질의 일부를 잔존시키고, 그 위에 수산화칼슘 제제 또는 산화아연유지놀 시멘트를 도포해서 연화된 상아질의 재석회화와 이차상아질의 형성을 기대하는 방법이다.

임시수복을 한 채 3~6개월 간 경과 관찰을 하고, 방사선검사에서 이차상아질의 형성과 연화된 상아질의 재석회화를 확인한 후, 다시 열어서 복조재 및 연화상아질을 완전히 제거해도 치수가 노출되지 않으면 성공이다. 경과 관찰 중에 비가역성 치수염의 증상이 나타나는 경우에는 발수한다. 또한 증상이 없

표 1. IPC법(임시적인 간접치수복조법)의 적응증

• 심재성 우식이 있지만, 임상적으로 치수가 정상인 것으로 진단될 수 있는 것
• 방사선검사에서 근첨부에 이상 소견이 없을 것
• 치수복조 후 일정 기간(3개월 이상) 임시적인 밀봉이 가능한 것
• 환자가 리콜에 응할 수 있을 것
• 청소년에게 바람직함

이 경과해도, 방사선검사에서 근첨 주변에 투과상이 인정되는 경우에는 치수전기검사로 치수가 괴사된 것이 확인되면 감염근관치료를 시작할 필요가 있다.

이 방법은 높은 pH에 의한 살균작용과 경조직 형성 유도능을 갖는 수산화칼슘 제제를 적용하는 경우가 많지만 연화상아질의 재석회화에 4~12개월 걸릴 것이라는 보고도 있다[3]. 나가미네(永峰)는 탄닌불화물(tannin-fluoride mixture)을 사용한 IPC법에서는 3개월 경과 관찰 시에 16례 중 14례에서 연화상아질의 재석회화가 인정되었다고 보고하였다[4]. 그 조성은 불화아연 50%, 불화스트론튬 25%, 탄닌산 20%, 산화아연 5%로 이루어졌으며, 항균성, 항효소작용, 무기질의 내용해성 향상, 상아세관의 봉쇄 등을 기대할 수 있다. 향후 새로운 제품의 개발이 요구된다.

2008년 4월부터 IPC법의 보험 적용이 인정된 것은 치과의사와 환자 모두에게 좋은 소식이며, 앞으로 더욱 보급될 것으로 생각된다. 근관치료기술이 아무리 발전해도 건강한 치수가 최고의 근관충전재인 것은 변함이 없고, 근관치료의 minimal intervention은 발수를 하지 않는 것이다. 깊은 치아우식의 치료에서도 치수의 보존을 최우선으로 고려해야 한다.

참고문헌

1) 石橋真澄: 歯髄炎に関する問題, 歯内療法学論考. 永末書店, 京都, 1987:10-42.

2) Shovelton DS, Friend LA, Krik EEJ, Rowe AHR: The efficacy of pulp capping materials: A comparative trial. Br Dent J, 130: 385-391, 1971.

3) Bjomdal L, Larsen T: Changes in the cultivable flora in deep carious lesions following a stepwise excavation procedure. Caries Res, 34: 502-508, 2000.

4) 永峰道博: タンニン・フッ化物配合カルボキシレートセメントによる深部う蝕治療に関する研究. 岡山大学歯学雑誌, 12: 1-25, 1993.

Q10

치수복조의 예후를 예측하는 증상

치수복조 가능 여부와 예후가 좋을지를 술전 치통 정도로 판단할 수 있는가?

Toshinori Tanaka(田中利典)
도쿄도 · 가와카츠치과의원

A 치수의 상태를 치통의 정도로 판단하기는 어렵고, 치수복조를 실시할 때에는 치근의 완성도나 환자의 연령, 치수 노출부나 수복물 상태도 고려할 필요가 있다.

치과에서 치료를 하려는 치아에 '치수가 남아 있는지 여부'는 그 치아의 수명을 좌우하는 중요한 요소이다. 따라서 우선 치수가 있는 상태로 치아의 보존을 시도하는 것이 치과의사의 사명이다. 실제 임상에서는 치아우식증이 광범위하게 진행되어 치수에 근접해 있거나 외상 등에 의해 우발적으로 치수가 노출된 경우에는 발수를 하지 말고 간접치수복조나 직접치수복조, 부분치수절단(partial pulpotomy) 등의 대안을 생각해 보아야 한다. 그러나 이러한 치수보존치료는 몇 가지 조건이 갖추어지지 않으면 성공으로 이끌기가 어렵다.

여기에서는 특히 직접치수복조와 부분치수절단에 주목하여, 치수보존치료를 실시하기 전에 확인해야 할 항목들을 소개하면서 치수복조의 예후를 고찰한다.

치수 상태의 판별

1. 가역성인지, 비가역성인지

유감스럽게도 임상에서 가역성 치수염과 비가역성 치수염의 경계를 명확히 나눌 수는 없다. Seltzer 등은 문진으로 통증 상태를 확인한 후 환치를 발치해서 치수의 상태를 조직학적으로 평가하였다[1]. 그 결과, 술전의 증상과 치수의 상태 사이에 뚜렷한 상관관계를 인정할 수 없었다. 극심한 통증이 치수의 극심한 염증성 파괴를 의미하지 않을 수도 있고, 그 반대로 약한 통증이라고 해도 치수의 염증성 파괴가 진행되는 것도 있었다. 환자의 주관적 통증 정보를 바탕으로 한 치수 상태의 임상적 추측은 조직학적 소견과는 일치하지 않는다.

또한 다근치의 경우에 치수의 진단이 더 어려워진다. 우식에 근접해 있는 치근의 치수는 염증성 파괴가 진행되고 있는데, 다른 치근의 치수에는 치수반응이 남아 있는 경우도 있고, 치수검사를 해도 명료한 진단을 유도하기 어려운 경우가 있다.

이러한 상황이 있음에도 불구하고, 치과의사는 아픈 치아의 통증 정보를 참고하여 치수의 보존 혹은 발수 가운데 하나를 선택해야 한다. 그 진단의 정밀도를 높이기 위해서는 통증의 정도뿐만 아니라 지속 시간, 빈도, 통증의 지금까지의 변화와 유발 인자를 평가하고, 그 위에 방사선사진에서의 평가를 더한 신중한 판단이 요구된다. 제대로 된 문진과 병력의 확인은 매우 중요한 단계이다.

광범위한 우식이 있는 치아에 대해 치수보존치료를 검토하는 경우에, 임상적 판단에 적응이 되는 증례는 지금까지 외부 자극에 대해 지속되는 듯한 통증이 없는 것을 들 수 있다. 일상생활에서 지속되는 통증은 없지만, 차가운 물을 입에 넣으면 아프고, 음식물이 끼이거나 치실을 사용할 때 아프다고 하면 적응이 된다. 또한 외상에 의해 치수가 우발적으로 노출된 직후의 증례도 치수보존치료에 적합하다. 이것은 우식에 의한 세균감염의 영향이 없고 치수의 염증성 변화가 진행되지 않았기 때문이다[2,3].

치수의 진정한 상태는 알 수 없지만, 지속되는 자발통과 밤잠을 설치게 하는 통증이 있으면 역시 치수보존치료에 적합하지 않다고 생각해야 할 것이다. 실제로 통증이 있는 치아에 대한 치수보존치료는 치료 성적이 낮았다는 보고도 있다[4].

치근의 완성도와 환자의 나이를 고려하여 어느 정도의 통증이 있어도 치수보존을 시도하는 경우도 있다. 치근 미완성 치아가 실활해 버리면 치근의 길이와 치질 두께의 성장이 멈춰 버린다. 따라서 치아의 파절 저항성이 낮아지고, 예후에 문제를 안게 된다[5](증례 1)(그림 1~4). 또한 연령에 따른 치수보존치료 성공률에 유의한 차이가 인정되고 있기 때문에, 환자의 나이로 20세 정도까지 조건이 좋으면 적극적으

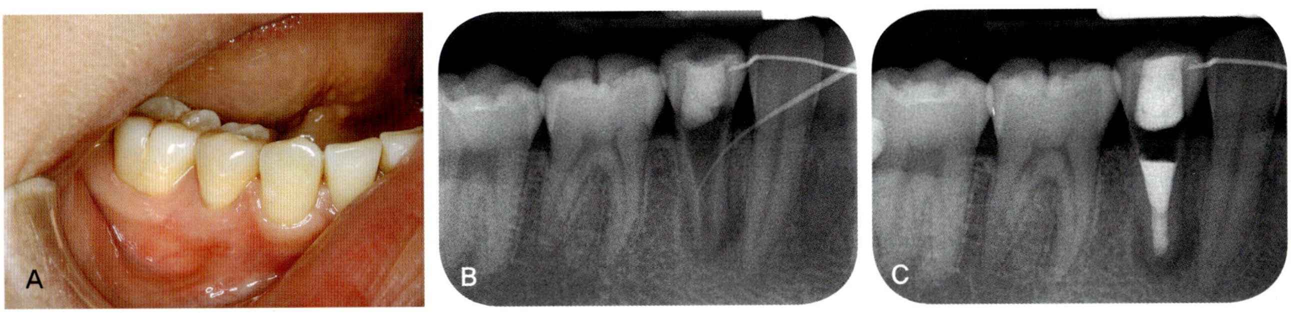

그림 1. 26세 여성. **A,** "근관치료 도중이지만 누공이 사라지고 없다."고 주치의로부터 소개받았다. **B,** 근단공이 크다. **C,** 근관치료 후, MTA와 가타파차 포인트로 근관충전하였다.

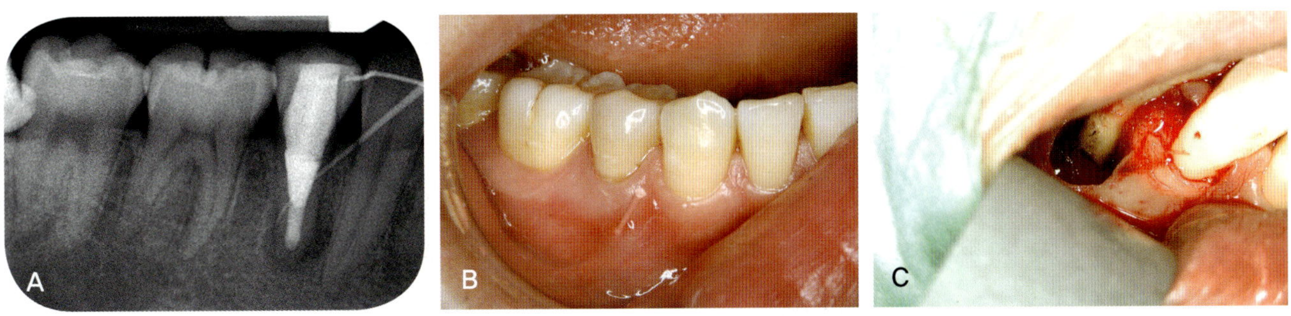

그림 2. 근관충전 후 3개월. **A, B,** 누공은 여전히 남아 있다. **C,** 외과적 근관치료로 근첨부를 절제하였다. 치관/치근비를 고려하여 신중하게 치근 절제를 하고 근첨 주위를 소파하였다.

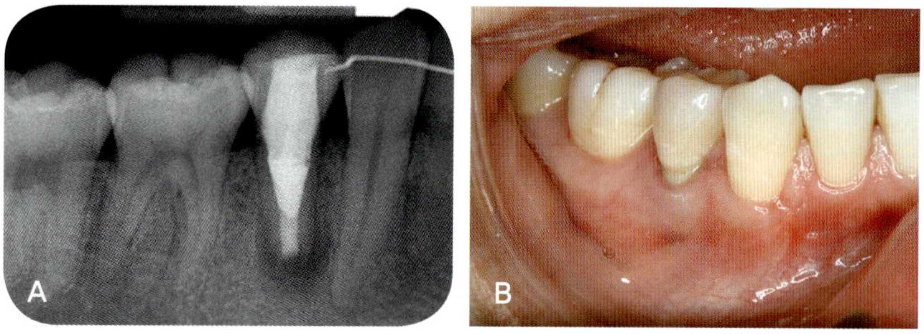

그림 3. A, 외과적 근관치료 후 1개월(근관충전 후 4개월). B, 누공은 사라졌다. 근첨의 투과상이 관찰되었다.

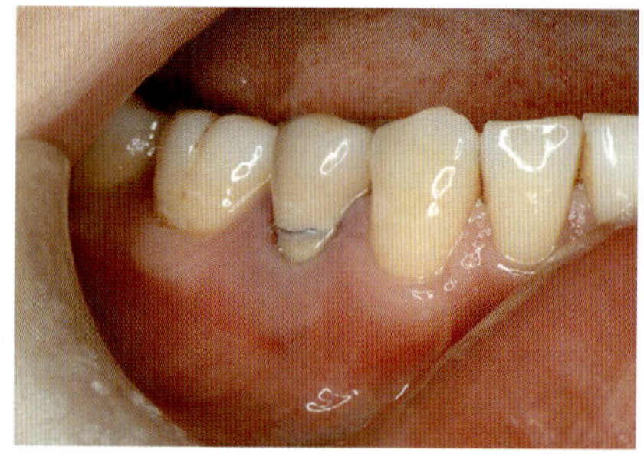

그림 4. 외과적 근관치료 후 3개월(근관충전 후 7개월). 누공이 사라지고 근단성 치주염 문제가 해결되었지만, 환치의 치경부에 수평 파절(잔존치질의 가장 얇은 위치에서 파절)이 있다. 보존치료가 어렵다. 교합조정을 자주 실시할 필요가 있었을지 모른다.

로 치수보존치료에 임해야 할 것이다[6].

이상을 정리하면, 치수염의 정도가 가역성인지, 비가역성인지는 명확하게 구분할 수 없으며, 임상에서 치수의 조직학적 상태를 완전히 파악할 수 없다. 따라서 통증의 상세한 증상, 치근의 완성도, 환자의 연령을 종합적으로 판단하고, 가능한 경우는 치수보존치료를 선택한다.

2. 치수 노출부의 상태

통증의 증상과는 별도로 노출된 치수 부위의 상태, 즉 지혈 가능 여부는 치수복조 할 수 있는지, 양호한 예후를 기대할 수 있는지를 판단하는 데 중요한 지표가 된다[7]. 치수에 염증이 생기면 모세혈관의 투과성이 높아져서 출혈 경향이 강해진다[8,9].

따라서, 매우 작은 점상 노출일지라도 출혈이 멈추지 않는 경우는 바로 아래의 치수에 이미 염증이 확산되고 있음을 의미한다. 또한 치수의 염증은 가끔 국소에 한정되는 경우가 있는데, 이럴 때는 염증 치수만 제거하는 부분치수절단을 선택할 필요가 있다. 치수의 양은 치유에 영향을 주기 때문에 치수 제거량이 가능한 한 최소가 되도록 유의해야 한다.

치수 노출이 일어났을 때에는 생리식염수나 화학적 세정으로 지혈을 얻을 수 있을지, 어려울 것 같다면 부분치수절단으로 대응이 가능할지, 유감스럽게도 발수를 해야 할 것인지 등을 단계적으로 평가해서 보존치료의 가부를 판별하는 것이 중요하다.

3. 치수복조의 예후

직접치수복조의 예후에 대해 Horsted가 장기 관찰을 하였다[6]. 그에 따르면 5년 후 치수 생존율은 82%였지만, 그 후의 경과 관찰에서는 떨어져서 10년 후에는 70% 가까이 되었다. 장기 관찰에서 치수 생존율이 감소하는 이유로서 누설(leak)에 의한 치수의 세균감염이 첫째로 꼽힌다[2]. 치수복조 후 노출 치수 치료부위에서는 경조직 형성이 시작된다. 그러나 이 경조직(dentin bridge)은 다공성으로 세균 누설의 위험이 높아서 치수 감염 가능성을 항상 안고 있다. 따라서 치수복조 후의 수복치료의 질도 치수복조의 결과에 영향을 미친다고 할 수 있다. 현재의 접착 개념이 있거나 생체 친화성과 봉쇄성이 높은 치과재료(Mineral Trioxide Aggregate: MTA)[10–12]를 이용하면 보다 확실한 치료를 실시할 수 있을 것으로 추측된다(증례 2)(그림 5~7).

또한 부분치수절단에서는 외상치에 대해 97%(5년 예후)[13], 우식치에서 93.5%(치료할 때 자각증상이 없었음, 2년 예후)[4]라는 보고가 있다. 각 연구의 피검자의 수와 연령도 중요한 요소이지만, 치수를 감염시키지 않도록 무균적 처치에 유의하고, 지혈 조절과 적절한 수복치료가 행해진다면 치수보존치료는 효과적인 치료법이라는 것을 다시 한번 강조하고 싶다(증례 3)(그림 8, 9).

그 후의 경과 관찰에서는 온도진단, 전기진단, 방사선사진에 의한 평가를 정기적으로 실시한다. 온도진단은 치수의 반응 정도를 검사하는 것인데, 환자의 주관적 답변만으로 병적 상태를 평가하기는 어렵

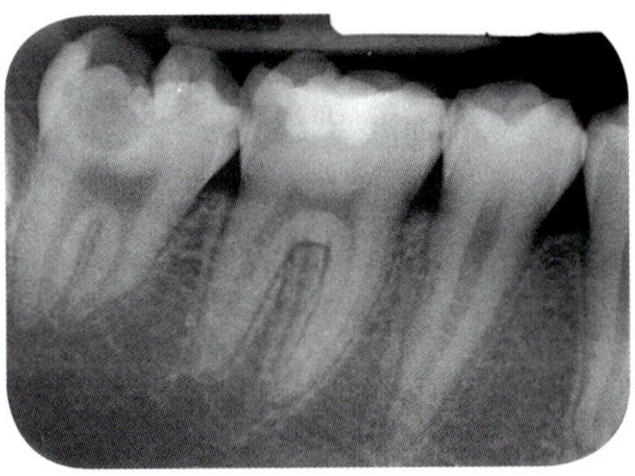

그림 5. 16세 남성. 자각 증상은 없지만 #47에 치수에 근접할 정도로 큰 우식이 존재한다. 주치의가 치수보존의 가능성을 고려하여 소개해서 내원하였다.

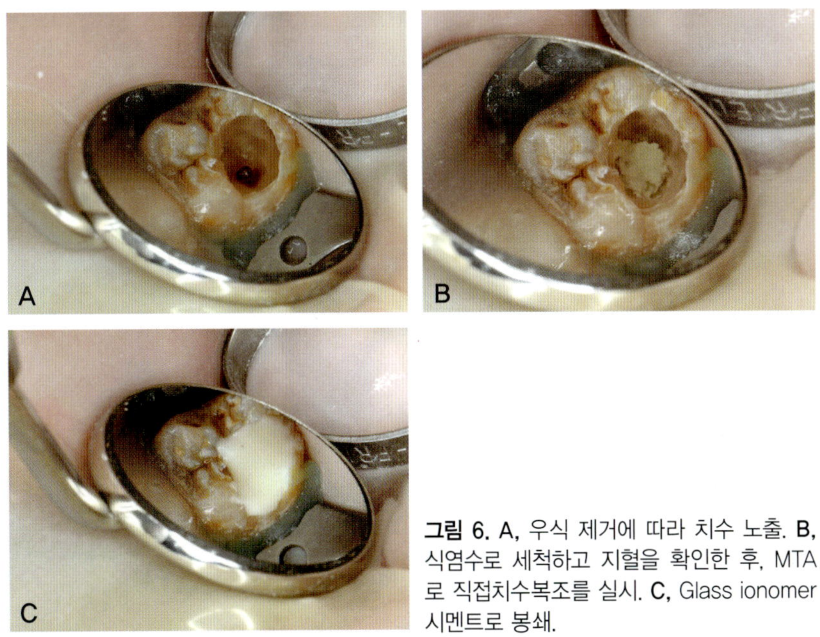

그림 6. **A,** 우식 제거에 따라 치수 노출. **B,** 식염수로 세척하고 지혈을 확인한 후, MTA로 직접치수복조를 실시. **C,** Glass ionomer 시멘트로 봉쇄.

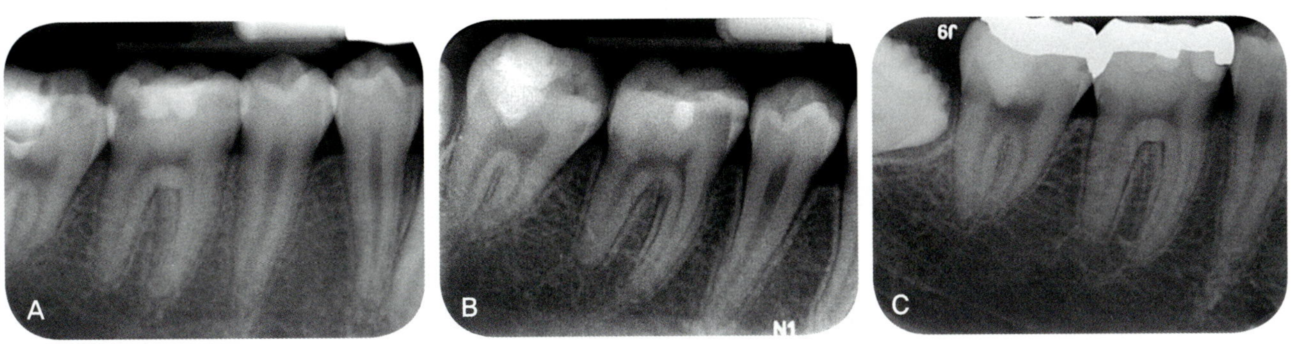

그림 7. **A,** 직접치수복조 직후. **B,** 술후 2개월. **C,** 술후 19개월. **B**의 복합레진 수복 시, **C**의 인레이 수복 후의 follow-up에서도 치수반응에 변화가 없고 정상이다.

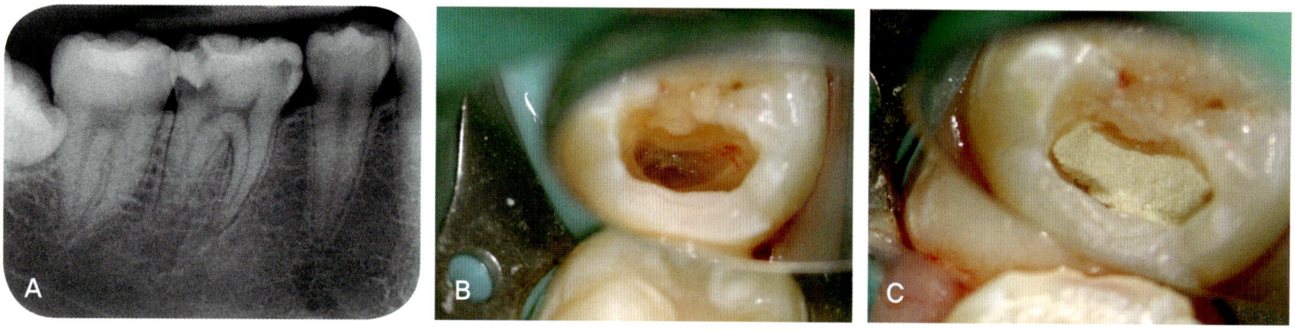

그림 8. 21세 여성. #46 원심에 큰 우식이 존재한다(**A**). 단골 치과의사가 임시밀봉을 실시했지만 냉수통이 멈추지 않았다. 치수 노출의 가능성이 크기 때문에 마진 부위의 우식을 먼저 제거하고 격벽을 제작하였다. 그 후, 우식 제거에 따른 치수 노출이 있었다. **B,** 치수의 뾰족한 부분을 절단하였다. **C,** MTA로 절단 치수면을 덮었다.

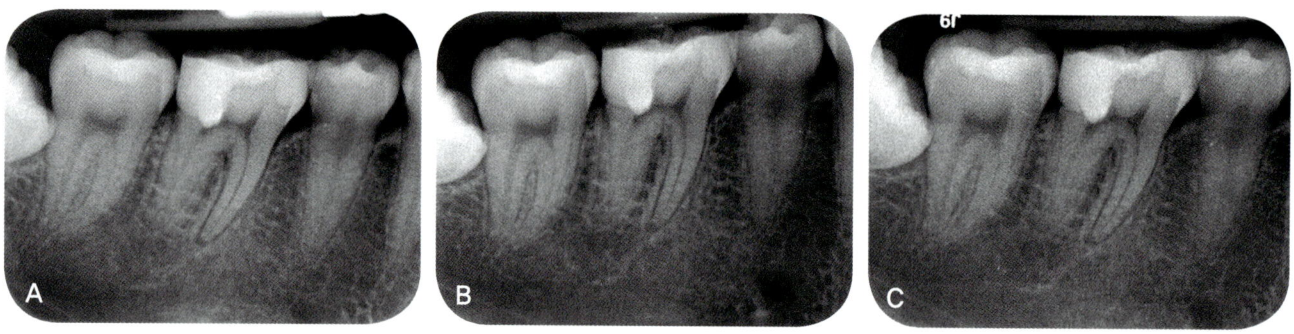

그림 9. **A,** 술후 3개월. **B,** 술후 4개월. **C,** 술후 5개월. 매 follow-up 시의 치수반응은 정상이었다. 계속해서 경과 관찰 중이다.

다. 수치로 평가할 수 있는 전기진단을 조합하여 반대측의 동명 치아의 반응과 비교하고, 더하여 시간의 경과에 따른 변화가 없는지 관찰을 거듭해 가는 것이 중요하다. 또한 방사선사진으로 근첨부의 변화와 치수복조 부위의 경조직 형성, 수복물의 2차 우식 유·무를 관찰할 수 있다. 1년마다 정기적인 관찰이 바람직하다.

결론

통증 상태만으로 치수복조 가능 여부를 판단할 수 없다. 치수복조의 예후도 자칫하면 불확실하므로 경과를 추적할 필요가 있다. 이러한 치수보존치료를 왜 선택(choice)으로 생각하는 것일까? 그것은 처음에 언급했듯이 치아의 수명을 고려할 때 유수치인지, 실활치인지는 매우 중요한 요소이기 때문이다[14-16].

장기적 follow-up을 기대할 수 없거나 보존치료에 동의하지 않는 특별한 경우를 제외하고, 담당 치과의사는 적절한 치수보존치료를 하기 위해서 문진, 처치, 경과 관찰의 각 단계를 깊게 이해하고 있어야 한다.

참고문헌

1) Seltzer S, Bender IB, Ziontz M: The dynamics of pulp inflammation: Correlations between diagnostic data and actual histologic findings in the pulp. Oral Surg Oral Med Oral Pathol, 16: 969-77, 1963.

2) Cox CF, et al: Capping of the dental pulp mechanically exposed to the oral microflora - a 5 week observation of wound healing in the monkey. J Oral Pathol, 11(4): 327-39, 1982.

3) Cvek M, et al: Pulp reactions to exposure after experimental crown fractures or grinding in adult monkeys. J Endod, 8(9): 391-7, 1982.

4) Mejare I, Cvek M: Partial pulpotomy in young permanent teeth with deep carious lesions. Endod Dent Traumatol, 9(6): 238-42, 1993.

5) Cvek M: Prognosis of luxated non-vital maxillary incisors treated with calcium hydroxide and filled with gutta-percha. A retrospective clinical study. Endod Dent Traumatol, 8(2): 45-55, 1992.

6) Horsted P, et al: A retrospective study of direct pulp capping with calcium hydroxide compounds. Endod Dent Traumatol, 1(1): 29-34, 1985.

7) Matsuo T, et al: A clinical study of direct pulp capping applied to carious-exposed pulps. J Endod, 22(10): 551-6, 1996.

8) Takahashi K: Changes in the pulpal vasculature during inflammation. J Endod, 16(2): 92-7, 1990.

9) Kim S: Neurovascular interactions in the dental pulp in health and inflammation. J Endod, 16(2): 48-53, 1990.

10) Torabinejad M, Chivian N: Clinical applications of mineral trioxide aggregate. J Endod, 25(3): 197-205, 1999.

11) Tziafas D, et al: The dentinogenic effect of mineral trioxide aggregate (MTA) in short-term capping experiments. Int Endod J, 35(3): 245-54, 2002.

12) Ford TR, et al: Using mineral trioxide aggregate as a pulp-capping material. J Am Dent Assoc, 127(10): 1491-4, 1996.

13) Cvek M: A clinical report on partial pulpotomy and capping with calcium hydroxide in permanent incisors with complicated crown fracture. J Endod, 4(8): 232-7, 1978.

14) Sedgley CM, Messer HH: Are endodontically treated teeth more brittle? J Endod, 18(7): 332-5, 1992.

15) Randow K, Glantz PO: On cantilever loading of vital and non-vital teeth. An experimental clinical study. Acta Odontol Scand, 44(5): 271-7, 1986.

16) Zadik Y, et al: Analysis of factors related to extraction of endodontically treated teeth. Oral Surg Oral Med Oral Pathol Oral Radiol Endod, 106(5): 31-5, 2008.

Q11

균열에 의한 치통

치아 외형에 이상이 없는데 씹는 순간에 격통을 호소한다. 진단은 삼차신경통인지?

Takashi Ishii(石井隆資)
일본치과대학부속병원 종합진료과

A "음식을 씹는 순간 치아에 격통이 생긴다. 그러나 치과의원에서 진찰을 받아도 아무 이상이 없다고 한다. 또 다른 치과의원에서는 삼차신경통이라고 하면서 구강내과에 가서 진료를 받으라고 한다."

이러한 환자가 내원했을 경우는 상아질균열을 의심해서 관련 검사를 한다. 상아질균열이 있는 치아는 육안검사로는 거의 이상이 없고, 방사선사진에서도 치아의 이상이 잘 확인되지 않는다. 통증의 원인을 알기 어렵기 때문에 비치원성 통증으로 오진되고, 그 중에도 순간 격통이라는 특징에서 삼차신경통으로 오진될 가능성이 있다.

상아질균열의 증상은 교합·저작 시의 일과성 동통, 냉·온 음식물을 입에 넣을 때의 일과성 자극통이다. 또한 특징적인 통증으로서, 교합 시 통증(교합압이 가해져 균열이 어긋나는 경우)과 교합 해제 시 통증(교합압이 해방되어 균열의 어긋남이 돌아오는 경우)과 같은 두 번의 통증을 느끼는 일이 있다(그림 1).

검사 · 진단

문진 시에는 '통증 구조화 문진'을 시행한다. 이때 "당신 치아의 통증이 찌릿찌릿하게 전기가 통하는

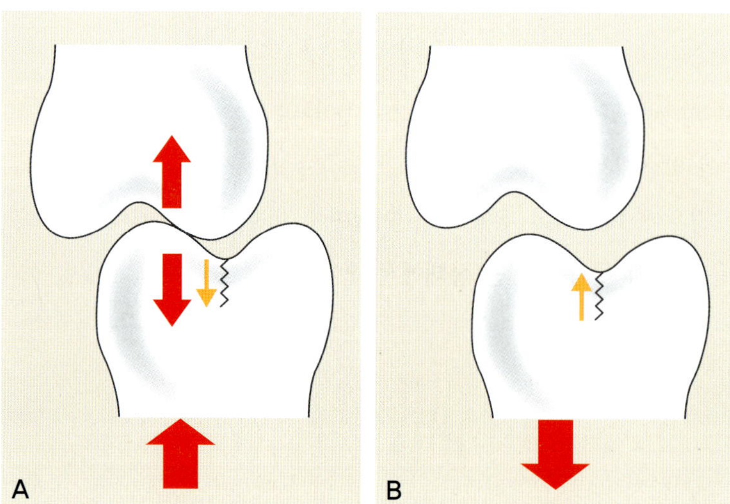

그림 1. A, 교합 시 균열이 어긋난다. B, 교합 해방 시 어긋난 균열이 돌아온다.

것 같은 느낌입니까?"와 같은 방식으로 물으면, 환자는 "예."라고 대답한다. 이렇게 되면 점점 삼차신경통과의 감별이 어려워지므로, "그 통증은 전격통입니까?"와 같은 폐쇄적 질문(closed question)이 아니라, "어떤 느낌의 통증이며, 얼마나 계속됩니까?"라고 질문해서 환자가 문장을 만들어 대답할 것을 요구하는 개방적 질문(open question)을 하여 답변을 청취한다. 또는 자가 기입식의 문진표를 만들어서 그곳에 기입해 달라고 한다.

다음은 '구조화 문진'의 항목과 상아질균열의 경우에서 볼 수 있는 대표적인 답변이다.

부위: 특정 부위만

발현 상황: 식사 중, 단단한 것을 먹고 나서

경과: 며칠~몇 주 간

성상: 한순간의 찌릿한 통증, 전기가 통하는 듯한 통증

정도: 한순간이지만 격통

빈도: 식사 때마다, 무엇인가 씹을 때마다, 냉·온 음식물을 입에 머금을 때

지속시간: 한순간

시간적 특징: 하루 중 변동은 없음

악화 인자: 식사, 냉·온 음식물의 섭취

완화 인자: 이를 물지 않음, 냉·온 음식물을 섭취하지 않음

동반 증상: 없음

통증행동: 이를 물지 않음, 냉·온 음식물을 섭취하지 않음

이러한 구조화 문진으로 통증의 특징을 명확히 할 수 있게 되어서 진단하기가 쉬워진다. 또 '타 병원에서 진료를 받았을 때 구강내과를 소개하고, 카바마제핀을 처방해서 복용했지만 효과가 없었다'라고 하는 에피소드가 존재할 가능성도 있으므로, 지금까지의 진료기록 등을 잘 청취해야 한다.

"겉보기에는 치아에 이상이 없는데 씹을 때 격통을 호소한다면 진단은 삼차신경통인지?" 하는 질문처럼, 상아질균열은 삼차신경통으로 오진하기 쉽다. 그러나 삼차신경통과의 결정적 차이는 구강내와 안면에 trigger zone(접촉으로 통증이 유발되는 부위)이 존재하지 않는다는 것이다. 또 하나의 차이점은 과거에 카바마제핀을 처방받아서 복용을 해도 효과가 없었다는 것이다.

원인치를 찾아내고 진단하는 방법은 치아 하나하나에 나무젓가락 등을 물려 보는 것이다. 그러면 균열이 존재하는 치아에서 균열의 어긋남이 발생해서 특징적인 일과성의 동통을 호소한다(그림 1).

투시진찰법(transillumination)도 경우에 따라서는 유효하다. 인접면에 인레이 수복이나 복합레진 수복이 되지 않은 치아의 경우 치과용 유닛의 무영등을 끈 상태에서 에어터빈(핸드피스)의 불빛을 치아의 인접면에 비추면, 균열이 존재하는 경우에는 균열면에서 빛이 난반사를 일으키므로 어둡게 보인다.

균열의 존재가 어느 정도 확인되면, 균열이 존재한다고 생각되는 부위를 요오드팅크나 우식검사용액으로 염색해서 현미경과 확대경(루페)을 병용하여 확대시야 하에서 균열선을 확인한다. 충전물 아래에 균열이 존재하는 경우에는 충전물을 제거하지 않으면 확정진단을 할 수 없기 때문에, 환자에게 이에 대

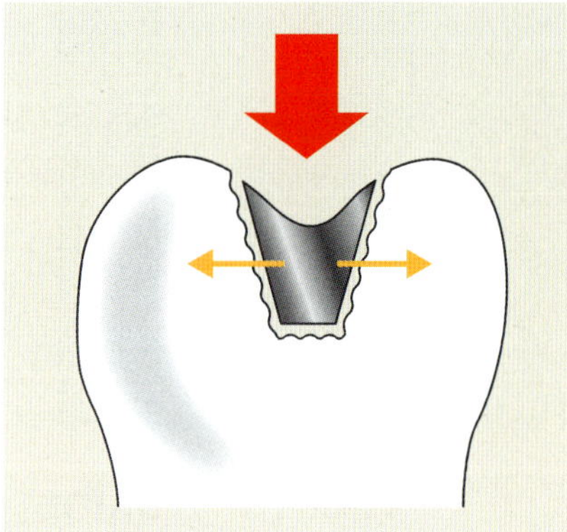

그림 2. 인레이가 쐐기로 작용한다.

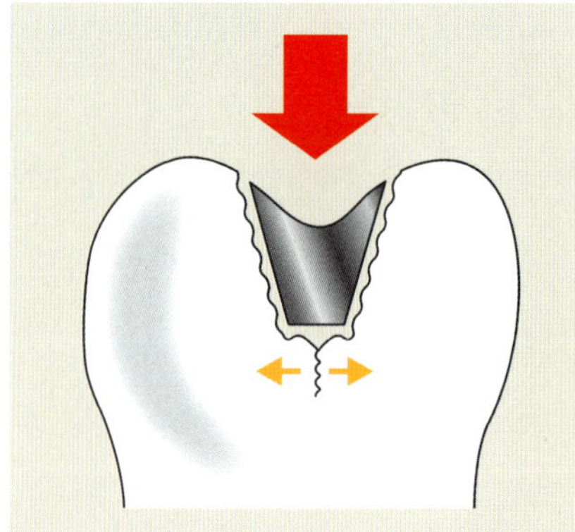

그림 3. 와저에 구조적 결함이 있으면 균열이 발생하기 쉽다.

해 충분히 설명한 후 충전물을 제거한다. 그리고 염색을 실시하고 확대시야 하에서 균열선을 확인한다.

균열은 근원심적으로 발생하는 경우가 많다. 수복이 되지 않은 경우에는 중심구에서 변연융선을 향하여, 1급 와동의 경우는 변연융선부, 2급 와동의 경우는 수복부 아래의 측실부나 변연융선부에서 균열을 확인할 수 있는 경우가 많다.

교합면에 인레이 수복이 되어 있고 그 변연부가 2차 우식에 이환되어 있는 경우나, 시멘트가 용해되고 있는 경우는, 반복되는 교합력에 의해 인레이가 쐐기로 작용하게 되어서 균열이 발생하기 쉬워진다(그림 2). 이외에 와저에 구조적인 결함이 존재하면 그 부분에 응력이 집중되어 역시 균열이 발생하기 쉬워진다(그림 3).

정리

상아질균열이 존재하는 경우 균열 부위에 노출된 상아세관에서 감염이 진행되므로, 이것이 발견되면 치수염으로 이행하기 전에 적극적으로 치료를 한다. 또한 균열이 치조골 가장자리까지 도달하면 치아 자체의 보존이 불가능하게 되므로 그 예방을 위해서도 적극적인 치료를 실시한다.

치료법으로는, 내측성 와동에서는 수복물 자체가 상당히 균열을 진행시킬 가능성이 있으므로, 교두를 피개하는 형태의 수복을 실시한다.

경과가 길어지면 우선 치수염으로 이행하는 경우도 있으므로, 자발통이 있는 경우에는 환치를 알 수 있다면 적절한 처치를 실시해서 환자를 고통에서 벗어나게 해야 한다.

엔도·페리오 병변, 상행성 치수염

Q12 환자가 통증을 호소하면서 내원하였는데, 해당 치아의 치과 방사선사진에서 근첨부터 치경부까지 골흡수가 관찰되는 경우 통증의 원인을 어떻게 진단할 것인가?

Hidefumi Chiba(千葉英史)
지바현 · 지바치과의원

A 치과 방사선사진에서 그러한 투과상이 관찰되는 경우에 엔도·페리오 병변이라고 부를 수 있다. 그 병변의 원인을 파악하는 것이 통증의 원인을 아는 것과 직결된다.

엔도·페리오 병변의 병태진단

치과 방사선사진에서 엔도·페리오 병변이 관찰되는 경우 통상적으로 치조골 내에 염증이 있는 것이며, 그 원인으로는 엔도 유래, 치근파절 유래, 페리오 유래, 외상성 교합 유래 그리고 이런 것들의 합병 등을 생각할 수 있으므로 이들의 감별이 필요하다[1]. 통증 증상 때문에 치수염으로 판단되는 경우에도 상행성 치수염뿐만 아니라 우식이 원인이 될 수 있으므로(증례 1)(그림 1) 세심한 진단이 필요하다. 어떤 원인이든 수직으로 염증이 확산되는 경우에는 조기접촉이나 교두간섭 등과 같은 교합의 문제가 염려되는 경우가 많이 있기 때문에 이에 대한 점검도 필요하다.

치주낭 탐색(probing)은 필수이다. 만성 염증의 경우에 치주낭 탐색과 치수의 상태(정상/치수염/실활)

증례 1

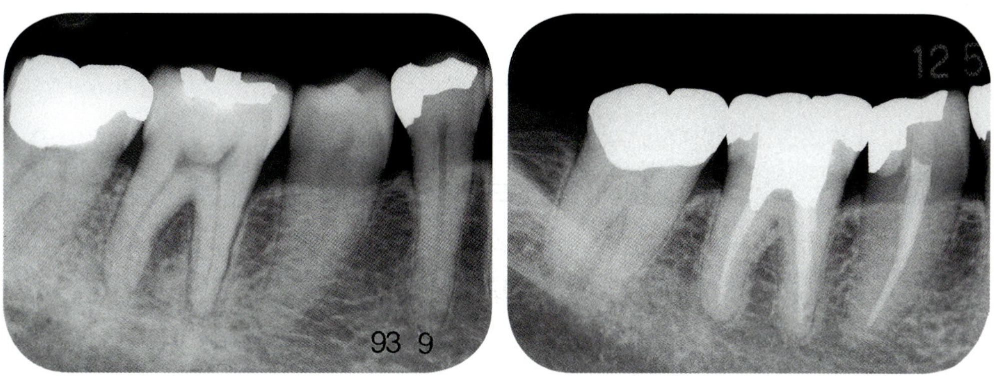

그림 1. 57세, 여성. 심한 자발통·교합통과 냉수통을 호소하며 내원하였다. #46은 타진에서 강한 반응이 있었지만 치주낭 깊이가 얕고, 협측에 있는 깊은 우식으로부터 발생한 치수염에 의한 엔도·페리오 병변으로 판단하여 발수를 실시하였다.

PD \ 염증 (치수)		정상	치수염	실활
얕음	급성	교합성 외상	엔도 and/or 교합성 외상	엔도 치근파절 and/or 교합성 외상
깊음	만성	페리오	페리오	페리오 엔도 치근파절
깊음	급성	페리오 and/or 교합성 외상	?	?

그림 2. 엔도·페리오 병변의 감별진단.

를 검사하는 것으로 엔도·페리오 병변에 대한 대략적인 감별이 가능하다(그림 2). 급성 염증으로 통증이나 부기가 있어도 탐침이 깊게 들어가지 않는 경우에는 엔도 유래 및 교합성 외상 유래를 원인으로 생각할 수 있다.

급성 염증이 있고 탐침이 깊게 들어가지만 치수가 정상이라고 판단될 경우에는 페리오 유래의 가능성이 높다(증례 2)(그림 3). 실활치의 경우는 페리오 유래, 엔도 유래, 치근파절 유래의 가능성을 생각해야 하고, 통증 제거 등과 같은 급성 염증에 대한 대응을 한 후, 만성 염증 상태로 되면 다시 감별진단을 실시할 필요가 있다.

병태진단의 수순과 통증의 진단

우선 언제부터, 어떻게 아프기 시작했는지, 어떤 경과가 있었는지를 물어본다. 이런 질문을 통해서 급성 염증인지 만성 염증인지, 치수염의 가능성은 있는지 등을 파악한다. 그 다음 시진이나 촉진을 실시하여 우식이나 파절선의 유·무, 치은의 발적·종창 등을 확인하고, 치과 방사선사진 촬영, 치주낭 탐색(probing)을 해서 깊이를 측정한다.

엔도·페리오 병변의 경우 통증은 치수, 치주조직 중 어느 한쪽 혹은 양쪽이 원인 부위가 된다. 전자에

증례 2

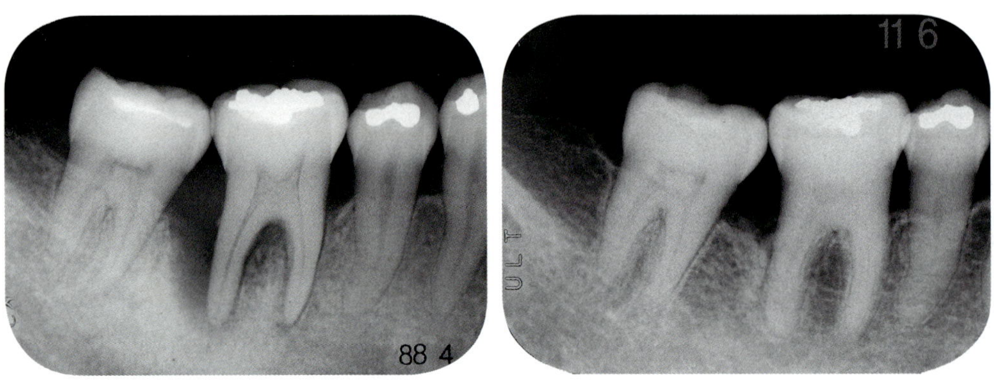

그림 3. 32세, 여성. #46은 급성 치주염으로 치은의 부종과 자발통·교합통이 있었다. 원심 치근에서는 탐침이 근첨까지 들어갔지만, 치수염 증상이 없었기 때문에 발수는 하지 않고, 교합조정과 투약으로 염증을 억제한 후, 치주과를 다니며 골결손을 개선하였다.

서는 냉·온수통, 후자에서는 교합통이 주소가 되고, 급성 염증에서는 전자는 교합통이나 자발통, 후자에서는 염증 부위의 자발통과 압통을 동반하는 경우가 많다.

냉수통은 공기 분사나 냉수로, 온수통이 있는 경우는 뜨겁게 달군 스토핑으로 조사한다. 교합통은 타진이나 면구(cotton roll)를 깨물게 해서 증상의 재현을 확인한다. 복근치에서는 각각의 치근 방향으로 타진을 하기도 한다.

통증을 재현할 수 있고 그 증상이 감별할 원인과 관련된 것으로 판정되면, 통증의 원인을 특정할 수 있게 되어 병태진단이 완결되고 원인 제거를 위한 치료를 시작한다.

급성 염증으로 탐침이 뿌리 끝까지 들어가는 경우에는 병변의 원인은 알 수 없지만, 적어도 치주조직의 염증 부위에는 통증이 있다고 볼 수 있다. 치수염 증상이 없으면 치주조직의 염증을 개선하기 위한 치료, 구체적으로 명확한 치석 제거와 치주낭 세척, 교합조정, 투약 등을 우선 실시한다.

상행성 치수염의 검사·진단

엔도·페리오 병변으로 급성 염증을 나타내는 치은의 종창과 통증이 있고, 유수치(vital tooth)로 탐침이 근첨까지 들어가는 경우를 생각해 보자. 증례 2에서 강한 교합통은 있었지만 냉·온수통은 없고 발수의 필요는 없었다. 그러나 증례 3(그림 4)에서는 강한 냉수통이 있어서 상행성 치수염으로 진단하고 발수를 하였다. 치수염 증상이 있었다고 해도 그것이 약한 경우에는 가역성일 가능성을 생각해서 곧바로 발수를 하지 않는 편이 좋지만, 강한 냉수통이나 온수통이 있는 경우에는 통증의 정도와 지속시간을 확인해서 반응이 강한 경우에는 발수도 어쩔 수 없는 것이다.

상악 대구치의 구개측에 치주낭이 깊고 상행성 치수염을 일으키고 있는 경우 가벼운 때에는 협측에 냉

증례 3

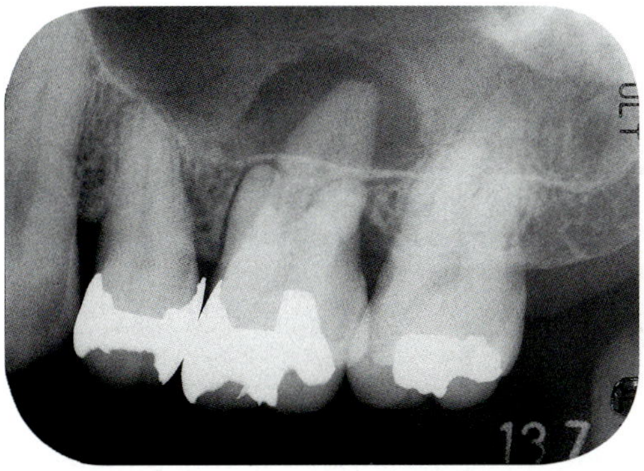

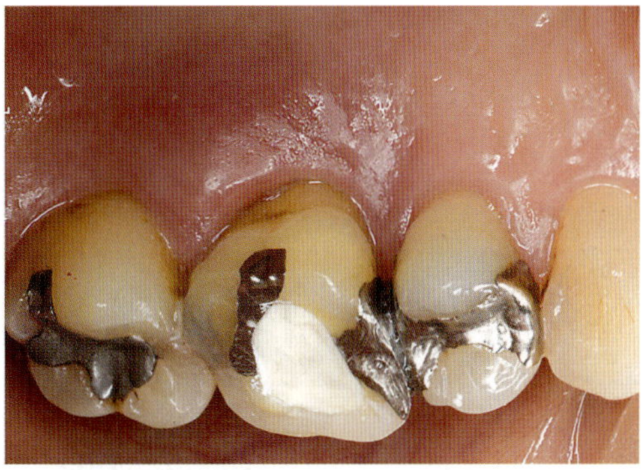

그림 4. 52세, 여성. #26은 급성 치주염으로서 치은의 부종과 자발통·교합통·강한 냉수통이 있었다. 우식이 없는 구개측 치근에서 탐침이 근첨까지 들어갔기 때문에 비가역성의 상행성 치수염으로 판단하고, 발수를 실시하였다.

수를 뿌려도 통증이 없고, 구개측에 냉수를 뿌리면 심하게 아픈 경우가 있다. 또한 구개측 치근이 서서히 실활하면 환자에게 자각 증상이 없지만, 협측 치근에 치수염이 이르면 강한 통증을 일으키기도 하는데, 이 경우 협측에서는 냉·온자극에 강한 반응을 보이지만, 구개측에서는 반응이 없는 경우도 있다. 치과 방사선사진에 찍히지 않는 치수의 상태를 판단하기는 어렵고 자세한 검사가 필요하다.

◆ ◆ ◆

이상과 같이 엔도·페리오 병변의 병태진단을 실시하면서 통증의 원인을 찾아가면 된다.

참고문헌

1) 千葉英史: エンド・ペリオ病変の鑑別診断. BASIC Periodontics 1(北川原 健編). 医歯薬出版, 東京, 56-59, 1999.

Q 13

근육 · 근막성 치통

비치원성 치통의 절반은 근육 · 근막성 치통?

Osamu Komiyama(小見山 道)
일본대학 마쓰도치학부 악구강기능치료학강좌

이가 아픕니다만…

환자는 29세, 여성. 주소는 #26의 통증이었다. 현 병력은, 약 3년 전에 #26에 자발통이 생겨서 인근에 있는 치과의원에서 #26의 발수치료를 받고 크라운을 장착한 이후에 나타났다. 치료 중에는 아프지 않았지만, 치료 후 다시 같은 부위에 통증이 와서, 다른 치과의원에서 크라운을 제거하고 근관치료를 다시 시행하였다. 근관충전 후 통증이 더욱 계속되어서 저자의 병원을 소개받았다. 통증은 뻐근한 자발통과 둔통으로 VAS 30~40의 강도로 지속되었다. 저녁에 통증이 강해지고 좌측 얼굴로 통증이 퍼진다고 하였다. 쉬는 날은 비교적 편하다고 하였다.

저자의 병원에 진료를 받으러 왔을 때 #26은 근관충전 후 임시밀봉된 상태로 있었다(그림 1). 해당 치아 주변의 치주조직에서 염증 소견은 없었으며, 또한 타진통과 근첨 상당부 압통도 인정되지 않았다. 치주낭은 3mm 이내의 정상 범위에 있었다.

보존과에서 실시한 현미경을 이용한 근관내 검사에서도 특별한 염증 소견이나 근관내 파절선은 인정되지 않았다. 파노라마 방사선사진에서 해당 치아와 그 주변의 악골에서 병변이 인정되지 않았다. 또한 치

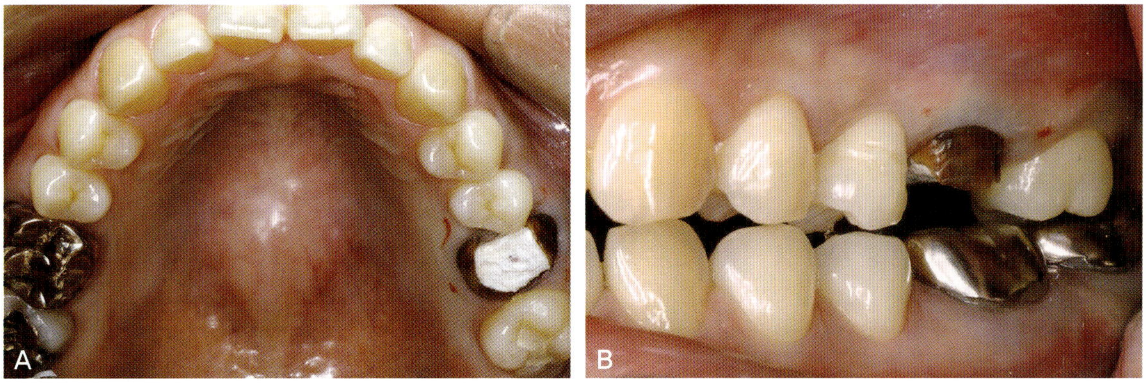

그림 1. 구강내 소견. **A,** 교합면 사진. **B,** 측방면 사진. #26은 임시밀봉 상태로 있다.

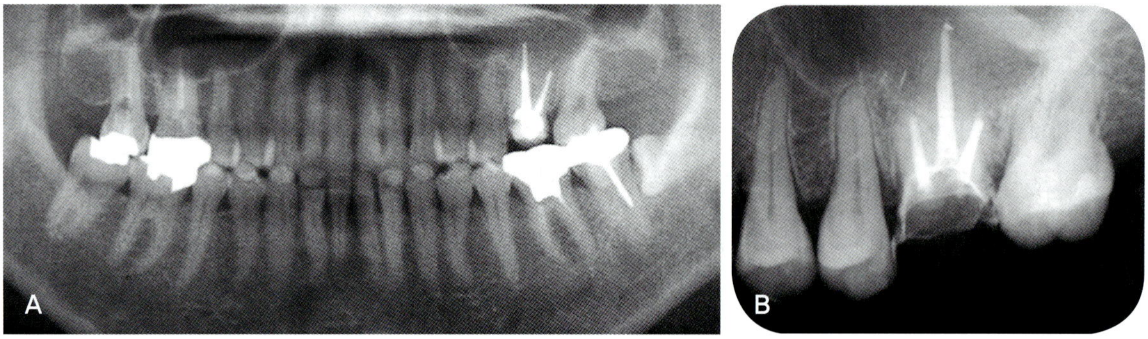

그림 2. **A,** 파노라마사진. **B,** 치과 방사선사진. 근관충전은 양호하고 악골은 정상 소견이었다.

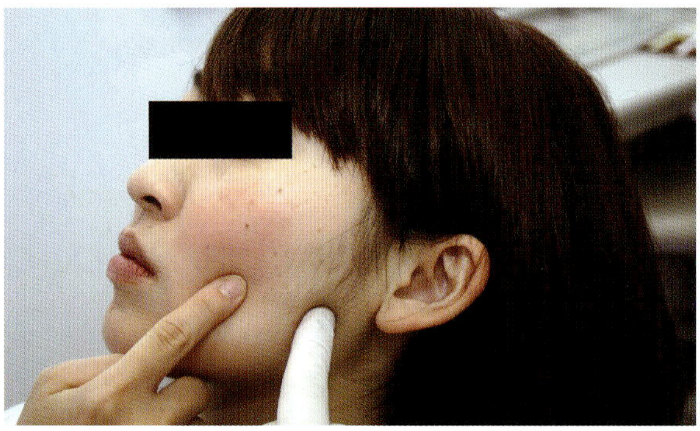

그림 3. 교근 촉진으로 좌측 구치부에서 연관통을 확인했다. 밧줄 모양의 근육 뭉침(taut band)의 압박에 의한 동통 발현 및 국소연축반응(local twitch response)도 지표가 된다.

과 방사선사진에서도 근첨 주위나 변연부에서 이상 소견이 없었다(그림 2).

2% xylocaine에 의한 진단적 국소마취를 #26에 시행하였지만 동통은 지속되었고 변화가 인정되지 않았다. 마취 효과가 있는 상황에서 좌측 교근에 강한 압통이 인정되었고, 압통점에 대한 지속적인 자극을 가했더니 #26에서 연관통이 유발되었다. 그렇기 때문에 '근육·근막통에 의한 치통'으로 진단했다(그림 3).

A 왜 이런 일이 생기는 것일까?

저작근 혹은 두경부 근육군의 근육·근막통은 비치원성 치통의 원인 질환으로 가장 많이 인정된다. 원인 불명의 치통으로 병원을 떠도는 환자는 근육·근막성 치통인 경우가 자주 있으며, 근육·근막통 환자의 11%가 비치원성 치통을 호소하고, 교근에 문제가 있는 경우가 많다는 보고도 있다. 원인 불명 치통의 78.8%가 두경부 근육·근막통과 병행해서 발생하고 있으며, 두경부 근육·근막통의 49.6~85%는 연관통에 의해 비치원성 치통을 일으키는 것으로 여겨진다[1].

근육·근막성 치통은 발통점(trigger point)으로부터의 연관통에 의해서 생긴다. 피로한 근육에 만들어진 발통점으로부터 치아에 연관통이 생기는 것은 Travell 등의 'Myofascial Pain' 이론으로 설명되고 있다(그림 4). 또한 실제로 발통점 주사(trigger point injection)를 통해서 치통이 소실되는 것도 알려져 있다. 그러나 발통점의 존재와 연관통 발현 부위의 재현성을 과학적으로 증명한 논문은 한정되어 있다.

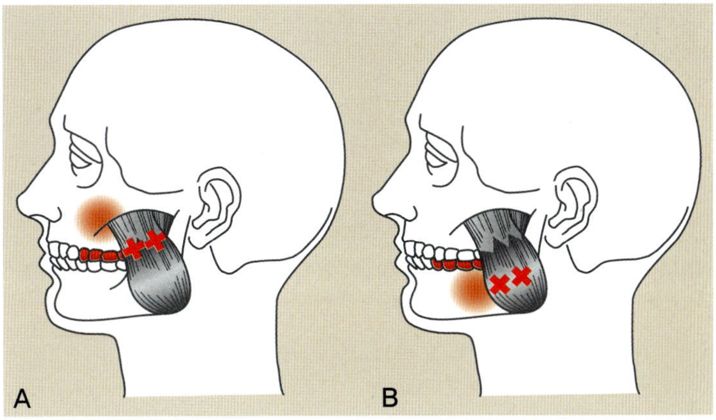

그림 4. 저작근에서 치아로의 연관통. 교근에서 상악 구치부(A)와 하악 구치부(B)에 연관통을 나타내는 것을 임상에서 자주 경험한다(참고문헌[3]에서 인용 수정).

교근, 측두근의 근육·근막통에 의해서 치통이 발현되는 빈도가 높고, 흉쇄유돌근이나 승모근의 근육·근막통에서 치통이 발생한 증례도 있다. 악이복근에서 하악 전치로 연관통이 발생한 예도 있다.

임상 증상은 자발통과 지속적인 둔통이다. 교근, 측두근 또는 흉쇄유돌근 등에서는 촉진으로 발통점(taut band, 밧줄 모양의 근육 뭉침)을 압박하면 증상이 악화되고, 원인 근육에 대한 진단적 국소마취(발통점 주사)로 이상의 증상이 소실된다[2]. 따라서 근육·근막통 원인의 비치원성 치통의 진단에서는, 발통점을 2kg의 압력으로 5초 정도 압박하는 것으로 치통의 재현을 확인하는 것과 trigger point injection에 의한 동통의 소실을 관찰하는 것이 유효한 방법이다. 그러나 근육·근막통 때문에 과민한 상태에 있는 치아에서 타진반응을 나타내거나 치은의 allodynia가 출현할 수도 있기 때문에 주의가 필요하다. 어깨결림을 동반한 목과 어깨 부위 근육의 연관통 때문에 부위를 특정할 수 없는 안면통이나 치통이 생길 수도 있다.

정리

이번 회에서는 좌측 교근의 근육·근막통에 의한 #26의 연관통으로 나타난 비치원성 치통의 진단 예를 함께 훑어보았다. 본문에서 기술한 바와 같이, 근육·근막성 치통은 비치원성 치통 중에서도 가장 빈도가 높고, 치통과 오진하고 있는 사례도 잠재적으로 다수가 있다고 느끼고 있다.

근육·근막통은 악관절증의 저작근장애와 병태가 거의 같으며, 따라서 악관절증의 검사와 진단이 가능하다면 통상의 치과적 검사에 더하여 근육·근막통을 용이하게 판별할 수 있다. 환자가 호소하는 치통과 부합되는 구강내 검사 소견, 방사선 소견이 있으면 치과치료를 실시하는 데 아무런 이의가 없다. 그렇지만 만약 환자의 호소가 지속적인 둔통이며, 통증을 호소하는 해당 치아의 객관적 소견이 증상과 부합되지 않는 경우에는 서툴고 성급한 치료를 하기 전에 근육·근막통에 대한 검사를 실시하고, 필요 이상의 비가역적 혹은 침습적 치료를 피하도록 유의해야 한다.

참고문헌

1) 日本口腔顔面痛学会診療ガイドライン作成委員会(編): 非歯原性歯痛診療ガイドライン. 日本口腔顔面痛学会雑誌, 4(2), 2011.
2) 日本口腔顔面痛学会(編): 口腔顔面痛の診断と治療マニュアル, 医歯薬出版, 東京, 2013.
3) Travell JG, Simons DG: Myofascial pain and dysfunction —The trigger point manual—. Williams&Wilkins, 1983.

Q 14

신경병증성 치통

신경 자체의 기능장애로 인한 치통의 특징은?

Yoshiki Imamura(今村佳樹)
일본대학 치학부 구강진단학강좌

신경병증성 치통이라는 말은 신경병증성 통증에 의해서 치통이 생긴다는 뜻이다. 이것의 병태는 치수나 치주조직이 일차적으로 상해를 받은 경우(처음에는 치원성 통증으로 발생했지만 신경병증성 통증으로 이행된 것) 혹은 주변 조직에 상해가 가해져서 그 결과 이차적으로 치수 및 치근막에 신경병증성 통증이 생길 수 있다(발병 자체가 비치원성).

먼저, 발병이 치원성 병태인 경우로서 감염 근관으로부터의 골수염 혹은 치근단 절제술 후 근관치료약이나 근관충전재의 근첨누출 후의 신경병증성 통증이 있다. 골수염의 경우 원인이 되는 치아가 존재하며, 그 치아뿐만 아니라 근심측(전방)의 치아에서도 안정시의 지속적 통증이나 교합통이 나타나는 경우가 많다. 한편, 발병 자체가 비치원성인 경우(주위조직에 상해가 가해져서 그 결과 치아의 통증이 생기는 경우)로서 대상포진이나 다발성 골수종, 악성 림프종 등 이른바 numb chin syndrome을 일으키는 병태를 들 수 있다.

임플란트 매식 시의 신경손상에 따른 통증이나 하악 지치 발치 후 전방 치아의 통증 등도 이 병태에 포함된다. 이 경우 치아의 통증 자체는 이차적인 신경병증성 통증이라고 생각할 수 있다. 이 경우 반드시 치아를 지배하고 있는 말초신경섬유가 직접 장애를 받을 필요는 없다. 인접한 서로 다른 신경지배영역에서, 하나의 신경손상에 따라, 다른 신경지배영역에서 이차적인 통증이나 감각이상이 생기는 것으로 알려져 있으며[1,2], 증상을 호소하는 치아 자체에 상해가 없어도 주위조직의 손상으로 해당 치아에서 통증을 느낄 수 있다.

증례

환자는 53세, 여성. ××년 10월, 상악 우측 전치부의 통증을 호소해서 저자의 과에서 진료를 받음.

Subject: ××-5년, 상악 우측 전치부에 통증이 있어서 치과의원에서 진찰받음. 방사선 촬영에서 #12 근단부에 병소가 있는 것으로 나타났다. 그때는 걷는 동작만으로도 통증이 있었다. 근관치료를 받고 나서 격통은 사라졌지만, 둔통이 지속되었기 때문에 ××-1년 2월에 진료를 받은 치과의원에서 치근단 절제술을 권유하였으며, 그 수술을 받았다. 하지만 일단 통증이 소실되었다가 그 후 통증이 재발해서 ××

년 5월에 두 번째의 치근단 절제술과 소파술을 받았다. 두 번째 수술 후에는 항상 통증이 나타났으며, 8월에는 혀로 그 치아의 뒤쪽을 만지면 심한 통증이 발생하였다. 종종걸음으로 진동이 가해진 경우나 목욕할 때 얼굴을 씻으려고 하면 #12 치아 주위의 잇몸 전체에 따끔거리는 통증(tingling pain)이 생긴다. 치아 주위를 만지면 찌릿찌릿한 강한 통증을 느끼지만, 안정을 취하고 있어도 이런 찌릿찌릿한 통증이 생길 수도 있다. 식사는 좌측으로 씹을 수 있도록 하였지만, 식사를 시작할 때 통증이 악화되고 잠시 식사를 진행하면 통증이 완화된다. 우측 악관절에서부터 우측 얼굴 전체가 찌릿찌릿하게 아플 수가 있다. 악관절의 통증이 나타나면 #12 주위에서도 통증을 느끼게 된다. 그 밖에 통증의 악화와 완화 인자는 모르고 있다.

Object: 구강외 검사에서 양쪽 악하림프절의 종창과 압통은 없다. 교근(특히 좌측)에 압통이 있다. 악관절에 압통은 없다. 최대 개구량은 41mm이다. 운동제한은 없다. 구강내 검사에서는 상악 우측 전치부에서 소구치부에 걸쳐 순측 치은에 발적이 있다. #12의 근첨 상당부 치은에 치근단 절제술에 의한 것으로 생각되는 반흔이 있다(그림 1). #12의 근첨 상당부 치은(반흔 형성부에서 치은과 입술의 이행부까지)을 면봉으로 촉진했을 때 유발통이 나타났다(allodynia). 촉진 시 VAS 70mm이다. 동측 소구치부와 대구치부의 치은과 협점막 이행부에는 압통이 없다. #12는 대합치와 접촉이 되지 않도록 조정되어 있지만, 타진을 했을 때 강한 타진통(VAS 86mm)이 나타났다. 입술을 당기면 통증이 유발되었다. 윗입술 우측부에 정적 기계자극을 가했을 때의 촉각역치가 좌측에 비해 높았다(hypoesthesia). 그림 2에서 구강내 방사선사진을 보여 준다.

Assessment: 상기의 증상(hypoesthesia + allodynia + dysesthesia)을 바탕으로 임상진단은 상악 우측 전치부의 외상 후 발생한 신경병증성 통증

Plan: 신경병증성 통증에 대한 국소요법 + 내복요법. 리도카인의 국소요법(2% 리도카인 +스텐트)을 시도해도 불쾌감이 계속되어서 힘들다고 하였다. 국소요법을 단념하고 pregabalin 100mg 투여를 하였는데, 안정시 통증이 VAS 40 → 15mm로 되어서 경과 관찰 중이다.

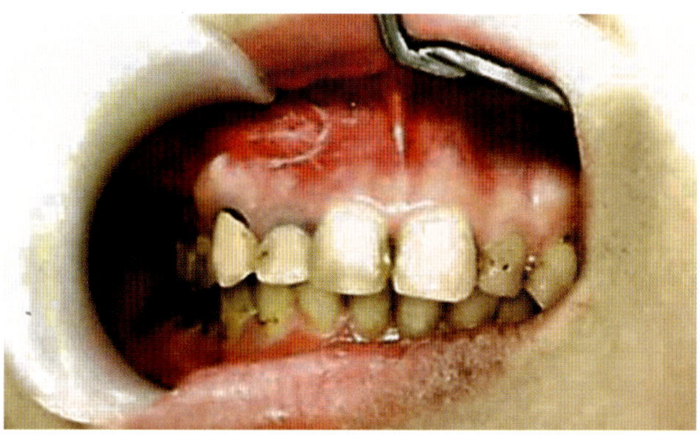

그림 1. #12 근첨 상당부 치은에 치근단 절제 및 소파술을 시행할 때의 횡절개와 호상절개에 의한 절개선의 흔적이 반흔으로 보이며, 이 주위를 면봉으로 가볍게 촉진하면 뚜렷한 통증이 유발된다(allodynia).

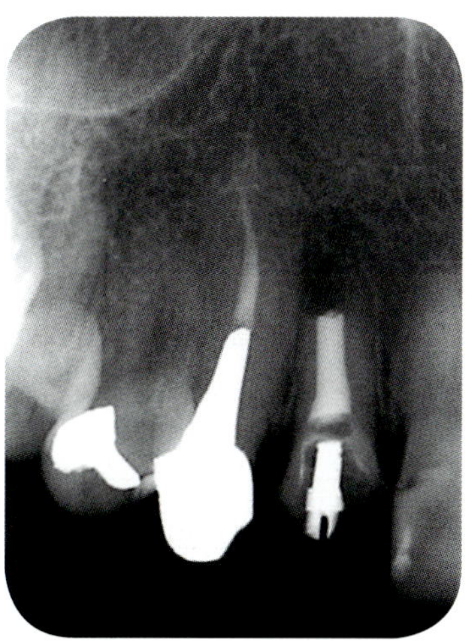

그림 2. 이 증례의 치과 방사선사진. #12는 치근단이 절제되어 있고, 끝부분이 불일치를 나타낸다.

A 정리

신경병증성 통증이란 신경 자체의 기능장애에 의해 통증을 일으키는 병태이다. 과거에 신경 자체에 장애를 일으킬 수 있는 외상이나 질병의 존재가 있고, 통증의 존재 부위에 통증과 부합되는 자각적 신경증상이나 신경기능검사상의 이상 소견의 존재가 필요하다[3]. 상해를 입은 신경 및 그 주위에 hypoesthesia(감각저하)나 allodynia(이질통), 통각과민(hyperalgesia), 불쾌감을 수반하는 이상감각(dysesthesia) 등의 감각장애를 보인다. 이러한 감각장애는 진단을 하는 데 큰 도움이 된다.

치과 영역에서는 발치와 발수가 일상적으로 이루어지고 있지만, 왜 이러한 외과적 침습이 신경병증성 통증을 일으키지 않는지 하는 것이 큰 의문이다. 원래, 치수·치근막의 삼차신경에는 유치와 영구치의 맹출에 따른 신경변성재생의 특수성이 존재하는 것이 아닌지 하는 추측이나, 침습적 치과치료 중에 예외 없이 사용되는 국소마취약이 중추에서의 침해자극을 차단(block)하는 데 따른 것이라는 추측이 있다[4]. 그렇지만 이번 회에 제시한 증례처럼, 빈도는 높지 않을지라도 신경병증성 통증에 의한 치아의 통증을 호소하는 사례가 존재하기 때문에, 앞에 기술한 수반 증상을 참고로 하여, 환자가 호소하는 통증이 치원성의 침해수용성 통증인지, 신경병증성 통증인지를 꼼꼼하게 진단하고 치료에 임할 필요가 있다.

참고문헌

1) Hansson P, Ekblom A, Lindblom U, Marchettini P: Does acute intraoral pain alter cutaneous sensibility? J Neurol Neurosurg Psychiatry, 51(8): 1032-6. Epub 1988/08/01.

2) Shimizu K, Guo W, Wang H, Zou S, LaGraize SC, Iwata K, et al: Differential involvement of trigeminal transition zone and laminated subnucleus caudalis in orofacial deep and cutaneous hyperalgesia: the effects of interleukin-10 and glial inhibitors. Mol Pain, 5: 75. Epub 2009/12/23.

3) Treede RD, Jensen TS, Campbell JN, Cruccu G, Dostrovsky JO, Griffin JW, et al: Neuropathic pain: redefinition and a grading system for clinical and research purposes. Neurology, 70(18): 1630-5. Epub 2007/11/16.

4) Bennett GJ: Neuropathic pain in the orofacial region: clinical and research challenges. J Orofac Pain, 18(4): 281-6, 2004.

군발두통에 의한 치통

Q15 상악 최후방 구치에 매일 '괴로워 몸부림치는 것과 같은' 격통 발작이 발생하지만, 치아에는 이렇다 할 이상이 보이지 않는다. 환자가 "이 치아를 뽑아 달라."고 요구해서 곤혹스럽다.

Masako Igawa(井川雅子)
시즈오카시립시미즈병원 구강외과

A 군발두통의 가능성이 있다.

군발두통은 편두통과 긴장형 두통과 같은 일차 두통이다. 군발두통이 치과에서 문제가 되는 것은, 통증이 안면에 발생하기 때문에 30%의 환자가 치통으로 오인하여 치과 진료를 받기 때문이다. 발작 시 통증은 대부분의 환자가 '너무 아파 몸부림칠 정도'라고 표현할 만큼 격렬하고, 주위 사람들이 구급차를 부를 정도이다. 이 때문에 치과의사는 통증을 조절하려고 한 나머지 원인을 파악하지 못한 채 발치를 해 버릴 수 있다. 실제로 군발두통 환자의 16%가 발치를 받았다는 보고가 있다.

임상적 특징(표 1)

유병률 1/1,000명으로 드문 질환이 아니다. 20~40대에 처음 발생하는데 1:3~7의 비율로 남성에서 많다. 평소에는 전혀 이상이 없지만 1~2년에 1번 '군발'이라는 말이 뜻하는 바와 같이, 연일 발작이 발생하

표 1. 군발두통의 진단기준(참고문헌[1]에서 인용 수정)

A	B~D를 충족하는 발작이 5회 이상
B	편측성의 심도~매우 심한 두통이 안와부, 안와상부 또는 측두부 중 1개 이상의 부위에서, 15~180분간 지속됨
C	자율신경증상 • 두통과 같은 쪽에서 적어도 다음의 1가지 항목을 동반함 ① 결막충혈 또는 눈물 ② 코막힘 또는 콧물 ③ 안검부종(눈꺼풀부종) ④ 전두부와 얼굴의 땀 ⑤ 동공수축 또는 안검하수 ⑥ 안절부절못하고 흥분한 모습
D	발작 빈도는 1회/2일~8회/1일
E	기타 질환에 의하지 않음

는 시기(군발기)가 찾아온다. 군발기는 1~3개월 정도로, 그 기간 동안은 매일 발작이 생긴다. 통증은 비박동성의 지속적인 격통이다.

발작 부위는 한쪽 안와를 중심으로 상악에서 측두부이며, 환측은 90%의 환자에서 평생 고정되어 있다(그림 1). 1회 발작 시간은 15~180분으로 갑자기 시작해서 갑자기 끝난다. 군집기의 주기나 발작이 발생하는 시간은 마치 타이머가 장치되어 있는 것처럼 개인에 의해 거의 정해져 있다. 예를 들어, '2년에 1회, 12월에 군발기에 들어감', '발작은 하루 2회, 아침 11시와 한밤중 3시에 깸' 등이다. 야간 수면 중에 발작이 발생하는 환자도 많고, 숙면 중에 격통 발작으로 벌떡 일어나기도 하는, 다른 질환에는 없는 현저한 특징을 가진다. 야간에 발작이 발생하는 경우는 심한 고민에 빠져 수면 부족이 되기도 하고, 피폐해지는 경우도 많다.

치과 진료를 받을 때 환자는 "아파서 잠을 못 잔다."라는 호소를 많이 하지만, 그게 아니라 '자다가 통증 때문에 깼다'는 점을 확인하는 것이 문진의 요령이다. 또한 다른 하나의 특징으로 발작 중에는 환측에 비충혈 또는 콧물, 눈물, 결막충혈, 안검하수 등의 자율신경증상이 발생하는 것을 들 수 있다(그림 2). 환자는 '아파서 눈물이나 콧물이 나온다'고 해석하고 있지만, 자율신경증상은 환측에만 발생하는 것을 발작 시에 확인해 보면 진단이 가능하다. 또한 알코올이 유발원인이며, 군발기에 음주를 하면 발작이 반드시 발생한다. 이 반응은 뚜렷하기 때문에, 반대로 군발기가 끝난 것을 음주로 확인하는 환자도 있다.

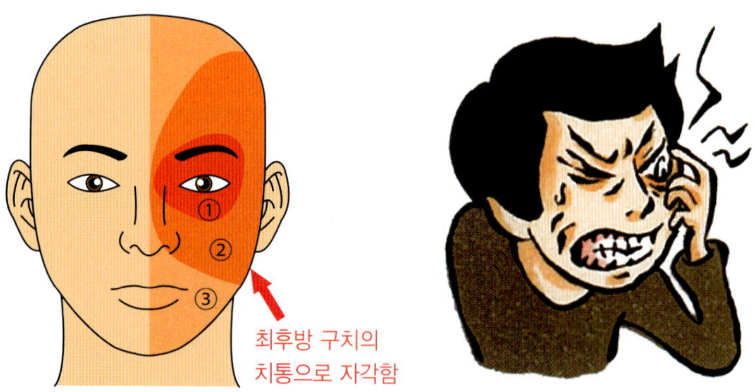

왼쪽이 이환측
통증 정도 분포: ① 최강도, ② 강도, ③ 중~경도

그림 1. 군발두통의 통증 부위. 통증의 강도는 안와 주위가 가장 강하고, ②의 경우 환자가 "상악의 가장 안쪽 치아가 아프다."라고 치과 진료를 받으러 올 수 있다(참고문헌[2]에서 인용 수정).

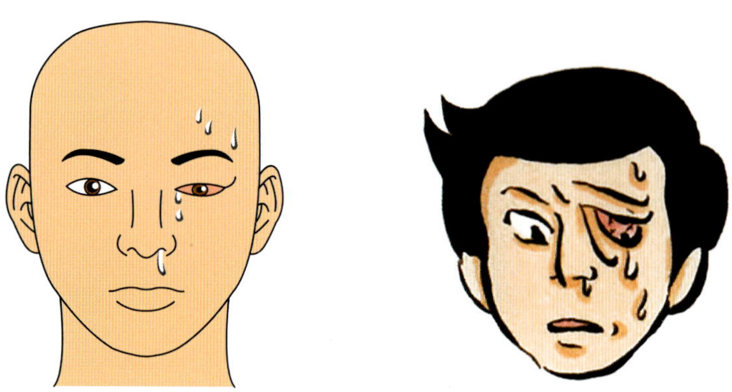

왼쪽이 이환측
(1) 안면발한, (2) 안검하수, (3) 동공수축, (4) 눈물 흐름, (5) 콧물 분비

그림 2. 두통 발작 시의 자율신경증상. 발작 중 환측에 자율신경증상(눈물이나 콧물)이 나타난다. '아파서 눈물이나 콧물이 나온다'는 것은 아니다(참고문헌[1]에서 인용 수정).

군발두통의 통증 메커니즘

상세한 것은 밝혀져 있지 않지만 시상하부가 발생 근원으로, 삼차신경계의 활동이 항진되면 내경동맥의 해면정맥동(안와 후방에 위치하는)에 신경원성 염증이 생겨 삼차신경절 1, 2가지 영역에 통증이 발생하고, 또한 이 부분에는 익구개신경절이 있기 때문에 자율신경증상을 일으키는 것으로 생각된다.

군발두통의 치료

약물치료가 기본이다. 치료는 예방요법(preventive therapy)과 차단요법(abortive therapy)의 2가지 방법으로 실시된다. 예방요법은 발작의 발생을 어렵게 하기 위해 베라파밀과 프레드니솔론이 사용된다. 그래도 발작이 생긴 경우 차단요법으로 트립탄 제제를 사용한다. 트립탄 제제는 같은 신경혈관성 두통인 편두통에 사용하는 것과 같다.

제형은 경구, 경비(스프레이), 피하주사가 있지만, 군발두통의 경우는 발작이 급격하게 발현하여 정점에 도달하기 때문에 경구는 맞지 않고, 즉효성이 높은 경비(intranasal) 또는 피하주사를 자가 투여하는 것이 일반적이다. 피하주사는 많은 증례에서 10분 이내에 효과가 발현하였다. 또 차단요법으로 순수 산소도 효과적이다. 100% 산소를 7L/min 이상의 유량으로 흡인시키면 80%의 증례에서 15분 이내에 발작을 멈춘다.

진단기준만 알고 있으면 가장 진단이 쉬운 두통

군발두통은 유병률이 높은 질환임에도 불구하고 이 질환을 적절하게 진단·치료할 수 있는 의사가 한정되어 있어, 이 질환을 가진 환자가 발병 후 진단되기까지 평균 7년이 걸린다는 보고가 있다. 그러나 군발두통은 두드러진 특징을 가진 질환이기 때문에, '알고만 있으면 가장 진단이 쉬운 두통'이라고도 한다.

치과 진료 시에는 발작이 일어나지 않는 것이 보통이지만, 평균 발병 연령이나 어느 날을 경계로 발작성 통증이 연일 집중하여 발생하는 것, 야간에 통증 발작으로 잠을 깨는 것, 음주로 통증이 유발되는 것 등을 단서로 진단기준에 비추어 보면 진단이 가능하다. 실제로, 최근에는 치과의사가 진단해서 내과로 소개하는 증례가 증가하고 있다. 갑자기 생겨서 갑자기 끝나는 '발작성' 치통의 경우는 본래 질환을 감별할 필요가 있다.

참고문헌

1) 国際頭痛学会・頭痛分類委員会: 国際頭痛分類第2版(ICHD-II) . 日本頭痛学会誌, 31(1): 64-68, 2004.

2) 寺本 純, 井川雅子: 歯科疾患と誤認・誤診しやすい「群発頭痛」の鑑別法と対処法. the Quintessence, 25(6): 1362-1370, 2006.

Q16

상악동성 치통

상악 어금니가 모두 들뜬 느낌으로 점점 통증이 강해졌다. 환자에게 무엇을 물어봐야 할까?

Wataru Muraoka(村岡 渡)
가와사키시립이다병원 치과구강외과

상악동성 치통의 통증

통증은 상악동이 원인 부위이기 때문에 상악 치아, 특히 상악 구치부에 발생하기 쉽다. 지속적인 둔통, 압박감, 상악 여러 치아의 교합 시 통증(타진통), 교합 시 불편감이 생기고, 양측성인 경우도 있다(표 1).

치통이 생기는 상악동성 질환은 무엇인가?

상악동 질환 유래로 치통이 발생하는 비율은 상악동염이 18%, 술후상악낭(postoperative maxillary cyst)이 9.6%, 상악동암이 36%라는 보고가 있다. 일반적으로, 만성 상악동염은 코막힘이나 머리가 무거운 느낌이 생기지만 통증은 발생하지 않는다고 생각된다.

술후상악낭 유래의 통증은 상악 치아의 근단 병소 등에서의 치성 감염에 의해 상악낭포의 급성화가

표 1. 급성 상악동염에 의해 발생하는 치통의 특징

치통의 타입	상악 구치의 지속적인 둔통, 압박감, 여러 치아의 타진통, 교합 시 불편감
① 경과	며칠에 걸쳐 서서히 지속통이 심해져 감
② 부위	상악 치아, 특히 구치부, 편측성 또는 양측성
③ 성상	둔통
④ 정도	중등도
⑤ 지속시간	지속적
⑥ 빈도	지속적
⑦ 유발 인자	머리를 아래로 숙이면 치통이 악화
⑧ 개선 요인	차게 하는 것
⑨ 시간적 특징	야간에 악화
⑩ 수반 증상	콧물, 상악 여러 치아의 타진통
⑪ 통증 시 행동	차게 하는 것
감별에 유효한 진단 · 검사법	머리를 숙여 치통이 악화되는 것을 확인
	혈액검사(WBC, CRP 등)
	Waters법 방사선 촬영, 상악동 CT · MRI
	(파노라마 방사선 촬영만으로 감별이 곤란)

생겨서 동통이나 종창 같은 염증 소견이 발생하는 경우가 많다. 덧붙여서, 치성 상악동염에 의한 치통의 진단을 위해서는, 근첨성 치주염 등이 있는 원인 치아와 상악동과의 연속성이 명확할 필요가 있다.

상악동 질환이 치통을 일으키는 기전은?

통증의 기전으로는, 상악동염이나 술후 상악낭 급성화에 의한 상악동 내압 항진 때문에 생긴 통증이 연관통으로서, 상악 치통으로 느껴진다고 한다. 상악동암의 경우에는 암성 통증의 연관통으로 치통이 된다.

상악 구치 여러 치아의 교합 시 불편감이나 타진통은 상악 구치의 근첨이 상악동 내에 근접하고, 염증이 직접적으로 근첨부에 파급되어 치근막염을 일으키기 때문이라고 생각된다.

어떤 경과로 진료를 받는가?

상악동염의 급성 염증의 경우 치아의 통증이 며칠~몇 주에 걸쳐 서서히 악화되는 경우가 많다. 예를 들어, 몇 주 전부터 상악 구치부에 교합 시 불편감이 발생하고, 1주 전쯤 둔통이 있고, 며칠 전부터 두통이나 강한 치통을 동반하게 되는 경과이다. 급성 상악동염의 전형적인 증상은 콧물이나 후비루, 협부 압통, 발열 등이다. 그러나 콧물이나 후비루 등의 코 증상을 동반하지 않는 경우도 비교적 많아서, 진단에 고심하는 원인이 된다. 상악동암에서는 상악동 내 원발의 선양낭포암(adenoid cystic carcinoma)의 경우 등은 느린 경과를 보여서, 협부나 잇몸의 종창이나 배농 등의 증상이 발생하고 나서 처음 진료를 받는 경우가 많다.

A 감별에 유효한 문진은 무엇인가?

"축농증이나 만성 비염이 있습니까?", "이전에 축농증 등 코 수술을 했습니까?"(기왕력 확인), "치아뿐만 아니라 뺨의 통증과 두통도 있습니까?", "콧물이 많이 나오거나, 목구멍으로 흐르거나 하지 않습니까?"(수반 증상의 확인, 그러나 콧물이나 후비루는 수반하지 않는 경우도 많음), "욕조에 들어갔을 때처럼 따뜻하게 하면 통증이 증가합니까?", "볼을 차게 하면 편안해집니까?"(완화·악화 인자의 확인, 특히 급성 염증의 경우), "치아 1개가 아닌 여러 개가 아픕니까?", "하악 치아가 아픕니까?"(치통의 특징 확인)

감별에 유효한 진단은 무엇인가?

치아를 타진해서 복수의 치아에 타진통이 있는 경우에는, 상악동 질환이나 이갈이나 이 악물기에 인한 치근막염 유래의 교합 시 불편감인지를 감별할 필요가 있다. 하악 여러 치아의 타진통도 동반하는 경우에는 상악동염이 아닌 이 악물기에 의한 일시적인 치근막염의 가능성도 있다. 또한 악관절 통증과 저작근 통증 등의 악관절증에 대한 검사도 할 필요가 있다.

구강내에서는 근첨부 잇몸, 점막잇몸경계(치은협이행부)의 압통·종창을 확인하고, 안면 피부에서는 콧날개, 협부, 안와 아래의 압통·종창을 확인한다.

또한 안와 아래의 협부 피부를 가볍게 만져 지각 둔화를 확인한다. 지각 둔화를 인지한 경우에는 상악동근치수술(radical surgery of the maxillary sinus)이나 대상포진의 기왕력을 확인한다. 그러한 기왕력이 없고, 협부 피부에 지각 둔화를 인지한 경우에는 상악동암 등의 종양성 병변도 의심되므로 주의가 필요하다(Numb cheek syndrome).

감별에 유효한 검사는 무엇인가?

치통 부위(통증감수 부위)에 대한 진단적 국소마취는 상악동염에 대한 염증의 파급으로 인한 치근막염에 대해서도 진통 효과를 보이고, 타진통도 소실되기 때문에 치원성 치통과의 감별에 유효한 검사가 되지 않는다.

영상검사에서는 치성 상악동염 또는 비성 상악동염인지 감별진단을 위해 파노라마 방사선사진이 필수적이나, 파노라마 방사선 촬영만으로 상악동염을 감별하는 것은 곤란하다. Waters법 방사선 촬영은 상악동 음영에 감도가 높고 유용하다. 그러나 재발한 증례나 지각 둔화 등의 합병증이 있는 경우에는 CT나 MRI를 선택해야 한다. 일본비과학회에서 만든 급성 비부비강염 가이드라인 2010년판(치성 상악동염은 포함하지 않음)에서는, 비강 내시경이 상악동염의 감별에 유용하며, 영상 검사보다도 우선해서 실시해야 한다고 하고 있다.

상악동성 치통이 의심되면 어떻게 할까?

원인 치아가 있는 치성 상악동염이 의심되는 경우에는 구강외과에 의뢰한다. 상악동성 치통의 치료는 비성 상악동염이 원질환이라면, 이비인후과에 진료 의뢰를 실시한다. 명확하지 않은 경우에는 우선 구강외과에 의뢰해도 좋다고 생각한다.

비성 상악동염에 의한 치통은 기본적으로 상악동염 치료에 의해 개선될 것이지만, 드물게 역행성 치수염이 생길 수 있으며, 이 경우에는 근관치료가 필요하다. 또한 치성 상악동염에서는 상악동염의 치료와 더불어 원인 치아 치료를 할 필요가 있다.

참고문헌

1) 日本口腔顔面痛学会診療ガイドライン作成委員会(編): 非歯原性歯痛診療ガイドライン. 日本口腔顔面痛学会雑誌, 4(2): 1-88, 2011.

2) Okeson JP, Falace DA:Nonodontogenic toothache. Dent Clin North Am, 41: 367-383, 1997.

3) 飯沼寿孝, 田中利善, 加瀬康弘 : 術後性上顎嚢胞の類似例について. 日本耳鼻咽喉科学会会報, 95: 665-673, 1992.

4) Arotiba GT: Malignant neoplasms of the maxillary antrum in Nigerians, West Afr J Med, 17: 173-178, 1998.

5) Yoon JH, Chun YC, Park SY, Yook JI, Yang WI, Lee SJ, Kim J: Malignant lymphoma of the maxillary sinus manifesting as a persistent toothache. J Endod, 27: 800-802, 2001.

6) 日本鼻科学会(編): 急性鼻副鼻腔炎ガイドライン2010版. 2010.

Q17

치원성 치통과 비치원성 치통의 식별: 양면에서의 접근

"이가 아프다."라고 호소하며 내원한 환자에게 먼저 무엇을 하면 좋은가?

Takeo Taniguchi(谷口威夫)
나가노현 타니구치치과의원

A 2005년 8월, 55세의 주부가 "뺨 왼쪽 윗부분을 만지면 이가 아프다."라고 호소하며 내원하였다. 치통을 호소하며 내원하면 치과의사는 당연히 치아가 원인이라고 생각하고 진료를 하는데, 이 환자는 경과가 오래되었고 원인 치아가 확실하지 않아 확신을 가지고 진단을 내리지 못했다.

일반 개원의에게 가장 중요한 것은 먼저 환자의 호소를 '환자의 입장이 되어 듣고 받아들이는 것'이라고 생각한다. 환자가 순서대로 조리 있고 논리 정연하게 말하는 경우는 적다. 다른 병원에서 들은 설명, 가까운 친척이나 아는 사람의 독자적인 진단 등 갈피를 잡을 수 없는 이야기와 어리석은 생각을 말한다 할지라도 도중에 멈추거나 반박하지 않고 환자와 같은 기분이 되어 듣는 것이 필요하다. 이러한 환자의 이야기 중에 진료하는 데 힌트가 되는 부분이 많이 있다. 또한, 원인 치아가 명확하지 않거나 혹은 비치원성 치통이 의심될 때는 통증 문진표(Q2, p.15 '통증 구조화 문진' 참조)에 따라 문진한다.

이 환자는 단순히 말랐다기보다 수척한 느낌을 줄 정도로 작은 몸집이며, 뺨은 오목하고, 큰 눈에 눈물을 머금고 간곡히 호소하듯 조금 느리게 말하는 사람인데, 의사에 따라서는 성가시게 느껴질 만한 말투를 쓴다. 이 환자의 긴 이야기를 정리하자면 대체로 다음과 같았다.

1년 정도 전부터 왼쪽 코에서부터 견치까지 뻗치는 듯한 통증이 있었다. 10년 전에 #24 부위에 식립한 임플란트의 근단 부위도 아파서, 3개월 전 뇌신경외과에서 진찰했을 때 삼차신경통으로 진단되었다. 카바마제핀(Tegretol®)을 처방받았지만, 부작용으로 인한 약물 두드러기(약진)와 간장애로 복약을 중단하였다. 귀 뒤로 머리에 구멍을 뚫는 수술밖에 방법이 없다고 하여 수술 날짜도 정해져 있었다.

임플란트로 씹으면 아파서 구강외과에서도 진료를 받았지만, 임플란트에 이상은 없고 삼차신경통이 틀림없다고 하였다. 그런데도 환자 본인은 치아나 임플란트가 원인이 아닌지 생각하여 본원에 내원하였다.

시어머니가 병상에 누워 있어서 간병이 힘들어진 무렵부터 증세가 나타났다. 3시간마다 일어나야 해서 밤에 숙면을 취할 수가 없었다. 시어머니가 잠시 입원하였을 때는 증상이 완화되었으나 시어머니가 퇴원하자 다시 원래 상태로 돌아가 버렸다.

아플 때는 입을 벌리는 것만으로도 아파서 말도 못한다. 조금 만진 것만으로도 아프다. 얼굴도 씻지 못한다. 오른쪽으로 씹어도 왼쪽에 영향을 주어 씹을 수가 없다. 심한 통증의 발작이 하루에 2~4회에서

20회 정도까지 발생한다. 발작이 없을 때는 멀쩡하다.

발작은 특히 기상 직후부터 오전 중에 많다. 발작 시 VAS(visual analog scale)는 10/10이었다.

이것은 치아가 원인? 치원성인지, 비치원성 치통인지

치아 통증의 원인이 치아에 있다는 생각을 고집하면 위험하다. 환자의 요구에 따라 계속 발치해 버렸지만 통증이 개선되지 않았다는 불행한 사례도 자주 들린다.

구강내를 보면 #25, 26은 치수가 있는 상태로 치관이 제거된 상태이다. #16, 17, 45, 46, 47, 34~37 결손부에는 교합고경이 낮아 전혀 교합접촉이 없는 의치가 들어 있어, 중심위로 유도하면 #14와 #23밖에 교합접촉하지 않는, 이른바 구치부 교합 붕괴 상태이다. 치주낭은 모두 4mm 이하이다(그림 1, 2).

그림 3은 당시 사용하고 있던 저자 의원의 문진표이다. 근육의 자각증상은 별로 현저하지 않지만, 이갈이에 관여하는 근육이 뭉쳐 있으며 눈과 관련된 증상도 있다.

초진일에 대강의 이야기를 듣고 나서, "밑져야 본전이라 생각하시고 제가 말하는 대로 해 보지 않겠습니까?"라고 양해를 구한 후 우선 상악 좌측 구치부의 치원성 여부 감별진단을 위해 '해당 치아에 침윤마취를 한다'는 원칙에 따라 침윤마취를 하였다. 그러자 증상이 완화되었기 때문에 환자의 호소대로 #24 부위의 임플란트를 제거하고 #25의 염증 요소 제거와 발수를 한 후 #25, 26 임시치관을 장착했다. 또한 개원의로서 할 수 있는 교합 요인의 제거와 교합성 외상을 컨트롤한다는 의미를 포함하여, 우선 이를 악물지 않도록 인지행동(자기암시)요법을 지시하고, occlusal splint의 인상을 채득하였다.

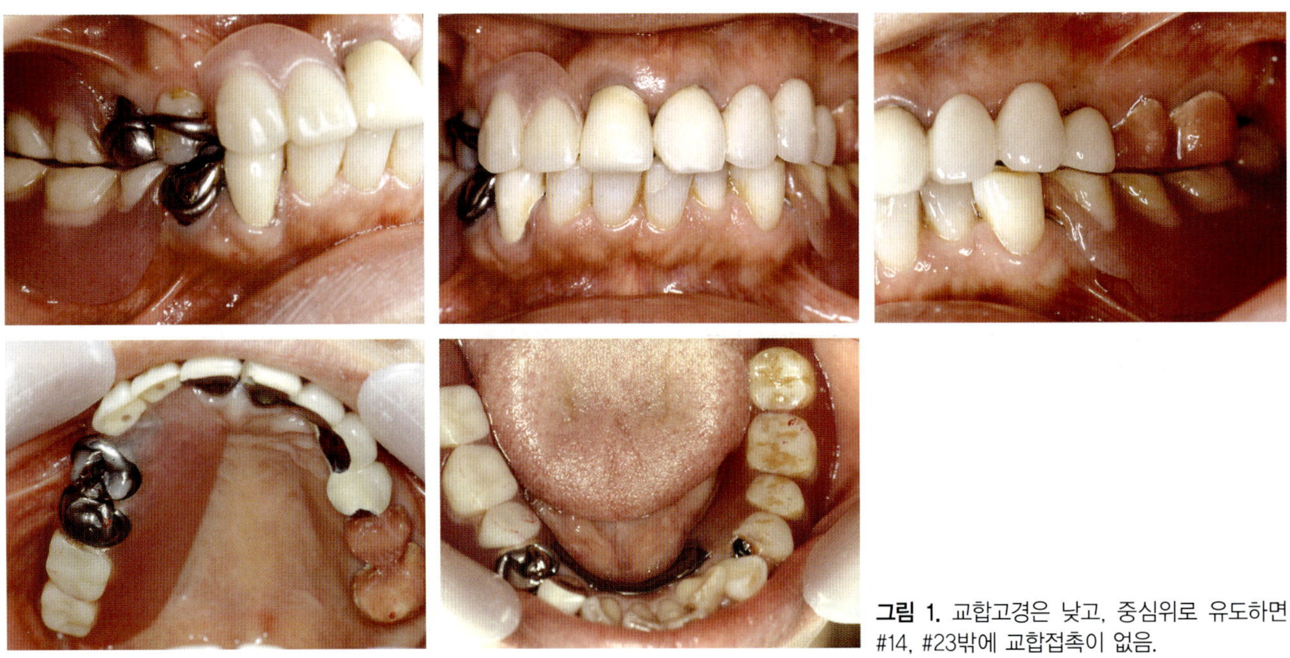

그림 1. 교합고경은 낮고, 중심위로 유도하면 #14, #23밖에 교합접촉이 없음.

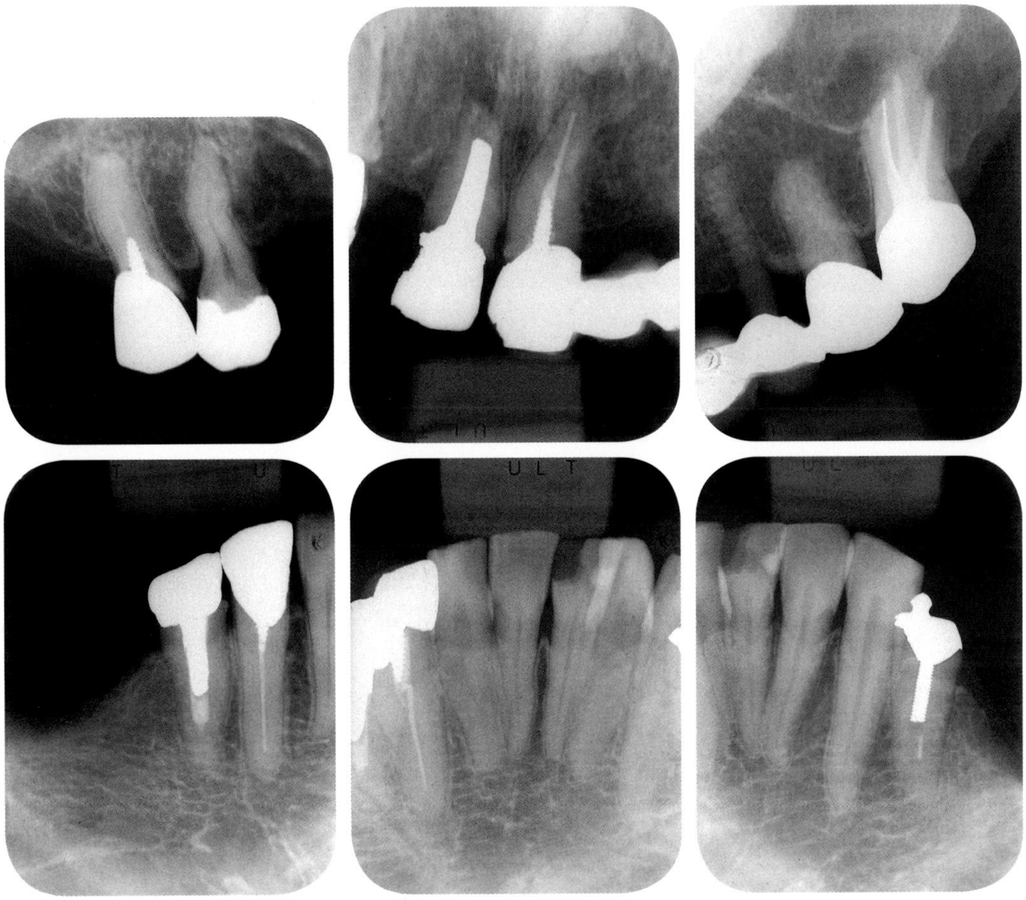

그림 2. 초진 시 방사선사진.

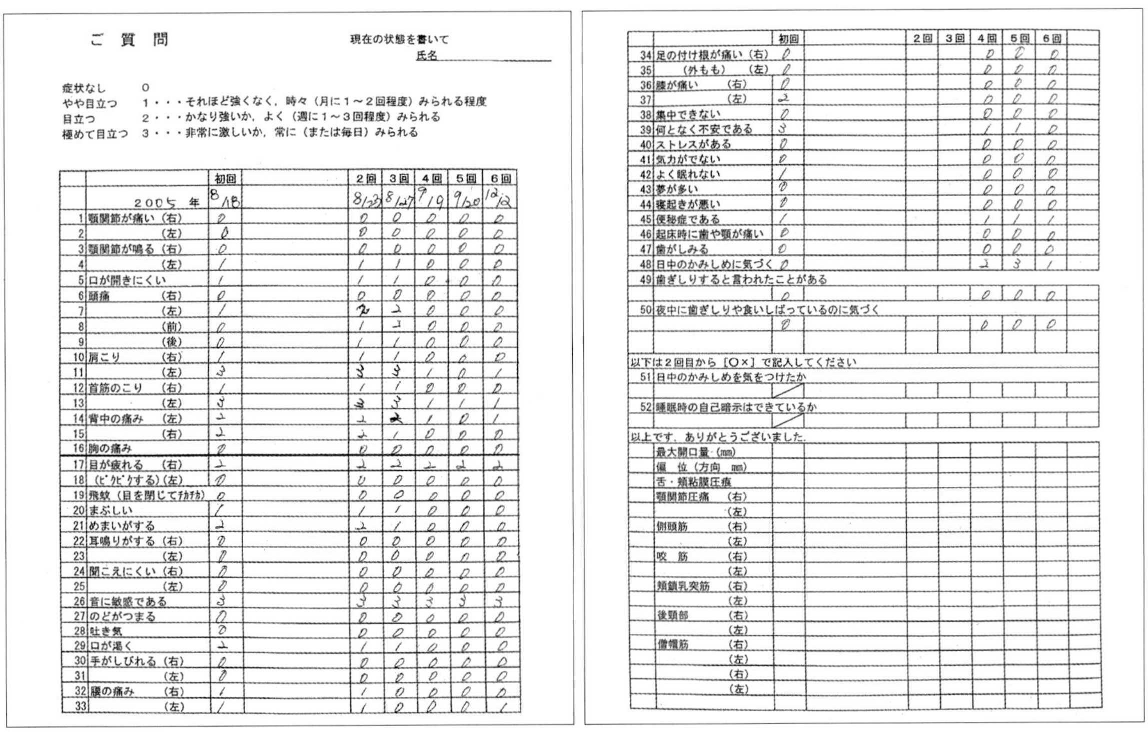

ご 質 問

現在の状態を書いて

氏名

症状なし　0
やや目立つ　1・・・それほど強くなく，時々（月に1～2回程度）みられる程度
目立つ　2・・・かなり強いか，よく（週に1～3回程度）みられる
極めて目立つ　3・・・非常に激しいか，常に（または毎日）みられる

		初回	2回	3回	4回	5回	6回
	2005 年	8/18	8/23	8/27	9/19	9/20	12/12
1	顎関節が痛い（右）	0	0	0	0	0	0
2	（左）	0	0	0	0	0	0
3	顎関節が鳴る（右）	0	0	0	0	0	0
4	（左）	1	1	1	0	0	0
5	口が開きにくい	1	1	1	0	0	0
6	頭痛（右）	0	0	0	0	0	0
7	（左）	1	2	2	0	0	0
8	（前）	0	1	2	0	0	0
9	（後）	0	1	1	0	0	0
10	肩こり（右）	1	1	1	0	0	0
11	（左）	3	3	3	1	0	1
12	首筋のこり（右）	1	1	1	0	0	0
13	（左）	3	3	3	1	1	1
14	背中の痛み（左）	2	2	2	1	0	1
15	（右）	2	2	1	0	0	0
16	胸の痛み	0	0	0	0	0	0
17	目が疲れる（右）	2	2	2	2	2	2
18	（ピクピクする）（左）	0	0	0	0	0	0
19	飛蚊（目を閉じてチカチカ）	0	0	0	0	0	0
20	まぶしい	1	1	1	0	0	0
21	めまいがする	2	2	1	0	0	0
22	耳鳴りがする（右）	0	0	0	0	0	0
23	（左）	0	0	0	0	0	0
24	聞こえにくい（右）	0	0	0	0	0	0
25	（左）	0	0	0	0	0	0
26	音に敏感である	3	3	3	3	3	3
27	のどがつまる	0	0	0	0	0	0
28	吐き気	0	0	0	0	0	0
29	口が渇く	2	1	1	0	0	0
30	手がしびれる（右）	0	0	0	0	0	0
31	（左）	0	0	0	0	0	0
32	腰の痛み（右）	1	1	0	0	0	0
33	（左）	1	1	0	0	0	1

		初回	2回	3回	4回	5回	6回
34	足の付け根が痛い（右）	0			0	0	0
35	（外もも）（左）	0			0	0	0
36	膝が痛い（右）	0			0	0	0
37	（左）	2			0	0	0
38	集中できない	0			0	0	0
39	何となく不安である	3			1	1	0
40	ストレスがある	0			0	0	0
41	気力がでない	0			0	0	0
42	よく眠れない	1			0	0	0
43	夢が多い	0			0	0	0
44	寝起きが悪い	0			0	0	0
45	便秘症である	1			1	1	1
46	起床時に歯や顎が痛い	0			0	0	0
47	歯がしみる	0			0	0	0
48	日中のかみしめに気づく	0			2	3	1
49	歯ぎしりすると言われたことがある	0			0	0	0
50	夜中に歯ぎしりや食いしばっているのに気づく	0			0	0	0
	以下は2回目から［○×］で記入してください						
51	日中のかみしめを気をつけたか						
52	睡眠時の自己暗示はできているか						
	以上です．ありがとうございました．						
	最大開口量（mm）						
	偏位（方向 mm）						
	舌・頬粘膜圧痕						
	顎関節圧痛（右）						
	（左）						
	側頭筋（右）						
	（左）						
	咬筋（右）						
	（左）						
	頬鎖乳突筋（右）						
	（左）						
	後頸部（右）						
	（左）						
	僧帽筋（右）						
	（左）						
	（右）						
	（左）						

그림 3. 초진 시. 이갈이 관여 근육에 있던 결림이 점차 개선되어 갔다.

일반 개원의도 치아 통증의 원인이 치아에 있다고 할 수 없는 비치원성 치통에 관한 지식 그리고 증상이나 장애에 대해 어느 정도의 감별진단을 할 수 있는 능력을 갖추는 것이 환자와의 문제를 피하는 의미에서도 필요하다. 또 비치원성 통증이라고 생각하여도 개원의 진료 수준에 있는 염증의 조절, 교합성 외상에 대한 치료나 교합 요인의 제거 등을 일단 해 보도록 한다. 그런 요인을 제거함으로써 때로 그것이 다른 요인에 영향을 주어 통증을 완화시킬 수도 있을 것이다. 그래도 해결이 안 될 경우는 전문가에게 의뢰하는 것이 좋을 것이라고 생각한다.

감별진단의 어려움

초진 5일 만에 내원한 환자는 #25가 울 정도로 아프다고 하였고 통증의 빈도도 늘어났다고 호소하였다.

신경병증성 치통이나 삼차신경통 등은 '침윤마취에 의해 완화시킬 수 있기 때문에 국소진단마취로 통증이 잡히더라도 반드시 치원성이라 할 수 없다'고 알려져 있다. 구강안면통증에 관한 지식을 어쨌든 가지고 있는데 바로 환자의 호소에 응해서 함정에 빠져버린 스스로가 후회되었다. 그날은 교합접촉을 막고 근관을 개방하였다.

9일 후 #25 통증이 변하지 않았다고 하고 VAS가 9/10가 되었다. 그리고 교합고경을 거상하며, 이갈이를 컨트롤함으로써 교합성 외상을 제거하고, 턱 위치의 안정을 도모하는 의미에서 전치 접촉형 occlusal splint를 만들어 주어 야간에 사용하도록 지시하였다.

예상 밖의 전개

그 후 환자의 증상 변화는 예상 밖으로 빠르게 전개되었다. 다음 날부터 안면 통증이 서서히 풀리기 시작하여, 2주 후 내원 시에는 "강한 통증의 빈도가 하루 몇 차례로 줄어들었고 생활이 편해졌다. 지금은 진공청소기로 청소할 때도 이를 악물지 않도록 하고 있다."라고 큰 눈에 눈물을 글썽이며 기쁜 듯 말해 주었다. VAS도 5/10가 되었다.

1개월 후 자발통은 사라졌다. 아프지만 조금씩 얼굴도 씻을 수 있게 되었다. 세 끼 식사를 먹을 수 있게 되어서 기뻐했다. 밤에 자기암시를 열심히 한 덕분인지는 명확하지 않지만, occlusal splint에 압흔이 있지 않아 이 악물기는 하지 않고 있다고 생각했다. VAS는 2/10가 되었다. 2개월 후 신경을 쓰면 아플 때가 있지만 개의치 않고 지내게 되었다. 교합이 안정되었다고 판단하여 #25 근관을 충전하고, 의치의 교합면에 레진을 첨가해 교합을 거상하였다.

4개월 후 치주치료 종료, 10개월 후 보철치료 종료(그림 4), 1년 5개월 후 재발은 없었다. "이런 인생을 다시 만난 것이 꿈만 같다."고 환자는 기뻐했다(VAS 1/10). 7년 이후 매년 가을에서 겨울에 걸쳐 일시적으로 재발하여 내원하지만, 최대 VAS 5/10 정도로 이전과 같은 통증은 없다.

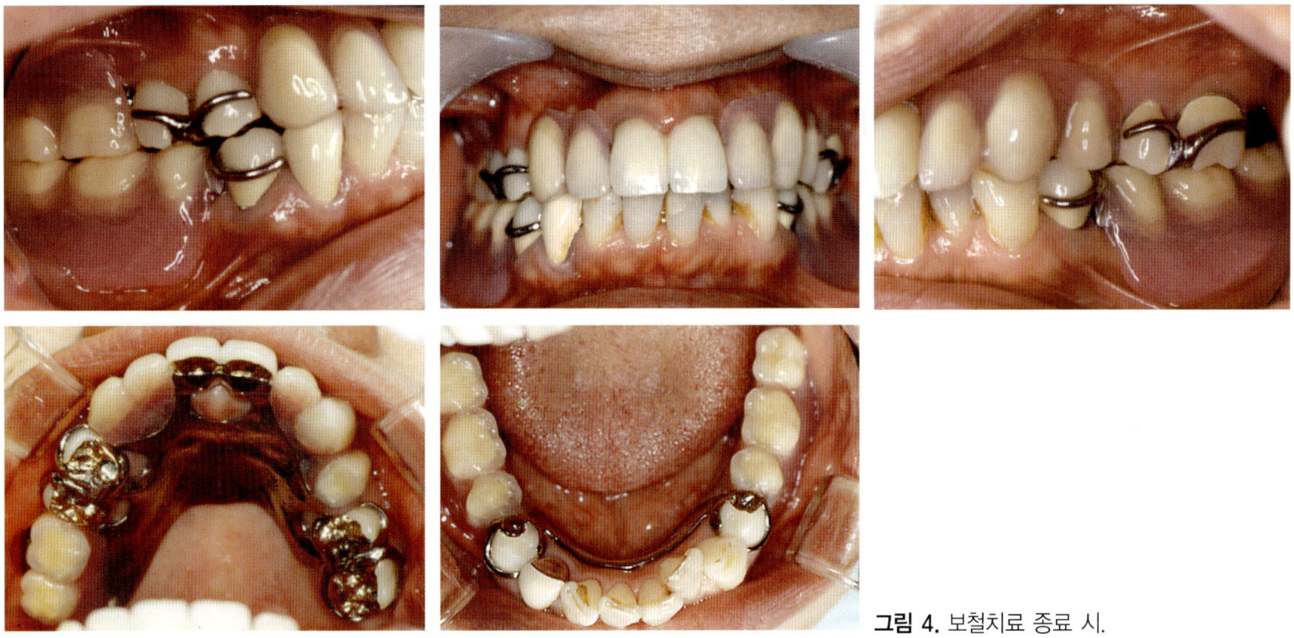

그림 4. 보철치료 종료 시.

본 증례는 언뜻 보기에 전형적인 삼차신경통이라 생각되었지만, 개원의로서 환자의 이야기를 경청하고 희망을 주었던 것과 구치부 교합 붕괴와 이갈이에 따른 관절원판후조직(retrodiscal tissue)의 압박이라는 교합 인자를 조절한 것이 삼차신경통의 통증을 구성하는 다른 요소에도 영향을 주어 통증을 개선시켰을지 모르겠다.

제 2 장

비치원성 통증

감별진단의 포인트

Q18

통증이 없는 구강암의 조기발견

구내염이 1달 이상 치유되지 않는다. 통증은 없지만 이대로 방치해도 문제가 없을까?

Seiji Asoda(莇生田整治)
게이오대학 의학부 치과·구강외과학교실

A 구내염은 2주 정도로 치유되는 경우가 많고, 장기간 치유되지 않을 때 악성종양 가능성이 있다. 구강암의 초기 병변은 염증성 병변이나 점막질환과 유사하고, 통증을 수반하지 않는 것도 많기 때문에 2주가 지나도 치유되지 않는 구내염은 정밀한 조사가 필요하다.

구강암의 임상적 특징과 감별진단

구강암의 80%를 차지하는 편평상피암의 감별 포인트를 표 1에 나타내었다. 일반적으로 악성종양은 발육이 빠르고 정상 조직 내에 침윤하면서 증식하기 때문에, 육안적으로는 변연이 고르지 않고, 경계가 불분명해지는 경우가 많다. 종종 경결을 동반하는데, 특히 종양 주변의 증식 영역이 뚜렷한 경우는 제방 형태의 융기가 보인다(그림 1). 발병에서 진찰 시까지 경과도 중요하고, 증상에 개선을 보이지 않거나 진행이 빠른 경우 악성 질환을 의심할 필요가 있다.

편평상피암의 감별진단으로 욕창성 궤양이나 아프타성 구내염, 백반증, 편평태선, 치주염, 발치 후 치유부전 등을 들 수 있다. 아프타성 구내염은 주위에 홍반(홍훈, red halo)이 있는 경계가 명백한 궤양으

표 1. 구강편평상피암과 구강내 각 병변의 감별 포인트

감별 포인트	편평상피암	백반증	아프타성 구내염
경과	2주 이상 치유되지 않고 악화됨	2주 이상 치유되지 않음	2주 정도에서 치유되는 경우가 많음
경계	일반적으로 불명료	명료~불명료까지 다양한 병세를 보임	일반적으로 명료
경결	경결이 있는 경우가 많음	없음	없음
백반	불균일한 백반이 있는 경우가 많음	균일한 경우와 불균일한 경우가 있음	거의 없음
홍반	있는 경우가 많음	있는 경우도 있음	주위에 홍반(홍훈)이 있음
궤양	출혈이 쉽고, 경계가 불분명한 궤양이 있는 경우가 많음	일반적으로 궤양은 없음	경계가 명백한 궤양이 있음

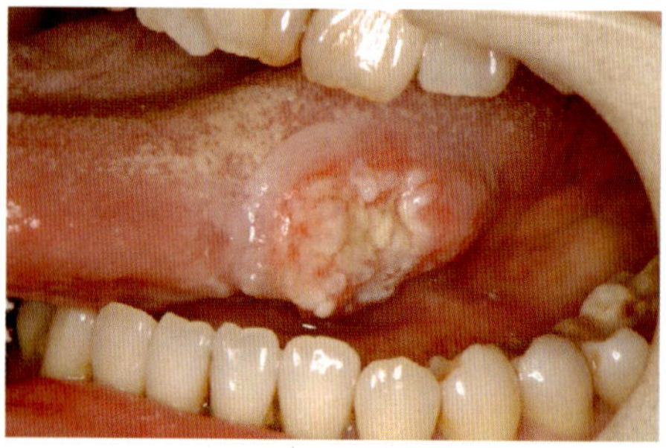

그림 1. 혀의 편평상피암(외향형). 궤양과 주변 경결을 동반하는 전형적인 예.

로, 경결이 없고 강한 접촉통을 가진 것이 특징이다. 이에 대해 암에서는 경결을 만져서 알 수 있는 경우가 많고, 항상 통증을 수반하지는 않는다(그림 2A, B). 또한 설암의 대부분은 설측 가장자리에 발생하고 설배나 설첨에 발생하는 것은 드물다.

백반증과 편평태선은 전암병변의 하나로 3~10% 정도가 악성화한다고 되어 있다. 백반증 중에서도 백반이 균일한 타입은 악성화할 가능성이 낮지만, 백반이 불균일하고 홍반을 동반하는 경우는 이미 암이 될 가능성이 높다(그림 3A, B). 편평태선은 백반과 홍반이 혼재하고 표재형 편평상피암과의 감별이 어려우나, 암과 달리 스테로이드 치료 등으로 완화될 수 있다(그림 4A, B).

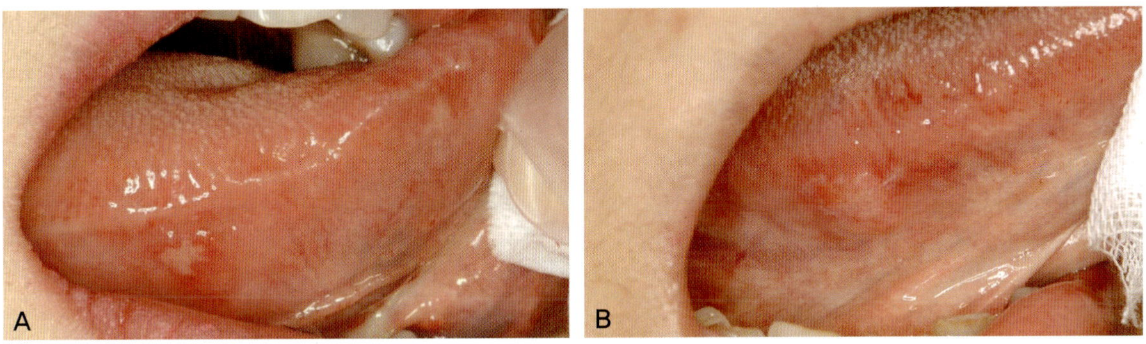

그림 2. A, 혀의 아프타성 구내염. 주위에 홍훈을 수반한 통증이 있는 궤양. **B,** 혀의 편평상피암(내향형).

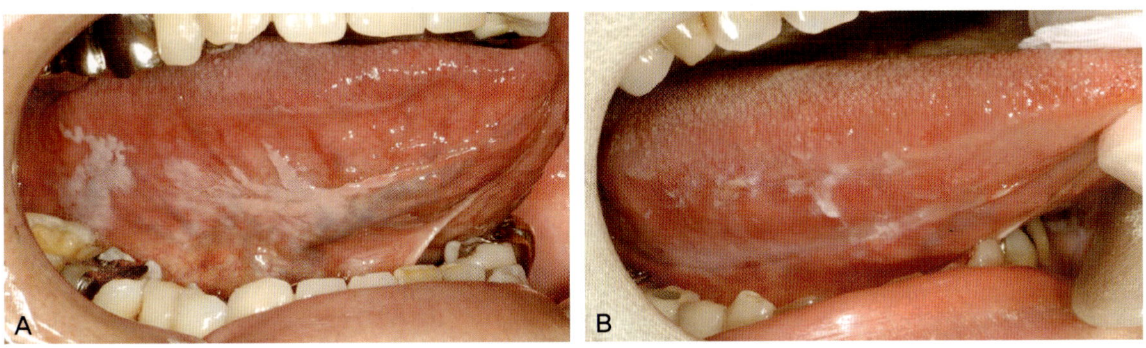

그림 3. A, 혀의 백반증. 경계가 명료하고 균일한 백반. **B,** 혀의 편평상피암(표재형). 경계가 불분명하고 불균일한 백반 중 일부는 홍반을 동반한다.

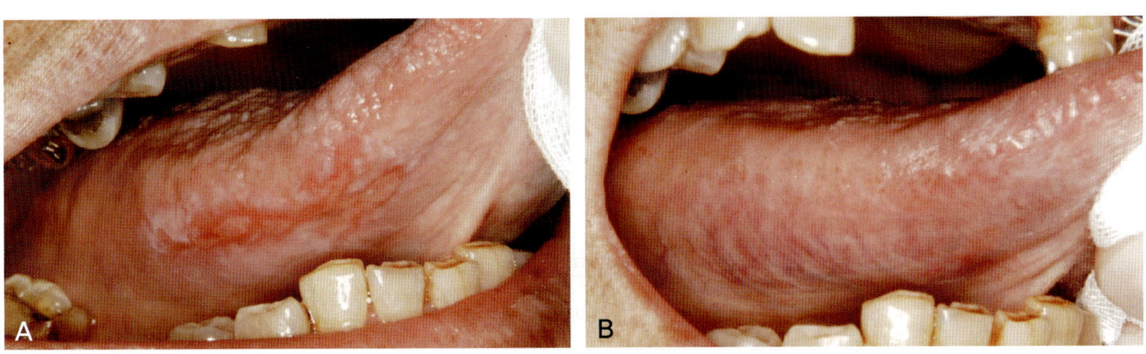

그림 4. A, 혀의 편평태선. 백반과 홍반이 혼재하고, 일반적으로 궤양이 보인다. **B,** 편평태선의 완화. 스테로이드 치료 후에 백반과 궤양이 소실되고 있다.

치은암은 치주염과의 감별이 중요한데, 골흡수연이 반드시 고르지 않거나 애매한 것은 아니다. 그중에는 치주염을 발생시키는 경우도 있어서 단순 방사선 소견만으로 암과 치주염을 감별하는 것은 곤란하다(그림 5A, B).

또한 발치와에서 암이 발견되는 경우도 많다. 통상의 치유부전에서는 통증을 수반하는 감염 증상이 주체가 되지만, 치은암에서는 종종 명백한 감염 증상이 없는 채로 발치와에서 육아증식을 보인다. 서서히 악화되는 개구장애나 하악부의 지각 둔화는 중대한 악성의 징후이기 때문에 놓치지 않도록 주의해야 한다. 또한 악골중심성 암(central carcinoma of jawbone), 악낭포(cyst of jaw) 등 악골 내 및 상악동 내의 병변이 너무 큰 경우 치과 방사선사진만으로는 병변을 파악할 수 없는 것이 있다(그림 6). 따라서 증상에 맞추어 가능한 한 파노라마 방사선사진이나 CT를 촬영해야 하고, 그 외에도 병변의 스크리닝을 위해 적어도 1년에 1회 정도의 파노라마 방사선 촬영이 바람직하다.

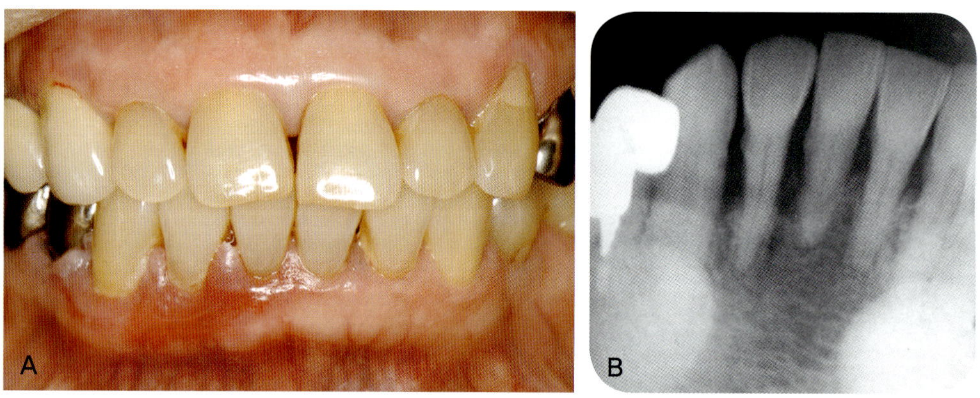

그림 5. 하악 치은의 편평상피암. A 구강내 사진. 좌측 하악 전치부에 경계가 불분명하고 치간 유두부의 비후를 동반하는 홍반이 있다. B 치과 방사선사진. 치석도 보이고 치주염에 의한 골흡수와의 감별이 어렵다.

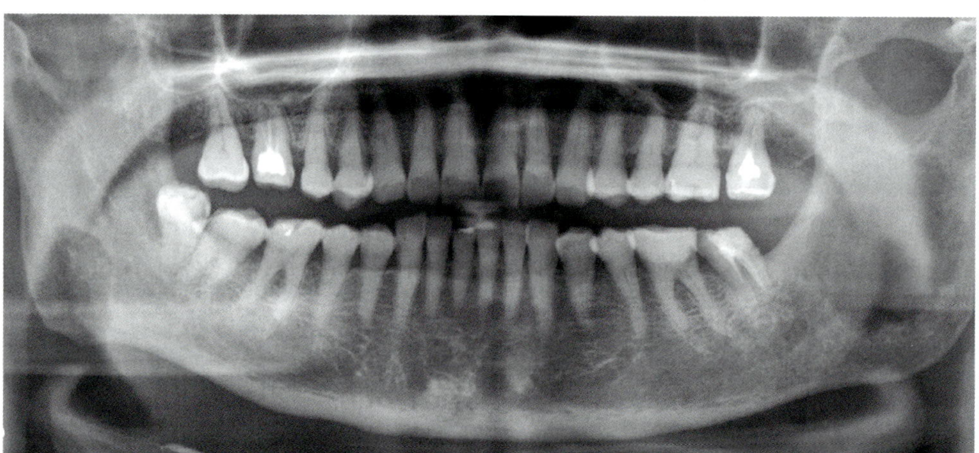

그림 6. 하악의 악골중심성 암. 발치와 치유 부전을 계기로 암이 발견된 증례. 왼쪽 하악지 전체에 이르는 투과성이 있다.

구강암 의심 병변에 대한 대응 —병변을 건드리지 말고 2주 정도 경과를 보면

앞에서 설명한 바와 같이 임상 소견만으로 악성종양을 감별하는 것은 어려우며, 최종적인 진단은 CT, MRI, PET-CT 등의 영상 촬영과 생검을 필요로 한다. 이 때문에 악성이 의심되는 경우는 우선 치아의 날카로운 변연이나 의치의 날카로운 변연을 제거하고, 스테로이드 도포나 항생제 투여 등의 소염치료를 2주간 한다. 그래도 개선되지 않는 경우는 악성종양과 전암 병변의 가능성이 높기 때문에 신속하게 구강외과에 의뢰한다. 이때, 병변에 자극을 주지 않는 것이 중요하고 절개나 포켓 소파, 레이저 조사 등의 침습적인 처치는 피해야 한다. 또한 반드시 소속 림프절을 촉진해 종창 유·무를 확인해야 한다.

구강편평상피암은 조기(Stage Ⅰ, Ⅱ)의 치료 성적이 80~95%로 높은 반면에 진행기(Stage Ⅲ, Ⅳ)에서는 35~75%로 떨어져 치료 후의 기능적·심미적 장애도 커진다. 따라서 평소에도 악성종양의 가능성을 염두에 두고 가능한 한 초기 단계에서 발견하는 것이 치과의사의 중요한 책무이다. 또한 치아치료 시 구강점막까지 보기는 어렵기 때문에 정기적인 구강점막 조사를 진료 체계에 편입시켜 나가는 것이 권장된다.

Q 19

삼차신경통, 설인신경통(firstbite)의 감별 포인트

구강안면영역에서 발작성의 심한 통증은, 모두 삼차신경통인가?

Koichi Wajima(和嶋浩一)
게이오대학 의학부 치과 · 구강외과학교실

A 구강안면영역에 발작성의 통증이 있어도 그것이 모두 삼차신경통이라고는 할 수 없다. 치과 임상에서 가장 문제가 되는 것은 치관에 균열이 생기고, 자극에 의해 심한 통증이 발생하는 cracked tooth syndrome이다. 삼차신경통의 증상과 매우 유사하기 때문에 약물 요법 저항성의 삼차신경통으로 오진되어 외과적 치료가 검토되는 단계까지 진전될 수 있다. 또한 그 반대로 삼차신경통이 치통으로 오진되어 발수와 근관치료를 받는 사례도 있다. 삼차신경통 이외에도 발작성 통증을 나타내는 질환이 몇 가지 있으므로 신중한 감별진단이 필요하다.

구강안면영역 통증 진단의 첫걸음

통증은 자각증상이기 때문에 문진에 의한 환자의 주관적 표현을 파악하는 것에만 의존한다. 환자가 가지고 있는 증상을 빠짐없이 듣기 위해서는, 통증 구조화 문진표를 기입해 달라고 하고, 그것을 바탕으로 잘 정리되고 구성된 의료 면접을 실시하여야 한다. 특히 발작성 통증의 대부분은 진찰 중에 증상을 나타내는 경우가 적기 때문에, 환자에게 통증 증상의 문진으로 포함 진단과 배제 진단을 해서 최종 진단을 내려야 한다.

구강안면영역에 발작성 통증을 일으키는 질환과 진단의 포인트

삼차신경통, 설인신경통과 감별을 필요로 하는 구강안면통증질환은 매우 많다. 그중에서 특히 발생 빈도가 높은 질환을 삼차신경통과 비교하여 각 질환의 특징을 설명한다(표 1)(Q33 p.127 참조).

① 삼차신경통의 진단 포인트

삼차신경통은, 증후성(symptomatic)의 경우를 제외하고, 편측성으로 단일 가지에 이환하는 경우가 많다. 여러 가지가 동시에 이환할 수도 있지만, 통증은 이환 가지 영역에서만 생겨 다른 가지까지 확대되는 것은 아니다. 통증 때문에 대화, 식사, 양치, 면도 등의 일상생활에 지장을 초래한다. 일반적으로 수

표 1. 발작성 통증을 일으키는 질환과 그 특징

		편두통	군발두통	CPH	SUNCT	NVOP	HC	삼차신경통
환자 배경	발병 연령	20~30	30~40	30~40	40~50	40~50	30~40	50~60
	성차(남:여)	1:3	5:1	1:2	9:1	1:3	1:2	1:2
	이환율/1000	100~150	3	0.3~2.1	드물다	드물다	드물다	0.043
특징적 증상	지속시간	4시간~3일	15분~3시간	2~30분	5초~6분	45분~12시간	며칠	2분 이내
	빈도	1~4/월	1/2일~8/일	5~40/일	3~200/일	만성	만성	자극
	강도	++	+++	++	++++	++	+~++	++++
	부위	측두부	안와 주위	편측안면	안와 주위	하안면	편측안면	II > III > I
	자연완화	임신 중	수개월~수년	부정기	+ / −	불명	없음	수주~수년
	자율신경증상	+	+++	++	+++	+ / −	+ / −	+ / −
	눈물	41%	84~91%	62%	+	10%	12~53%	5~31%
	결막충혈	41%	58~77%	36%	+	7%	12~32%	불명
	코막힘	14%	48~72%	42%	+	7%	9~21%	불명
	콧물	14%	43~72%	36%	+	7%	10~12%	불명
	축동, 산동	없다	57~74%	없다	없다	없다	2~28%	없다
치료약에 대한 반응	NSAIDs	+	±	−	−	+	−	−
	카바마제핀	−	−	−	−	−	−	++
	수마트립탄	++	++	±	−	+	−	−
	인도메타신	−	−	++	−	−	++	−
	TCA	+	−	−	−	+	−	−

CPH(chronic paroximal hemicrania): 만성 발작성 편측두통, SUNA(short-lasting unilateral neuralgiform headache with conjunctival injection and tearing): 결막충혈과 눈물을 동반하는 단기편측신경통양 두통발작, NVOP(neurovascular orofacial pain): 신경혈관성 구강안면통, HC(hemicrania continua): 지속성 편측두통

면 중에는 통증 발작이 일어나지 않는다. 통증 발작이 강한 환자는 통증 부위를 물어볼 때 발작의 유발을 방지하기 위해 결코 직접 손가락으로 얼굴을 누르거나 하지 않는다.

이러한 특징적인 증상으로 인해 진단이 비교적 쉬운 것처럼 보이지만, 발병률이 4~5명/10만 명/년으로 비교적 드문 질환이기 때문에 정확히 진단되지 않는 경우가 많다. 발병 후, 시간이 경과하면서 전형적인 증상을 보이기는 하지만 발병 초기에는 비정형적이기 때문에 더욱 진단이 어려운 경우가 있다.

삼차신경통 환자는 발통 영역(trigger zone)의 위치에 따라 세안, 양치, 씹을 때 찌르는 통증이 나타난다. 특히 이 통증이 잇몸에서 느껴질 수 있기 때문에 충치 등의 치과질환으로 오진하거나, 또는 씹는 것과 삼키는 것을 동반하는 얼굴이나 혀의 운동과 관련하여 유발될 수 있기 때문에 악관절질환으로 스스로 판단하여 치과 진료를 받는 경우가 있다. 삼차신경통이 치통으로 오인되는 이유를 표 2에 나타내었다.

진단 포인트: 삼차신경통, 설인신경통의 진단에 있어서는 대화, 식사에 의해 통증이 유발되고 악화되는지 여부 및 그 타이밍이 동작의 시작임을 확인하고, 또한 통증의 강도가 통증 때문에 그 동작을 멈추어 버릴 정도인지 여부를 확인하는 것이 간이진단의 포인트이다.

표 2. 삼차신경통이 치통으로 오인되는 이유

① 치아가 트리거 영역에 포함되어 있는 경우 타진이나 기타 자극에 의해 신경통이 유발됨
② 통증이 있는 치아를 국소마취하면 유발 자극도 차단되고, 통증 발작이 억제되기 때문에 그 치아가 원인이라고 진단해 버림
③ 발수, 발치 등을 할 때 국소마취가 해당 말초신경을 차단하고, 며칠에서 몇 주간 통증 발작이 억제되기 때문에 치과치료가 효과 있다고 생각해 버림

② 관절성 악관절질환의 진단 포인트

관절성 악관절증은 편측 악관절에 염증이 생겨, 개구 초기에 관절이 움직일 때 심한 통증을 일으키는 경우가 있다. 삼차신경통과의 차이는 턱운동의 처음부터 끝까지 통증이 생기는 것, 저작운동이 진행됨에 따라 통증이 악화되는 것, 진단자가 환자의 하악을 도수적으로 움직임으로써 통증을 재현할 수 있는 것 등이 감별 포인트이다(Q13 p.55 참조).

③ 치관 균열의 진단 포인트

생활치는 균열이나 파절되는 경우는 적지만, 이갈이나 칫솔질이 강한 경우에는 균열이나 파절을 초래할 수 있다. 구강 검진에서는 찾을 수 없는 정도의 균열도 상·하악 치아를 맞물리게 함으로써 균열을 더욱 벌어지게 하는 힘이 가해져 치수를 자극하여 발작성의 날카로운 통증을 일으킬 수 있다. 치아를 맞물리게 한 경우에만 통증이 생기는 것을 확인하고 균열 부위를 찾아, 그 부위에 자극을 주어 통증을 재현하는 것이 감별 포인트이다.

④ Frey증후군, first bite syndrome의 진단 포인트

이 두 증후군은 미각 자극에 의해 유발되는 격통의 발작통을 일으켜 삼차신경통, 설인신경통과 감별할 수 없는 증상을 보인다. 몇 분의 1초의 지속시간에서부터 15분 정도로 지속시간이 긴 것, 통증 부위가 하악각 부위에 한정되는 것, 카바마제핀에 반응하지 않는 것 등이 특징이다.

둘 다 모두 협부나 인두부의 외상, 혹은 수술에 의한 신경의 ephaptic transmission이 원인이며, 그 유래를 문진하는 것이 감별 포인트이다. 저자의 경험에 의하면 외상, 수술 등의 기왕력 없이 당뇨병이나 스테로이드 복용에 의한 당뇨병성 말초신경장애로 인해 발병한 것으로 보인다는 환자도 있었다. 또한 드물게 종양이 신경에 침투함으로써 생길 수 있으므로 주의 깊은 감별이 필요하다.

Q20 안면두통, 편측두통, 군발두통

일차성 두통으로 인해 치아와 구강안면에 통증이 일어나는가?

Masakazu Okubo(大久保昌和)
일본대학 마쓰도치학부 유상의치보철학

A “환자는 32세, 여성. 상악 좌측 대구치의 욱신욱신한 통증을 주소로 진료를 받으러 왔다. 통증은 1년 정도 전에 시작되었고 그 얼마 후에 치과에서 진찰을 받았지만 통증은 이미 사라져서 이상 없음이라는 말을 들었다. 그러나 그 후에도 통증은 한 달에 몇 차례 있었으며, 이갈이가 의심되어 야간 스플린트를 장착하였지만 변화는 없었다. 1~3일 만에 통증이 소실되는 모습을 지켜보던 중 이번에는 통증이 강하고, 두통과 메스꺼움이 심해서, 걱정이 되어 진료를 받으러 왔다고 한다. 구강내 검사에서는 치아나 잇몸에 이상은 없었고, 치과 방사선 검사에서도 충치나 치주질환을 의심할 소견은 없었다.”라고 하는 것이 편두통 환자에 나타나는 치통의 일반적인 스토리이다.

여기서 치과의사가 비치원성 치통 혹은 비치원성 구강안면통증을 모르면 “이상 없습니다.” 혹은 “원인을 모릅니다.”라고 하게 된다. 서론 Q2(p.5)에 언급된 바와 같이 치과적인 원인을 찾아낼 수 없는 경우 통증 구조화 문진표를 이용한 상세한 문진을 시행하여, 비치원성 통증 중 근육·근막성 동통, 신경병증성 통증이나 신경혈관성 통증, 심지어는 두개 내·외의 감별진단을 생각할 필요가 있다.

이번 절에서는, 신경혈관성 통증을 진단하기 위해 필요한 구강안면영역에 나타나는 신경혈관성 두통인 편두통 및 삼차신경·자율신경성 두통의 특징을 2013년에 공개된 국제두통분류(The International Classification of Headache Disorders) 제3판 베타판(이하 ICHD-3β)을 이용하여 간단히 설명하고, 감별 포인트를 기술한다. 앞의 사례처럼 전형적인 두통을 동반하면 진단은 비교적 용이하지만, 두통을 동반하지 않은 경우가 더 많아 진단은 항상 도전이다.

두통에는 두통 자체가 질환인 일차성 두통과 질환의 증상으로 인한 이차성 두통이 있다. 일차성 두통은 편두통, 긴장형 두통, 삼차신경·자율신경성 두통, 기타 일차성 두통 등 4개의 그룹으로 분류된다. 일차성 두통의 진단에는 반드시 이차성 두통을 제외할 필요가 있고, 이차성 두통에는 다양한 원인이 있어 생명에 관계되는 경우도 적지 않기 때문에 감별진단이 중요하다.

국제두통학회는 두통을 ‘안와외이공선(orbitmeatal line)보다 상부의 통증’, 안면통을 ‘안와외이공선 이하, 경부 이상, 귀이개전방의 통증’이라고 정의하고 있고, 두통은 삼차신경 제1분지, 안면통은 제2, 3분지 영역의 통증이라고 생각할 수 있지만, 많은 일차성 두통이 치통이나 구강안면통을 일으키는 것으로 보고되고 있어, 21세기 치과의사에게는 두통에 관한 지식도 필요하다.

편두통

편두통은 편측성(양측성인 것도 있음)으로, 중등도에서 고도의 박동성 두통으로 4~72시간 지속된다. 발작 중에는 신체 움직임에 따라 두통이 악화되는 것이 특징이며, 메스꺼움 또는 구토, 광과민 또는 소리과민(또는 둘 다)을 동반한다. 편두통에는 전조가 없는 편두통과 섬휘암점(teichopsia) 등의 국소신경증상을 동반하는 전조가 있는 편두통, 2개의 하위 유형이 있다. 그리고 1달에 15일 이상의 빈도로 3개월 이상 지속될 경우 만성 편두통으로 분류된다.

삼차신경 · 자율신경성 두통(TACs)

TACs는 군발두통(CH), 발작성 편측두통(PH)과 단시간 속성 편측신경통양 두통발작(결막충혈과 눈물을 동반: SUNCT/두부자율신경증상을 동반: SUNA) 그리고 지속성 편측두통(HC)으로 분류된다. HC를 제외한 TACs는 모두 편측에서 강하거나 매우 강한 정도의 두통 발작이 안와부, 안와상부, 측두부 중 하나 이상에 출현하여 두통과 같은 쪽에 두부자율신경증상을 동반하는 것이 특징이다.

ICHD-3β에는, SUNCT/SUNA의 통증 부위에 그 외의 삼차신경지배영역, 즉 제2, 3가지 영역이 추가되었다. 자율신경증상은 CH, PH에는 결막충혈과 (또는) 눈물, 코막힘과 (또는) 콧물, 눈꺼풀 부종, 전두부 및 안면 발한, 홍조, 귀가 막힌 듯한 느낌, 동공수축과 (또는) 안검하수 중 적어도 1가지 항목을 동반하고, CH와 HC에는 침착함이 없거나 흥분한 모습이 추가되었다. SUNCT는 반드시 결막충혈과 눈물을 동반한다. SUNA는 SUNCT의 통증 특징에, CH와 PH에서 볼 수 있는 자율신경증상의 적어도 1가지 항목을 나타내지만, 결막충혈이나 눈물 또는 모두를 채우지는 않는다.

CH와 PH의 지속시간은 각각 15~180분과 2~30분이고, 발작 빈도는 1회/2일~8회/일, 5회/일 정도이다. 또한 SUNCT/SUNA의 지속시간은 1~600초, 발작 빈도는 ~100회/일이다. 삼차신경통과 감별이 필요하고, 자율신경증상의 유·무와 SUNCT에는 불응기가 없는 것이 큰 감별점이 된다. HC는 3개월 이상 계속 지속되는 편측성 두통으로, 통증 부위는 전두부와 측두부가 많은 편두통과 유사하지만 통증의 악화를 동반하여 적어도 1가지 항목의 자율신경증상을 나타낸다. CH, PH, SUNCT/SUNA는 모두 1개월 이상의 완화기 유·무에 따라 발작성과 만성으로, HC는 1일 이상의 완화기 유·무에 따라 서브 타입으로 분류된다. 그 외에 편두통이나 TACs의 진단기준에 맞지 않는 신경혈관성 구강안면통(neurovascular orofacial pain)이라는 진단명도 제창되고 있다.

감별 포인트

① 치아와 구강안면통증과 함께 편두통의 특징인 구역 혹은 구토와 광과민이나 소리과민, 또는 TACs의 특징인 자율신경증상을 동반하는 것이 신경혈관성 구강안면통의 특징이다.

② 편두통의 치료에는 트립탄(내복 또는 점비, 때로는 피하주사), CH에는 순수 산소의 흡입(12L/분, 15

표 1. 신경혈관성 통증의 감별진단과 임상적 특징

통증의 특징	편두통	군발두통	발작성 편측두통	SUNCT/SUNA	삼차신경통	지속성 편측두통
부위	편측: 전두, 측두, 후두부	편측: 안와부, 안와상부 또는 측두부 (SUNCT/SUNA는 게다가 V2, V3 영역)			편측: V2, V3 (V1은 희소)	편측: 전두부, 측두부, 안와부
성차	남<여	남>여	남=여	남>여	남<여	남<여
성질	맥을 짚는 듯한	날카로운, 찌르는 듯한, 맥을 짚는 듯한			번개 치는 듯한, 날카로운, 찌르는 듯한	맥을 짚는 듯한, 찌르는 듯한
강도	중등도~고도	고도~매우 고도	고도	중등도~고도	고도	중등도~고도
빈도		1회/2일~8회/일	5회~/일	~100회/일	트리거에 따라	
지속시간	4~72시간	15~180분	2~30분	1~600초	1초~2분	1일 중
행동이나 기타 특징	신체 움직임에 악화됨, 어두운 방에 드러누움	침착성이 없음, 통증 때문에 깸	통증 때문에 깸	불응기가 없는 트리거	불응기가 있는 트리거	중도의 통증을 동반하는 악화
차단약제	트립탄	트립탄 피하주사	인도메타신	라모트리진	카바마제핀	인도메타신

분간)과 트립탄 피하주사가 차단치료약으로 사용된다. 또한 진단기준에 표시된 것처럼 PH와 HC는 인도메타신이 뚜렷하게 효과가 있는 것이 특징이다. SUNCT/SUNA에는 라모트리진이 권장되지만 자주 치료 저항성을 보인다.

참고문헌

1) Headache Classification Committee of the International Headache Society(IHS). The International Classification of Headache Disorders, 3rd ed(beta version). Cephalalgia, 33(9): 629-80, 2012.

2) Benoliel R. Trigeminal autonomic cephalgias. British Journal of Pain, 6(3): 106-123, 2012.

Q21

고령자의 악관절증과 측두동맥염의 감별

고령자의 악관절 부위에 지속적인 통증이 있고, 전신 권태감이 있다면?

Wataru Muraoka(村岡 渡)
가와사키시립이다병원 치과구강외과

측두동맥염이란 어떤 질병인가?

병태의 본질은 전신의 비교적 굵은 동맥의 육아종성 혈관염으로서, 거대세포동맥염(giant-cell arteritis)으로도 불린다. 표재측두동맥(superficial temporal artery)에 잘 발생하고 육아조직에 의한 혈관폐색이 일어나며, 주로 측두부의 종창이나 통증을 일으킨다(그림 1).

역학조사에서는 60대 후반부터 70대에서 가장 많이 발생하고, 발병연령은 평균 71.5세이다. 남·녀비는 1:1.7이며, 인구 10만 명당 0.65명으로 일본에서는 비교적 희귀한 질병이다.

발병 초기 증상으로 2/3에서 두통이 있으며, 전신증상으로 발열, 전신 권태감, 체중 감소 등을 동반한다. 혈관염에 의한 혈류 감소·소실이 시력장애를 일으킬 수 있어서, 환자의 10~20%에서 실명이 나타난다.

치료에는 스테로이드가 매우 효과적이며, 대부분은 수년 이내에 완화된다. 조기에 스테로이드를 투여함으로써 실명 방지가 가능하다.

표 1에 미국류마티스학회에서 발표한 측두동맥염의 진단기준을 제시하였다.

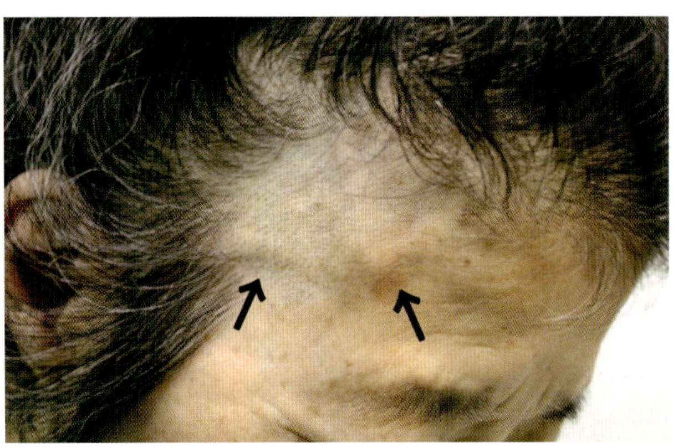

그림 1. 측두부 사진, 표재측두동맥의 부풀어 오름(노장)과 띠 모양의 비후(색상비후)를 볼 수 있다.

표 1. 미국류마티스학회에서 발표한 측두동맥염의 진단기준. 아래의 5개 항목 중 3개 이상의 항목에 해당하는 경우 측두동맥염으로 진단한다.

진단기준
① 발병연령 50세 이상: 임상징후의 출현이 50세 이상
② 새로운 두통: 새롭게 출현하고, 새로운 성질이며, 두부에 국한된 동통
③ 표재측두동맥의 이상: 표재측두동맥의 압통, 박동의 저하, 경부동맥경화와는 관계없음
④ 적혈구 침강: ESR 50mm/hr 이상
⑤ 동맥생검 이상소견: 단핵구세포 침윤 혹은 다형핵거대세포를 가진 육아종성 병변

A 어떤 주소로 진료를 받게 되는가?

환자는 "관자놀이와 턱(주로 뺨 부위)이 아파서 식사를 하기 힘들다.", "음식을 먹기 시작해서 몇 번 씹으면 관자놀이와 턱이 피곤해서 계속 씹을 수 없다."라는 주소를 가지고 치과를 찾게 된다. 이것을 턱파행(jaw claudication)이라고 하며, 측두동맥염의 특징적인 자각증상으로서 약 50%의 환자에서 나타난다.

턱파행이란 저작 동안에 통증과 피로 때문에 저작이나 대화의 중단과 재개가 반복되는 상태로서, 기전은 혈관염에 의한 동맥협착에 기인된 허혈성 통증(ischemic pain)이다. 팔을 묶어서 혈류를 가볍게 저해하고 손가락을 움직이면 저림과 통증으로 인해 서서히 손가락을 움직일 수 없게 되지만, 묶은 것을 풀면 통증이 개선되어 손가락을 다시 움직일 수 있게 되는 기전과 마찬가지이다.

치과나 구강외과에서 진찰을 받을 때는 턱의 통증이나 저작곤란만을 호소하기 때문에 주의할 필요가 있다. 또한 빈도는 낮지만 인두통, 치통, 치은통, 설통 등의 증상을 호소하기도 한다.

어떠한 경과를 가지고 진찰을 받게 되는가?

예를 들면, 몇 달 전부터 측두부의 압통, 접촉통, 턱의 통증, 저작곤란 등이 있고, 인후 및 목과 어깨의 통증과 전신 권태감 등을 자각하고, 체중 감소와 발열이나 두통 등을 수반하는 경과를 가진다. 두통이나 시력장애가 주된 증상인 경우는 내과나 안과에서 진찰을 받도록 한다.

악관절증과의 유사점은?

측두동맥염이 있을 때 악구강영역에서 발현하는 초기 증상으로 저작곤란, 저작근 및 연하근의 근력저하, 악관절통 등이 15%에서 나타난다. 또한 앞서 기술한 턱파행은 저작곤란, 저작 시 통증을 일으키기 때문에 악관절증으로 오인하기 쉽다. 측두동맥염이 진행되면, 측두동맥염으로 인한 측두부 통증과 압통은 접촉통과 종창을 수반하기 때문에 악관절증과 감별이 가능하다. 표 2에서 악관절증과 측두동맥염의 통증 구조화 문진을 보여 준다.

감별에 유효한 문진은 무엇인가?

"먹기 시작하고 씹기 시작하면 통증이 나타나서, 그 후 조금 지나면 통증이 멈춥니까?"(삼차신경통이나 설인신경통에서는 처음 한입에 통증발작이 생기고, 그 후 몇 분간의 불응기가 있다.) "몇 입을 씹고 있으면 서서히 통증이 나타나서 씹을 수 없게 됩니까?" "조금 쉬면 다시 씹을 수 있게 되고, 그러다 또 통증이 나타나는 것이 반복됩니까?"(턱파행의 확인.) "크게 입을 벌리거나 턱을 좌·우로 움직이면 아픕니까?" "더 세게 깨물면 턱이 아픈가요?"(악관절증과의 감별)

표 2. 통증 구조화 문진

	측두동맥염	악관절증
치통의 유형	지속적 둔통, 서서히 나타나는 통증	둔통
① 경과	몇 주~몇 개월 동안 통증이 악화되어 간다.	몇 주~몇 개월 동안 통증이 악화되어 간다.
② 부위	양측성. 측두부, 하악우각부, 1개 치아에 국한되지 않는 구치부 통증	편측 또는 양측성. 악관절, 측두부, 하악우각부, 몇 개 치아에 미치는 치통
③ 성상	둔통, 서서히 나타나는 통증	둔통
④ 정도	중등도~고도	경도~중등도
⑤ 지속시간	지속적	몇 시간~며칠, 지속적
⑥ 빈도	지속적	1일 몇 회, 몇 시간, 1달에 며칠, 지속적
⑦ 유발 인자	저작의 계속	개구, 하품, 식사
⑧ 개선 인자	안정, 저작 중지	안정, 목욕
⑨ 시간적 특징	—	저녁에 악화
⑩ 동반 증상	두통, 발열, 체중 감소, 전신 권태감, 측두부의 종창	어깨 결림, 두통, 개구장애
⑪ 통증 시 행동	저작의 중단	안정
감별에 유효한 진찰 · 검사법	혈액검사(WBC, ESR, CRP 등), 표재측두동맥의 조직생검, 외경동맥의 혈관 조영	저작근의 근압통 및 연관통 검사, 악관절 검사

감별에 유효한 검사는?

우선 악관절증 검사가 필수적이다. 근육과 관절을 촉진해서 관절통과 근압통을 검사해야 하는데, 그때 측두근에서 극도의 압통과 접촉통, 종창이 있는지 확인한다. 환자가 고령자인지, 일반적으로 악관절증에서 볼 수 있는 근압통과는 다른 증상이 있는지 확인한다. 손가락으로 표재측두동맥을 촉지해서, 부풀어 오름(노장)과 띠 모양의 비후(색상비후), 박동의 저하나 소실이 있는지 확인한다. 최근 몇 달 동안 체중 감소, 발열, 악하림프절 종창 등이 있는지도 확인한다.

측두동맥염이 의심되면 어떻게 할까?

우선 구강외과에 의뢰한다. 소개장에는 '측두동맥염 의심'으로 쓰고, 필요에 따라 내과 의뢰를 검토해 주기 바란다는 말도 기재하는 것이 좋다. 구강외과에서는 혈액검사 등을 실시하고, 악관절증이나 기타의 구강외과적 질환을 배제한 후에 적절히 류마티스내과, 신경내과 등에 진료의뢰를 하게 된다.

참고문헌

1) 村岡 渡, 井川雅子, 今井 昇, 他: 顎跛行を呈した側頭動脈炎の1例. 日口外誌, 50(10): 27-30, 2004.

2) Hunder GG, et al: The American College of Rheumatology 1990 criteria for the classification of giant cell arteritis. Arthr Rhum, 33: 1122-1128, 1990.

3) 橋本博史: 難治性血管炎に関する調査研究 平成11～13年度総合研究報告書(厚生科学研究研究費補助金特定疾患対策研究事業). 53-58, 2002.

악관절증의 통증

Q22 턱관절질환에 의한 통증. 근육통과 관절통의 감별 방법과 '환자가 평소에 느끼고 있는 통증'을 찾는 방법은?

Yoshihiro Tsukiyama(築山能大)
큐슈대학대학원 치학연구원 구강기능수복학강좌
임플란트 · 의치보철학분야

A 근골격계 문제인 악관절증의 통증은 자발통보다는 기능 시 통증을 특징으로 한다(표 1). 따라서 저작근이나 악관절에 부하가 걸렸을 때 통증이 생기고 악화하는 것이 일반적이다.

'환자가 평소에 느끼고 있는 통증' 재현이 진단의 열쇠

하악운동을 할 때 저작근과 악관절에서 통증이 나타나는지 여부를 평가한 다음에, 하악의 수조작(manipulation)이나 이 악물기와 같이 부하를 주는 통증 유발 시험을 실시하여, 환자가 평소에 경험하고 있는 '평상시 통증'을 재현할 수 있는지 확인한다(표 1). 이러한 '평상시 통증'의 재현 여부가 진단의 열쇠이며 매우 중요하다. 저작근과 악관절에서 '평상시 통증'을 재현할 수 없는 경우에는 악관절증 이외의 다른 문제에 기인한 통증을 의심한다.

악관절증에 의한 통증은 '근육통', '관절통', '근육관절통'의 3종류

악관절증에 의한 통증은 근육통(저작근통)과 관절통(악관절통)으로 크게 구별된다. 진찰 시에는 반드시 양자를 감별해서, ① '근육통'이 있는지, ② '관절통'이 있는지, 아니면 ③ '근육통과 관절통 둘 다' 있는지 파악한다(표 1).

표 1. 악관절증 통증의 일반적 특징 및 감별 포인트

자발통보다는 '기능 시 통증'이 주체이며, 기능 시에 통증이 발현하고 악화된다.
하악운동, 하악 수조작이나 이 악물기 같은 부하에 의한 통증 유발 시험에서 '평상시 통증'을 재현할 수 있는지 확인한다.
환자에게 아픈 부위를 손가락으로 가리키게 해서 저작근 그리고/또는 악관절 부위임을 확인한다.
저작근 및 악관절의 압통검사를 실시해서, 저작근 그리고/또는 악관절 부위의 압통 유 · 무를 확인한다. 또한 연관통 유 · 무도 확인한다.

근육통을 놓치지 않는다!

근육통은 압통검사를 실시하지 않으면 확정할 수 없기 때문에 일반 임상에서 '근육통이 간과되는 경향'이 있으므로 주의해야 한다. 방사선검사에서 악관절 부위에 분명한 골변화가 있었기 때문에 '악관절의 문제'로 판단하고, 근육통이 간과되는 사례를 종종 경험한다. 또한 관절통이 처음 발생할 때 그 통증을 피하기 위해서 저작근(폐구근)의 억제성 수축이 발생한 결과, 근육통이 생기는 증례도 많이 경험한다. 더욱이 환자가 호소하는 치통이 사실은 저작근이나 경부근에서의 연관통인 경우도 있으므로(Q13 p.55 및 Q23 p.91 참조), 치아의 삭제와 같은 비가역적 처치를 시행하기 전에, 그것들을 확인할 필요가 있다(표 1).

통증의 평가를 확실히 실시한다.

통증에 관해서는, 통증 구조화 문진(서론 Q2 p.5 참조)을 이용해서, 그곳에 기재된 것을 기초로 의료면접을 실시한다. 이를 통해 통증을 포괄적이고 상세하게 파악할 수 있고, 감별진단에도 도움을 받을 수 있다. 의료면접을 한 다음 계속 이어 치과의자에 앉혀서 가능한 임상적 검사(임상검사)를 실시한다. 통증과 관련된 검사 항목으로는 통증의 부위와 정도, 연관통 유·무 등의 평가, 저작근 및 악관절의 촉진(압통검사), 하악운동 시 통증 유·무 평가 등이 포함된다.

저작근통 및 악관절통의 평가 단계

표 2에서 저작근통 및 악관절통의 평가 단계를 보여 준다. 앞서 설명한 바와 같이 질문표 및 의료면접에서 얻은 정보를 바탕으로 환자 자신이 손가락으로 가리키는 통증 부위를 확인하고, 통증유발시험이나 압통검사로 저작근 그리고/또는 악관절 부위에 '평상시 통증'을 재현할 수 있는지 확인한다.

표 3에서 저작근 및 악관절의 압통검사(촉진) 방법을 보여 준다. 촉진 부위는 교근과 측두근 등의 저작근, 흉쇄유돌근, 악관절의 관절낭 외측부 및 관절낭 후방부 등이다. 또한 개구제한이 분명한 환자에서는 구강내 촉진이 곤란하고, 외측익돌근 등과 같이 심부에 위치한 근육의 촉진은 재현성이 부족하기 때문에 일반적으로 부위가 명료하며 구강외에서 압력을 가할 수 있는 근육을 촉진한다.

영상검사 이용 시의 주의점

악관절의 영상검사에는 파노라마 방사선 촬영법(회전 방식), 파노라마 악관절 촬영법, 측사위 경두개 촬영법(lateral oblique transcranial radiography), 방사선단층촬영법, CT, 치과용 cone beam CT, MRI 등이 있다. 이중에 개업치과에서는 악관절뿐만 아니라 치아, 치조골, 악골, 상악동 등에서 많은 정

표 2. 저작근통 및 악관절통의 평가 단계

① 질문표 및 의료면접에서 얻은 정보를 확인(자발통, 운동 시 통증, 부위 등)
② 환자 본인에 의한 통증 부위의 지시: 환자 자신에게 아픈 부위를 손가락으로 가리키게 한다.
③ 하악운동(개구, 편심운동) 시, 하악 수조작이나 이 악물기 부하 등의 통증유발시험에 의한 통증의 재현과 통증 부위의 파악
④ 저작근 및 악관절의 압통검사(연관통 평가도 포함)
⑤ 통증 부위를 그림으로 나타냄
⑥ VAS(visual analog scale, 0~100)나 NRS(numerical rating scale, 0~10까지 11단계)에 의한 통증의 점수화

표 3. 저작근 및 악관절의 압통검사(촉진)

1. 촉진 부위
• 저작근 (및 경부근): 교근(천부, 심부), 측두근(전부, 중부, 후부), 흉쇄유돌근 등 • 악관절: 관절낭 외측부, 관절낭 후방부 ※ 부위가 명료하고 구강외에서 압력을 가할 수 있는 부위를 촉진한다.
2. 검사 방법
① 손가락으로 가압 • 교근, 측두근은 손가락으로 골면에 밀어붙이듯이 가압한다. • 흉쇄유돌근은 두 손가락(엄지손가락과 집게손가락)으로 잡고 가압한다. • 관절낭 외측부는 하악과두 외측끝을 측방에서 가압한다. • 관절낭 후방부는 개구시키고 악관절의 후방에서 가압한다.
② 근육은 1kg/cm^2, 악관절은 0.5kg/cm^{2}의 힘으로, 각각 2초간 가압한다.
③ 통증이 있으면 3초간 더 유지(합계 5초 간 가압), 연관통의 유 · 무를 확인
④ 압통 부위 및 연관통의 기록 ※ 가압의 강도 및 지속시간은 Diagnostic Criteria for Temporomandibular Disorderss(DC/TMD)[1]에 근거한다. 또한 사전에 압력계(pressure algometer) 등을 사용하여 압력 표준화를 실시하는 것이 바람직하다.

보를 파악할 수 있고, 감별진단에도 도움이 되는 파노라마 방사선 촬영법이 가장 유용하다고 생각된다. 다만 영상검사의 결과와 환자가 호소하는 통증이 반드시 일치하지 않는 경우도 있으므로 주의해야 한다. 즉, 뚜렷한 골변화, 형태나 위치의 이상이 있다고 해도 그것이 해부학적인 개인차이거나 과거의 병태와 그 후의 적응 변화의 결과를 나타내는 경우도 있기 때문에 검사 시점의 병태를 그대로 나타내고 있지 않을 가능성에도 주의해야 한다.

개구제한 원인의 감별

개구제한이 있는 환자를 앞에 두고, 그 원인이 근육성인지 아니면 관절원판성인지를 감별하는 것은, 적절한 치료 실시에 매우 중요하다. 예를 들면, 개구제한이 있고 강제 개구를 하면 5mm 이상 개구량이 증가하며, 그때에 근육통이 악화되고, 게다가 근압통이 있는 경우에는 근육통에 의한 개구제한으로 임상진단을 내릴 수 있다. 한편, 직전까지 있던 악관절의 관절음이 갑자기 소실되면서 개구제한이 발생하였고, 환측의 악관절 부위에 개구 시 통증이 있으며, 환측의 악관절에서 운동제한이 있고, 손가락을 이용하여 강제 개구를 시도할 때에는 강한 저항(hard end-feel)으로 개구량이 증가하지 않으면서 악관절통이 증가하는 경우에는, 관절원판 걸림(closed lock)에 의한 개구제한으로 임상진단할 수 있다.

참고문헌

1) Schiffman EL, Ohrbach R, Truelove E, et al: Diagnostic criteria for temporomandibular disorders(DC/TMD) for clinical and research applications: Reccomendations of the International RDC/TMD Consortium Network and Orofacial Pain Special Interest Group. Journal of Oral and Facial Pain and Headache, in press.

Q 23

안면통: 경부근에서의 연관통

반년 전부터 코 옆에서 미간까지 안쪽으로 둔한 통증을 느낀다. 의과와 치과에서 진찰을 받고 CBCT와 MRI를 찍었는데 이상이 없고 원인 불명이다.

Setsuhiro Hara(原 節宏)
일본치과대학부속병원 종합진료과 악관절증진료센터

A 표정근의 근육·근막통 및 경부근의 근육·근막통 혹은 연관통의 가능성이 있다.

우선 염증성 · 감염성 질환의 배제진단

구강내 증상이 아니고 얼굴에 통증을 느끼는 경우는 통증 부위의 기질적 장애로 의과 및 치과 영역의 염증성·감염성 질환에 대한 배제진단을 해야 할 필요가 있다.

질문은 이미 의과병원 및 치과병원에서 진찰을 받고 고급 영상검사까지 하였으나 원인이 불명하다는 것이므로, 기질적 이상이나 영상검사에서 발견되지 않은 허혈성·중추성 질환인 구강안면통증의 가능성을 생각할 수 있다.

구강안면통증의 진단 순서

먼저 구강안면통증의 가능성을 의료면접이나 통증 구조화 문진표로 검사한다. 병력을 포함하여 통증 부위, 시초의 계기, 경과, 질, 강도, 빈도, 지속시간, 발현 시간대, 유발 인자, 완화 인자, 다른 신체적 호소 등을 듣는 것으로서, 이것을 통해 주소에 초점이 맞추어진 진단의 방향성을 파악할 수 있으며, 또한 계속해서 실시하는 임상검사의 보조적 진단재료가 될 수 있다. 또한 심리검사 등을 병용하여 심리사회적 문제에 대해서도 검토하는 것이 치과의사에게도 요구되고 있다[1].

의료면접과 통증 구조화 문진표에서 얻은 통증의 강도, 빈도, 지속시간 등의 정보에서 지속성 통증이나 발작성 통증은 아니라고 볼 수 있고, 임상검사에서 압통의 특징을 나타내는 것을 바탕으로 주소의 통증이 신경병증성 통증이 아니라 피부 및 치은이나 근육에 원인이 있는 침해수용성 통증으로 보는 것이 마땅하다고 하겠다[2]. 침해수용성 통증은 표재통과 심부통으로 나누어지는데, 이 증례에서는 피부에 이상소견이 없고 통증의 종류가 둔한 통증이기 때문에 표재통이 아니라 심부통이며, 통증 부위의 근육에 원인이 있는 근육통의 일종인 것으로 생각된다(표 1).

최근의 미국구강안면통증학회(AAOP) 지침[1]에 따르면, 근육통 분류의 최신의 개념으로, 이른바 근육

표 1. 구강안면통증의 분류 (참고문헌[1,2]에서 인용 수정.)

<table>
<tr><td rowspan="19">신체적 상태</td><td rowspan="14">침해수용성 통증</td><td rowspan="2">표재통</td><td>피부통증</td></tr>
<tr><td>치은점막통</td></tr>
<tr><td rowspan="12">심부통</td><td rowspan="11">근골격통</td><td rowspan="7">구강안면영역에 국한된 근육통</td><td rowspan="4">근육통</td><td rowspan="2">국소성 근육통</td><td>지발성 근통</td></tr>
<tr><td>협력수축</td></tr>
<tr><td rowspan="2">근육 · 근막통</td><td>방산하는 근육 · 근막통</td></tr>
<tr><td>연관통을 일으키는 근육 · 근막통</td></tr>
<tr><td>근염</td></tr>
<tr><td>건염</td></tr>
<tr><td>경축(근경련)</td></tr>
<tr><td>악관절통</td></tr>
<tr><td>골성통과 골막통</td></tr>
<tr><td>연성결합조직통</td></tr>
<tr><td>치근막통</td></tr>
<tr><td>내장통</td></tr>
<tr><td rowspan="5">신경병증성 통증</td><td rowspan="2">반복발작성 통증</td><td>발작성 신경통</td></tr>
<tr><td>신경혈관성 통증</td></tr>
<tr><td rowspan="3">지속성 통증</td><td>신경염통</td></tr>
<tr><td>구심로차단통</td></tr>
<tr><td>교감신경 의존성 통증</td></tr>
<tr><td rowspan="4">심리사회적 상태</td><td>기분장애</td></tr>
<tr><td>불안장애</td></tr>
<tr><td>신체형장애</td></tr>
<tr><td>기타 질환</td></tr>
</table>

통에 해당하는 지발성 근통과 통증을 완화하기 위해서 무의식적으로 근육을 단단하게 고정하는 것을 의미하는 협력수축이 포함된 국소성 근육통, 그리고 방산통을 수반하는 근육·근막통 및 연관통을 수반하는 근육·근막통에 해당하는 근막통 등 2가지로 분류되고 있다. 이 증례의 소견으로 보면, 반 년 동안 증상이 계속되고 있기 때문에 염증이 주체인 지발성 근통과 협력수축이 아니라 근육·근막통 또는 연관통을 수반한 근육·근막통 중 하나일 가능성이 높다.

근육 · 근막통의 특징

근육·근막통은 컴퓨터 자세 등 일정한 자세를 계속 취하거나, 추운 환경에서 장시간 생활하는 것 등의 무심코 하는 일상생활의 반복에 의해서 서서히 축적되는 근막의 구축(contracture)에 의한 허혈 상태가 통증감각을 전달하는 신경을 흥분시킴으로써 심부통·방산통을 발생시키는 병태를 말한다. 근막이 구축되어 있는 부위는 띠 모양의 경화대(taut band)가 형성된다. 그 경화대를 손가락이나 침 등으로 자극하면 깊은 곳에서 넓은 범위로 확산되는 통증이 재현하는 특징이 있다.

또한 그 통증이 특정의 패턴에 따라 원격부에 연관통을 일으키는 경우 압박하고 있는 부위를 발통점(trigger point: 연관통의 발단이 되는 압통점)이라고 부른다. 발통점은 근조직뿐만 아니라 피하의 지방조직, 건막, 인대, 관절낭, 골막에도 근막과 같은 섬유성 조직이 존재하고 있기 때문에 체내의 많은 부분에서 발생할 가능성이 있다.

진단은 임상소견으로 판단한다. 주소의 통증이 자발통이나 운동통이나 압통일지라도 통증의 종류가 심부통 혹은 방산통이고, 자극에 의해 호소하는 통증이 재현되어 연관통이 생기는 경우 그 통증은 근육·근막통이라고 확정진단을 내릴 수 있다[3].

안면부에 발생하는 근육 · 근막통과 연관통

코 옆에서 미각까지 둔한 통증을 일으키는 근육·근막통은 표정근의 대협골근과 안륜근을 발통점으로 하는 연관통이다(그림 1). 또 세수를 할 때 코 옆을 만지는 것만으로는 연관통이 유발되지 않지만, 세수할 때 얼굴의 방향을 바꿈으로써 미간에 통증이 생기는 경우는 경부의 흉쇄유돌근(흉골두, 쇄골두) 그리고 전두근, 후두하근군을 발통점으로 하는 연관통이 미간에서 발생할 가능성이 있기 때문에 빠짐없이 압통검사를 할 필요가 있다(그림 2, 3).

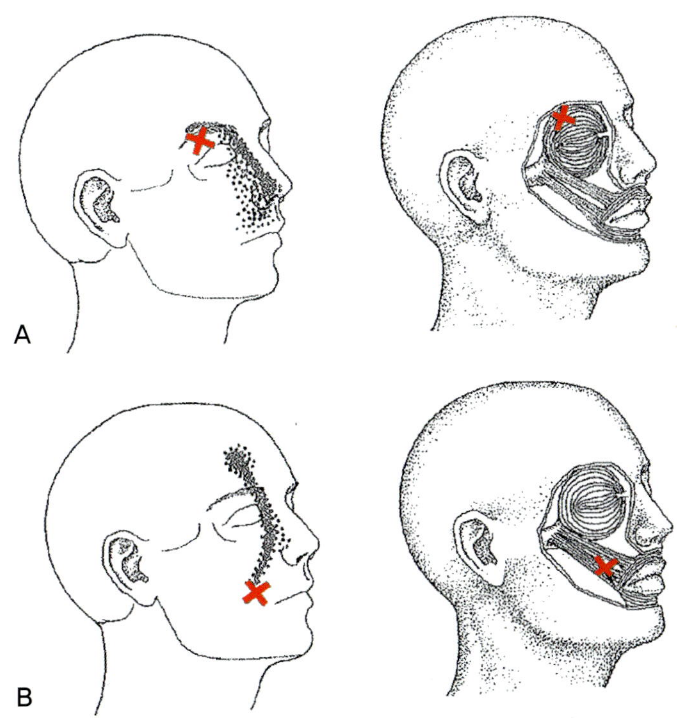

그림 1. 통증을 방산하는 발통점(X 표시)과 연관통의 패턴(점). **A**, 안륜근. **B**, 대협골근. (참고문헌[1]에서 인용 수정.)

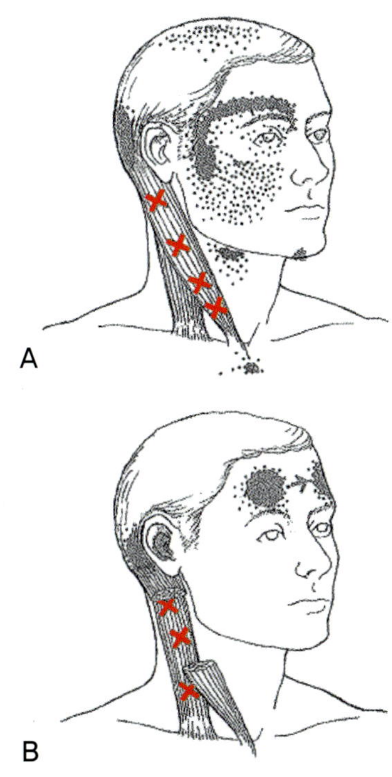

그림 2. 흉쇄유돌근에서 통증을 방산하는 발통점(X 표시)과 연관통의 패턴(점). **A**, 흉골두. **B**, 쇄골두. (참고문헌[1]에서 인용 수정.)

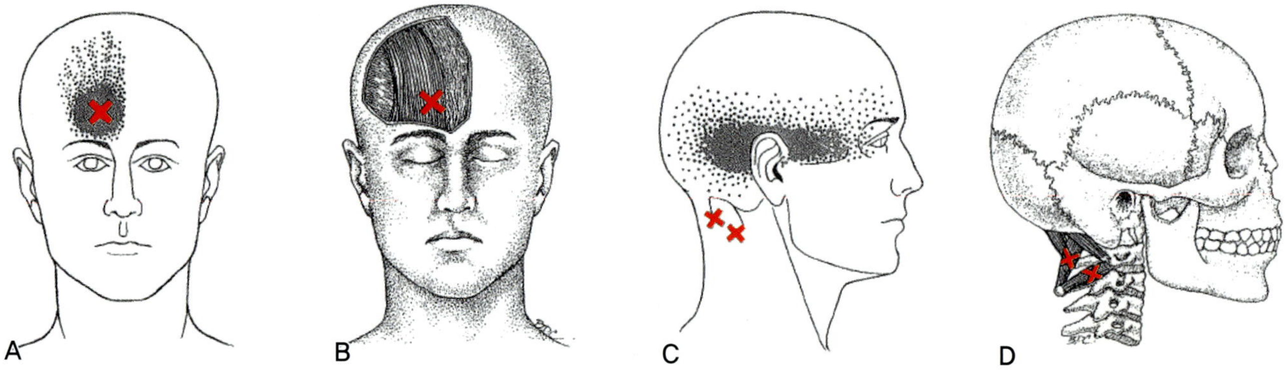

그림 3. 전두근(A, B), 후두하근군(C, D)에서 통증을 방산하는 발통점(X 표시)과 연관통의 패턴(점). (참고문헌[3]에서 인용 수정.)

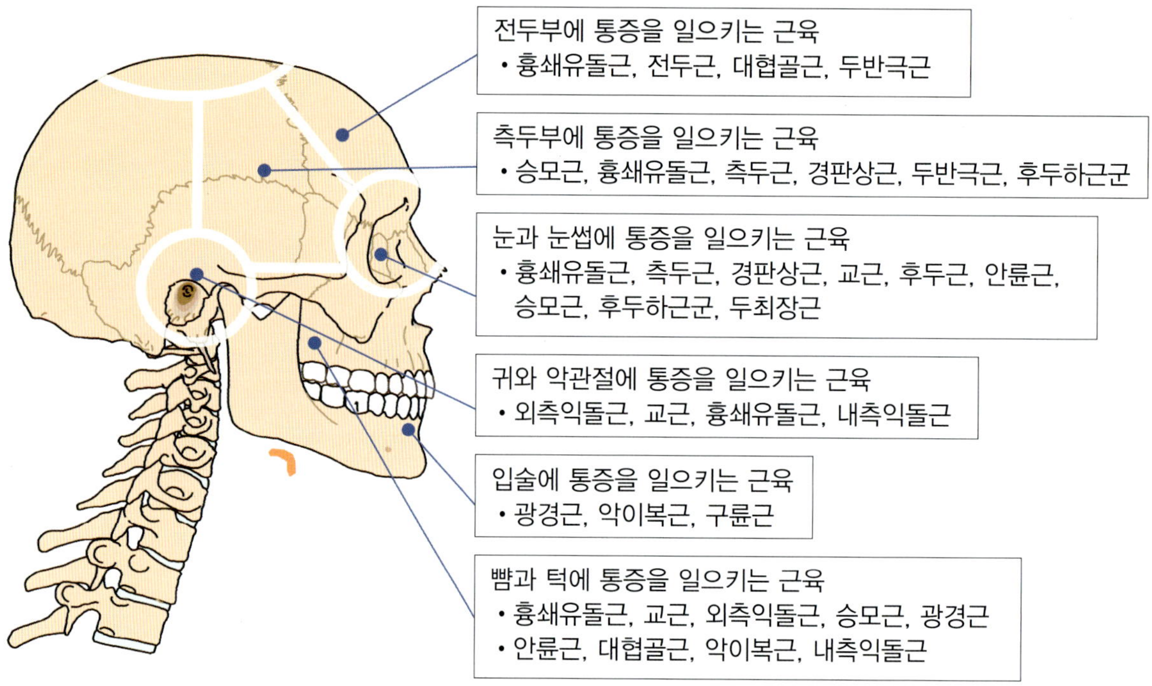

그림 4. 안면통의 원인이 되는 근막통이 발생하는 근육과 안면에서 연관통 부위의 관계. (참고문헌[1,2]에서 인용 수정.)

근육·근막통과 연관통이 발생하는 얼굴 부위와 원인이 되는 발통점이 생기는 근육의 관계를 파악하는 것은 근육통 유래의 안면통을 진단하는 데 매우 효과적이다(그림 4).

참고문헌

1) de Leeuw R, Klasser GD(ed): American Academy of Orofacial Pain: Orofacial pain guidelines for assessment, diagnosis, and management, 5th ed. Quintessence, Chicago, 2013.

2) OkesonJP(著), 古屋英毅, 波多野泰夫(監訳):ベルの口腔顔面痛ー痛みの診断と対処法ー. クインテッセンス出版, 東京, 1998: 227-258.

3) Travell JG, Simons DG(著), 川原群大(監訳): トリガーポイント・マニュアルー筋膜痛と機能障害 I 頭頚部編ー. エンタプライズ, 東京, 1992: 1-45.

제 3 장

치료가 어려운 통증의 대응

Q24

치관 수복 후의 불쾌한 증상

유수치의 충전수복 후에 통증 등의 불쾌감이 발생한 경우의 대응 조치는?

Hirotasu Kurogawa · Masashi Miyazaki
(黒川弘康 · 宮崎真至)
일본대학 치학부 보존학교실 수복학강좌

A 복합레진을 이용한 direct bonding은 일상의 임상에서 빼놓을 수 없는 수복치료법이다. 이것은 레진 monomer나 filler 기술의 향상 등에 의해서 뛰어난 조작성과 높은 연마성으로 광범위한 결손에 적용 가능한 기계적 성질을 겸비한 제품이 많이 시판되는 것이 그 배경에 있다. 또한 치질 접착성에 있어서도, 법랑질뿐만 아니라 상아질에 대해서도 높은 접착성을 나타내는 제품이 개발되었다. 그러나 환자가 술후지각과민을 호소하는 사례가 전혀 없는 것이 아니기 때문에 대책이 필요하다.

복합레진 수복 후 지각과민의 출현 원인은?

상아질은 치수와의 복합체라는 인식에서, 복합레진 수복에 있어 치면처리재 또는 복합레진에 함유된 여러 성분 등에 의한 치수 자극 발생이 우려되어 왔다. 그러나 현재는 경화된 복합레진의 영향은 극히 적고, 수복물과 상아질의 계면에 침입한 세균의 존재에 의해 치수 자극이 있을 것으로 생각되고 있다.

우식병소의 치료에 있어서 감염 상아질의 범위를 넘어서 우식 반응 상아질을 필요 이상으로 제거해 버리면, 상아세관이 석회화물로 봉쇄되어 있지 않은 층이 출현한다. 만약 etching & rinse system을 사용하는 경우 치면처리재인 인산에 의해 상아세관의 입구가 열리고, 상아질 투과성(dentin permeability)이 항진되어 조직액의 대량 삼출이 일어나서 bonding 재료와의 접착 저해를 야기할 가능성이 있다. 또한 상아질에서 인산 에칭에 의해 표층의 5~10㎛에 걸쳐서 콜라겐섬유가 노출되지만, 이 부분에 adhesive resin을 충분히 침투시키기 위해서는 blow dry 등의 기술이 필요하다. 만약 탈회된 상아질에 adhesive resin의 침투가 불충분한 경우에는, 레진으로 포매되어 있지 않은 탈회노출 콜라겐 섬유층이 접착계면에 남아 나빠질(열화) 가능성이 있다. 또한 이 층의 잔류에 의해 술후 지각과민이 발생할 가능성도 부정할 수 없다.

술후지각과민을 일으키지 않는 복합레진 수복의 포인트는?

우식와동을 열고 확장할 때에는 우식원추라는 특징적인 진행 형태를 의식하여 법랑질-상아질 경계에 있는 감염 치질의 잔재가 발생하지 않게 유의한다(그림 1, 2).

이러한 감염 상아질을 제거할 때 증례에 따라 국소마취를 사용하지 않고 절삭을 한다. 이것이 술후지각과민을 발현시키지 않기 위해서 유효한 수단이 되기도 한다. 즉, 세균감염이 있는 우식 상아질 외층에는 현저한 통각은 없다. 이것은 우식 상아질 내층에 투명상아질의 형성에 의해 자극의 전달이 차단되는 데 따른 것이다. 따라서 우식검지액의 염색성을 지표로 하여, 확대 시야하에서 직경이 작은 round steel bur의 회전수를 조절하면서, 혹은 잘 드는 spoon excavator를 이용하여 우식 상아질 외층만을 주의 깊게 제거하면 환자가 통증을 호소하지 않고, 건전 상아질은 남겨 두면서 적절한 병소 제거를 할 수 있다(그림 3~7).

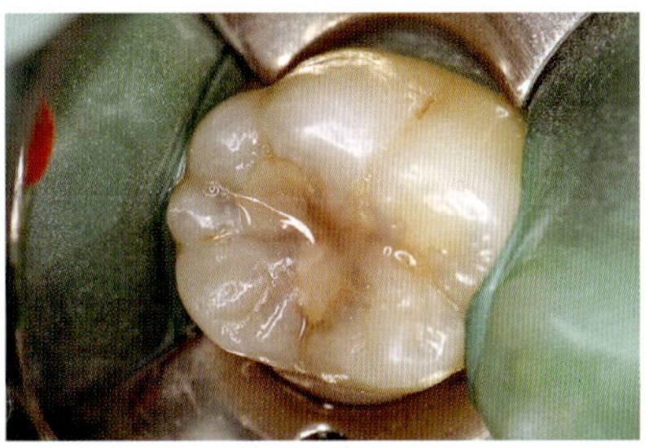

그림 1. 냉수통을 주소로 내원했지만, 구강 내 검사에서 수복물 주변에 이차우식이 있었다.

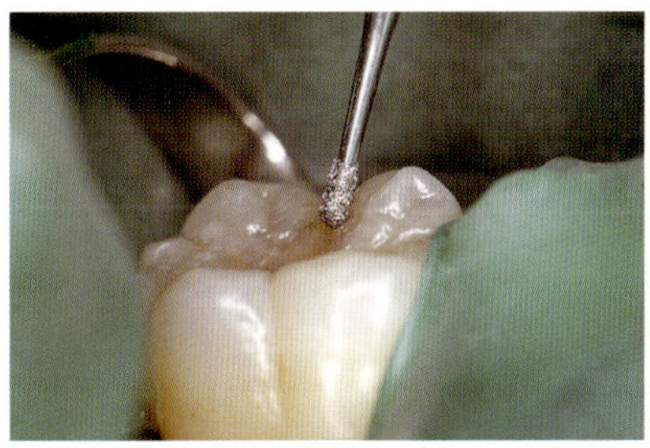

그림 2. MI에 적합한 다이아몬드 포인트 등을 이용하여 우식와를 열고 확대하는데, 이때 가벼운 터치와 충분한 물 분사를 명심해야 한다.

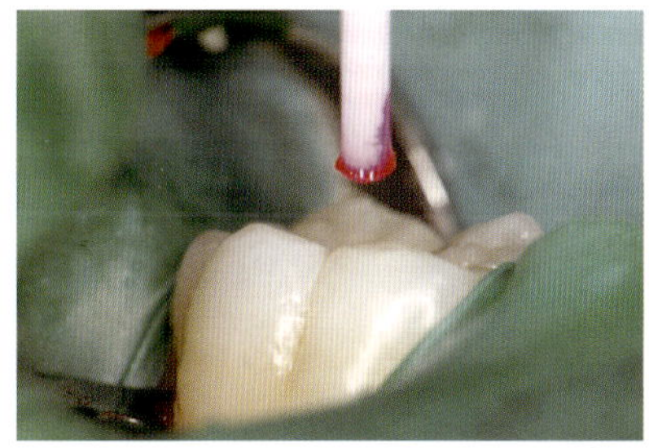

그림 3. 우식병소를 명료하게 하기 위해 검지액을 이용하여 염색한다.

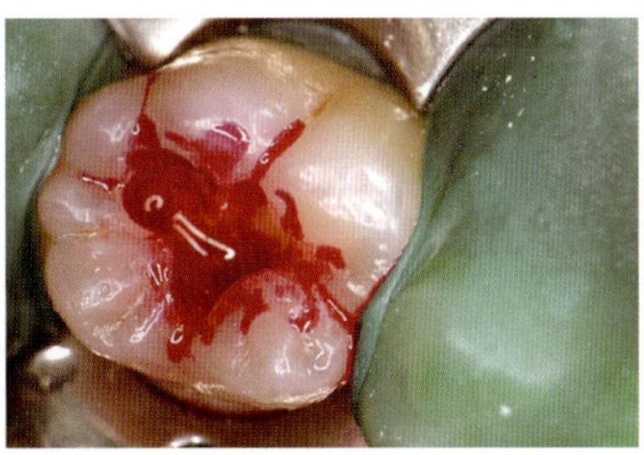

그림 4. 제조사가 지시한 시간 동안 도포한 후 물로 씻고, 검지액의 염색선에 따라 병소를 제거한다.

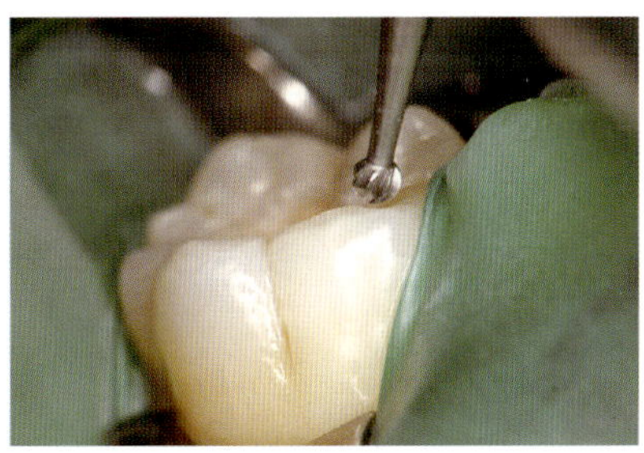

그림 5. 병소 제거 시에는 cutting bur를 사용함과 동시에 spoon excavator 사용이 추천된다.

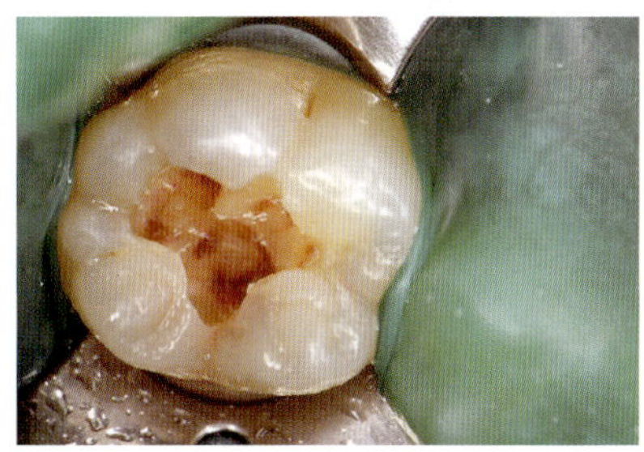

그림 6. 병소 제거 후의 와동에서 상아질 상태 등을 관찰하여 bonding system을 선택해야 한다.

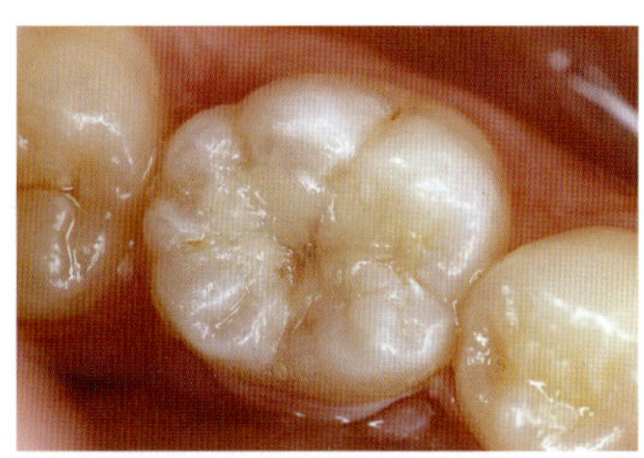

그림 7. 복합레진의 중합수축응력의 영향을 고려하여, 가급적 치질에 영향을 미치지 않도록 주의하고 수복을 완료한다.

접착 시스템의 선택에 관해서는, 건전 상아질의 노출이 많은 경우 self etching system을 이용하는 것이 술후지각과민의 발생을 방지하기 위해서 효과적이다. Self etching system은 인산을 이용해서 산처리를 하는 시스템과 비교하여 상아질의 탈회 정도가 적으며, 또한 임상술식에서의 technique sensitive 인자가 감소되어 있기 때문에 보다 확실하게 상아질과의 양호한 접착을 얻을 수 있다. 또한 adhesive층을 보호하는 것과 동시에 와벽의 요철을 정리하는 것을 목적으로 flowable resin을 lining 함으로써 와동 내면에 한층 충전하는 것이 권장된다.

물론 접착 조작을 실시하는 데 있어서 air blow로 인한 습윤 상태의 영향과 타액 오염 등이 생기지 않도록 전준비가 필수적이다. 술후 지각과민의 대부분이 치질과 레진 사이의 간극에 존재하는 틈새 형성에 의한 세균 침입에 의한 것임을 고려하여, 어떻게 해서든 이것이 생기지 않도록 노력하는 것이 복합레진 수복에 수반되는 통증 예방의 고려사항이 된다.

또한, adhesive resin 및 복합레진 paste의 중합경화에 사용되는 가시광선조사기에도 유의할 필요가 있다. 최근에는 light emitting diode(LED)를 광원으로 하는 제품이 많이 이용되고 있지만, 특히 고출력 type에서는 조사 시에 열이 발생하는 것을 고려할 필요가 있다. 고출력이라고 해서 레진의 중합성이 비약적으로 향상하는 것은 아니다. 적절한 광강도로 조사를 함으로써 치수에 불필요한 자극을 주는 것은 피해야 한다.

Q25 발수 후의 불쾌 증상

발수 후에 불쾌 증상이 나타난다면 근관치료에 의한 문제라고 생각하면 되는가?

Takashi Ishii(石井隆資)
일본치과대학부속병원 종합진료과

A 환자가 발수 후에 불쾌 증상을 호소하며 내원한 경우에 어떻게 대처하면 좋을까. 우선, 그와 같은 불쾌 증상이 근관치료의 문제인지, 비치원성 문제인지를 감별할 필요가 있다.

근관치료에서 유래된 문제인 경우는 몸이 따뜻해지면 증상이 강해지고, 씹으면 불쾌해지고, 체위에 의해서 불쾌감이 변화하고, 소염진통제가 좋은 효과를 나타내고, 진단적 국소마취도 좋은 효과를 나타내는 등의 국소적인 염증성의 통증 특징이 있으며, 적절한 근관치료에 의해 증상이 개선될 수 있다. 한편, 비치원성의 경우는 적절한 근관치료를 해도 불쾌 증상이 개선되지 않는 경우가 많다.

1. 발수에 이른 경과

① 정말로 치수염이 있었던 경우(치수의 감염 경로가 명백한 것. 우식, 파절, 상행성 등)

이 경우는 근관치료가 불쾌 증상의 주된 원인으로 간주되기 때문에, 적절한 근관치료를 시행하고 경과를 진찰한다.

② 치수염 같은 증상이 있었던 경우(감염 경로는 명확하지 않지만 치수염 같은 증상이 존재)

근관치료 유래의 원인을 배제하고 비치원성 치통에 대한 검사를 실시한다.

③ 치수염이라고 확정진단은 할 수 없었지만, 통증이 사라질 것을 기대하고 발수가 된 경우

이 경우는 비치원성의 가능성이 매우 크다. 근관치료 유래의 원인을 배제하고, 비치원성 치통에 대한 검사를 실시한다.

2. 언제부터 불쾌 증상이 있었는가?

① 불쾌 증상이 발수 전부터 존재하고, 발수를 하여도 그것의 변화가 없는 경우

비치원성의 근육·근막성 치통, 신경병증성 치통이 이미 존재했을 가능성이 있다. 신경병증성 치통이 의심되는 경우는 환치뿐만 아니라 인접 치아의 발수나 외과적 치료의 기왕력도 청취한다.

② 이전부터 존재하던 발수 후 불쾌 증상이 강해졌다.

비치원성의 근육·근막성 치통, 신경병증성 치통이 이미 존재하고, 발수 후 근관치료적인 문제가 생겨서 새로운 불쾌 증상이 추가되었을 가능성이 있다.

①과 마찬가지로 어떤 비치원성 치통을 치원성으로 오진하여 발수했지만, 불쾌 증상이 계속 있었던 곳에 근관치료에서 유래하는 문제가 생겨서 새로운 불쾌 증상이 추가되었을 가능성이 있다.

③ 발수 후에 새로운 불쾌 증상을 느끼게 되었다.

근관치료적인 문제가 있다. 또한 발수 후에 근육·근막성 치통, 신경병증성 치통이 발현했을 가능성도 있다.

불쾌 증상의 원인과 대응

1. 근관치료적인 문제

① 잔존치수

근관 내에 EMR에 장착한 파일을 삽입하여, EMR의 미터가 APEX를 나타내기 전에 환자가 통증을 호소하는 경우는 잔존치수의 가능성이 높다. 또한 근관에 파일을 삽입했을 때 분명히 근첨까지 도달하지 않더라도 통증을 호소하며, EMR 미터의 바늘이 도를 넘어 눈금 밖으로 벗어나는 경우는 천공의 가능성이 있기 때문에 그 위치에서 방사선 촬영을 실시해서 확인한다.

잔존치수가 확인된 경우 그것을 제거하기 위해서 페리오돈(Periodon)과 같은 실활제를 사용하면 안 된다. 잔존치수조직만 선택적으로 실활시켜 주는 것과 같은 편리한 실활제는 존재하지 않기 때문이다. 실활제를 사용한 치아의 상당수는 치근막까지 실활시켜 버리기 때문에, 그 후의 난치성 치근막염의 원인이 된다. 잔존치수를 제거할 때에는 환치에 침윤마취를 하여 작업장(working length)을 정확히 설정하고 잔존조직의 제거를 실시한다. 근관은 반드시 원형이 아니기 때문에 파일링 조작으로 제거를 하려고 해도, 파일이 닿지 않는 근관벽이 존재한다. 따라서 기계적 근관확대만으로는 잔존조직을 제거할 수 없다. 남은 조직은 세균의 배지가 되므로, 화학적 청소 확대제(차아염소산나트륨 용액)를 병용해서 파일이 닿지 않는 부분을 용해·제거시킨다.

② 잔수염

잔존치수조직에 염증이 발생하면 잔수염이 된다. 감염이 일어나면 증상은 더욱 강해지고, 불쾌감에서 자발통까지 감염의 정도에 따라 다양하게 나타난다. 잔수염에 대한 대응은 잔존치수의 경우와 마찬가지이다. 붙이는 실활제(첩약)는 난치성 치근막염의 원인이 되기 때문에 사용해서는 안 된다.

③ 근첨공에서 기구의 돌출

근첨공이 작은 조각(삭편)에 의해 막히지 않았는지 확인하는 것(recapitulation: 재청소 파일링)이 필요하지만, 함부로 파일을 근첨공에서 밀어내면 치근막에 기계적 자극을 주게 된다. 근관 내의 오염물질을 밀어내면 감염성 염증이 생긴다. 치근막에 대한 자극을 최소화하기 위해, 천공의 확인에는 #10이나 #15 파일을 사용한다. 그때는 정확히 설정한 작업장(working length) 더하기 0.5~1.0mm에 고무 스토퍼(rubber stopper)를 맞추어서 너무 밀어내지 않도록 주의한다.

④ 약제의 자극

불쾌감이 계속된다고 해서 무턱대고 붙이는 약(첩약)을 반복 사용해서는 안 된다. 근관 첩약이 자극이 되어 불쾌 증상을 일으키는 경우도 있다. 근관의 확대 형성이 끝나고(감염 치질이 제거되고 근관충전재를 받아들이는 형태가 갖추어진 상태), 환치에 급성 증상이 없으면 근관충전을 하고 경과를 진찰한다.

⑤ 교합성 외상

교합을 체크하고 필요한 경우 조정을 한다.

2. 비치원성 문제

① 근육·근막성 치통

근육·근막통의 연관통을 치아의 불쾌 증상으로 여기고 있을 가능성이 있기 때문에 근육의 촉진을 시행한다. 불쾌 증상을 호소하는 부분에 연관통이 유발되면 근육·근막성 치통에 의한 것으로 진단할 수 있다.

② 신경병증성 치통

발수는 치수염을 야기한 치아의 통증을 없애기 위해서 필요한 치료이지만, 근첨공 부근에서 신경섬유를 함유한 치수를 기계적으로 절단시키고 있다. 그 때문에 외상성 신경병증성 치통이 발현될 가능성이 충분히 있다. 비염증성의 불쾌감이 지속되어 방사선사진상에서는 치근막강의 확대가 인정되지 않는 등의 근관치료적 문제를 제외할 경우 외상성 신경병증성 치통의 감각이상을 불쾌하게 느낄 가능성이 있다. 그때는 불쾌 증상을 호소하고 있는 치아가 반드시 원인치라고는 할 수 없기 때문에, 인접치에 발수와 발치의 기왕력이 없는지 여부를 잘 청취한다.

정리

근관치료적으로 문제가 없다고 판단되는 경우는 비치원성 치통을 의심할 필요가 있다. 그러나 병명과 그 증상 및 특징을 모르면 진단을 할 수 없기 때문에 일반의들도 병명이나 그 특징을 알고 있어야 한다. 비가역적인 치료를 시행하기 전에 불쾌 증상이 출현하는 다양한 원인을 다시 생각해 주었으면 한다.

또한 근관치료에서 유래된 문제, 근육·근막성 치통, 신경병증성 치통이 동일 부위에 겹쳐서 증상을 나타내는 경우도 있으므로, 불쾌 증상의 원인이 하나뿐이라고 생각하지 말고 여러 가지 가능성을 고려하는 것이 중요하다.

Q 26

근관치료 후의 완고한 타진통

근관치료 후에 타진통이 계속되는 원인은?

Akira Mitsuhashi(三橋 晃)
가나가와현 가마쿠라덴탈크리닉
가나가와치과대학대학원 치수생물학강좌

근관치료 후에 술전보다도 증상이 악화되거나, 무증상의 근단 병변이 근관치료를 한 후에 통증이나 종창의 증상이 발생하거나, 게다가 장기간에 걸쳐서 완고한 타진통이 지속되면, 환자에게는 강한 불안감이 누적되고 날마다 불신감이 커져서 양호한 의사소통 유지가 어려워지므로 지금까지의 신뢰관계가 무너진다.

다음에 타진통이 소실되지 않는 원인으로 생각되는 항목을 열거하고 그 대처법을 해설한다.

A 타진통이 소실되지 않는 원인과 그 대처법

1. 감염원의 잔존(연화상아질의 존재)

감염원이 확실히 제거되어 있는가? 전 치과의원에서의 진료를 포함하여, 러버댐 사용 여부를 확인한다. 그리고 치관부에서 치수 바닥까지 격벽이 되어 있다면 격벽을 일단 제거하고, 격벽 아래까지 연화상아질이 없는지 우식검지액을 사용하고, spoon excavator 등으로 촉진해서, 감염원인 연화상아질을 철저히 제거해야 한다. 감염 근관에는 근관 내에 우식검지액을 사용하고, 손 파일과 round bur뿐만 아니라 micro excavator 등을 이용하여 근관 내벽의 연화상아질도 철저히 제거한다.

2. 미발견(미처치) 근관의 존재

미발견 근관의 존재가 의심되면 정밀한 검사를 한다. 해부학적 근관 수를 숙지하고, 항상 새로운 근관이 존재하는 것이 아닌지 하는 의심을 가지고 진료에 임한다. "일본인 영구치 해부학"(카미조 야스히코 저)에 따르면, 제2소구치의 2근관은 약 50%, 제1대구치 MB 근관은 약 45%, 제2대구치 MB 근관은 약 18%에서 상위 2근관 분지가 있고, 하악 중절치는 약 10%, 하악 측절치는 약 27%에서 2근관으로 분지하고 있다[1)]. 방사선으로 3차원적 근관 형태를 파악하기 위해서, 초진 시에 치과 방사선사진을 정방선 투영과 편심 투영의 2방향에서 촬영할 것을 추천한다.

3. 근관기구의 over instrumentation

설정한 stopper의 위치가 어긋나 있는 것을 모르고 작업을 계속하는 경우 마취하에 있는 환자의 지각반응도 없기 때문에, 파일이 근첨공 바깥의 치주조직을 자극하여 후통증을 일으킨다. 또한 확대 호수가 커진 경우에 생리적인 근첨공을 인위적으로 파괴해 버린다. 파괴된 근첨공은 원래의 상태로 결코 돌아오지 않고 타진통을 일으키는 요인이 된다. 또한 만곡 근관을 직선화한 경우 작업장이 변화하므로 주의가 필요하다.

4. 근관세정액과 첩약제가 근첨공 외부로 흘러넘침

살균작용과 유기질용해작용을 겸비한 차아염소산나트륨 용액은 매우 유용한 근관세정제이지만, 동시에 조직자극성이나 세포독성을 가진다. 근첨공이 크게 열려 있거나 파괴된 경우에는 근첨공으로 세정액이 일출되는 것도 고려해서, 약액을 저농도로 조정하는 배려가 필요하다.

수산화칼슘 제제는 생체자극성이 적고 살균작용이 장기간 계속되지만, 근첨공 바깥으로 흘러넘쳤을 경우에는 물리적 자극이 되어 통증이 계속될 우려가 있으므로, 첩약 조작에 주의할 필요가 있다.

5. 절삭한 삭편의 흘러넘침

발수 후의 근관 형성 중에 발생하는 건전 상아질 삭편 그 자체는 감염원이 되지 않지만, 흘러넘친 삭편은 물리적 자극이 되어 근첨 치주조직에 영향을 준다.

감염 근관의 경우 손 파일이나 NiTi 파일의 확대 형성에 의해 근첨공 밖으로 흘러넘친 감염 상아질편은 감염원이 되어 치료를 곤란하게 한다. NiTi 파일의 확대 형성 시에는 점조성 EDTA를 윤활제로 사용하면 삭편이 용제에 묻어서 흘러넘치는 것을 방지한다.

6. 잔존치수에 의한 염증

근첨 부근의 근관은 복잡한 구조로 되어 있어 파일이 닿지 않는 측지나 근첨 분지가 다수 존재한다. 엄밀히 말하면, 잔존치수가 발생하지 않는 증례는 없고 파일만으로 100% 발수하는 것은 불가능하다. 파일에 의한 기계적 근관확대 형성 후에 화학적 근관세정을 실시하는 것은 그 때문인데, 근관에 차아염소산나트륨 용액을 채운 상태로 발수 조작을 하고, 그 후 확대·형성을 한다. 이것에 의해 파일이 도달할 수 없는 협소한 부분에도 용액이 도달해서, 유기질 용해작용에 의해 치수조직을 용해·제거할 수 있어서 잔존치수, 잔수염을 야기할 가능성을 낮출 수 있다.

7. 균열의 존재

치과용 현미경이나 루페, 염색액을 사용하여 균열의 존재를 확인한다. 확대시야로 관찰하면, 균열이 근관 내에 이미 많이 존재하는 것을 알 수 있다. 그러한 균열이 반드시 치근 외부로 진전되어 치주조직과 교통하고 있는지 아닌지는 현미경에 의한 표층 관찰만으로는 알 수 없다. 오래된 균열의 경우에 균열을 따라 깊은 치주낭이 발견되면 근관 내·외가 교통하고 있는 것으로 확신할 수 있다. 그 이외는 균열이 타진통의 직접적인 원인이라고 생각하기 어렵고, 다른 여러 원인을 검사하는 것이 우선되어야 한다.

8. 치아·치근 파절

파절선은 종종 육안이나 방사선사진에서도 확인할 수 있다. 파절선의 위치, 범위, 길이 등에 따라, 그리고 완전 파절 혹은 불완전 파절 여부에 따라, 전부 또는 일부의 보존이 가능하다. 포스트에서 이탈된 수복물을 재합착하기 전에 잔존하는 시멘트를 확대시야 하에서 조심스럽게 제거하면 치근에 파절선이 존재하는 경우가 있다.

9. 천공의 존재

오래된 천공(perforation)은 방사선사진에서 추측할 수 있다. 포스트 말단부에 상당하는 치근부에 투과상이 있고, 때로는 치주낭 검사 시 프로브가 해당 부위까지 들어가는 경우에는 포스트에 의한 천공이 의심된다. 이러한 증례에서는 통상의 근관치료를 해도 타진통은 사라지지 않는다. 또한 재근관치료에서는 앞의 의사에 의해 근첨공이 크게 붕괴되어 있는 증례도 볼 수 있는데, 이런 부위는 더 이상 근첨공이 아니라 큰 천공으로 간주하여, 천공부 봉쇄재에 의한 봉쇄를 시도한다. 일반적으로는 천공의 크기가 큰 것보다는 작은 것, 위치는 축 측벽보다는 치수 바닥, 치경부보다는 근첨부에서 예후가 양호한 경향이 있다고 보고되어 왔다.

10. 교합접촉, 교합간섭

근관치료를 시작한 치아에 원칙적으로 교합접촉을 부여해서는 안 된다. 특히 자발통을 동반하여 내원한 환자의 교합접촉은 피해야 한다. 격벽을 만든 후에 격벽의 일부가 교합접촉을 할 수 있으므로 주의가 필요하다. 가능한 한 치료기간을 연장하지 않고 근관치료를 종료하고, 정상적인 교합 상태를 회복시킬 필요가 있다. 앞의 의사에 의해 치료가 계속되어 수개월 이상에 이르는 근관치료가 실시되고 있었던 경우에는, 근관충전 후에 임시크라운을 제작하여 교합접촉 면적을 점진적으로 넓혀 가고, 교합 회복을 하는 등의 고려가 필요함을 시술 전에 설명해 둔다.

11. 비치원성 치통

앞에서 설명한 10가지 항목을 정밀하게 조사해도 타진통의 원인이 보이지 않는 경우에는 비치원성 치통을 고려해야 한다.

참고문헌

1) 上條雍彦: 日本人永久歯解剖学. アナトーム社, 東京, 1962.

2) Fuss Z, Trope M: Root perforations: classification and treatment choices based on prognostic factors. Endod Dent Traumatol 1996; 12: 255–64.

3) 口腔顔面痛学会(編): 非歯原性歯痛診療ガイドライン. 口腔顔面痛学会雑誌, 4(2), 2012.

Q27

교합 불편감이 사라지지 않음

교합 불편감이 좀처럼 사라지지 않는 환자의 대응을 어떻게 하면 좋은가?

Katsushi Tamaki(玉置勝司)
가나가와치과대학 악교합기능회복보철의학강좌

A 치과 임상에서 교합 불편감을 호소하며 내원하는 환자를 만나는 일이 많다. 교합조정을 반복해도 증상은 개선되지 않고 오히려 악화되어 환자도 술자도 피폐해져서 환자-술자 관계가 뜻밖의 방향으로 나아가 버리는 경우가 있으므로 주의를 요한다.

증례

환자: 56세, 여성, 주부

초진: X년 1월

주소: X-1년 3월에 장착된 #36, 37 metal crown에 불편감이 있어서 강하게 씹을 수 없다.

기왕력: 추간판탈출증(50세, 정형외과). 현재 백내장(안과 통원 중), 우측 이명

현 병력:

X-3년 7월(A 치과): #36, 37 금관 이탈. 금관을 다시 만들었지만, 맞물림이 높게 느껴졌다. 요즘 생활에 큰 스트레스가 있었다. 목구멍에 위화감, 턱에서 힘이 빠짐을 느꼈다.

X-3년 10월(B 치과): 교합조정을 하는 데 거부감이 있고, 삼키기 어려우며, 치아의 통증을 느껴 치아에 랩(wrap)을 끼웠다. 치아가 교차하는 듯한 느낌, 자고 있으면 흘러내리는 느낌, 번갈아 나타나는 좌·우 치아의 통증 때문에 잠을 못 잤다. 스플린트를 제작해서 사용하지만 술자에 대한 불신감과 공포심을 느껴 효과는 없었다.

X-2년 1월 중순(C 대학 보철과): 진찰을 받았지만 이상 없었다.

X-2년 1월 하순(D 치과): 진찰에서 이상 없었다.

X-2년 2월 초순(E 의과대학 구강외과): 이야기만 들은 상태로 F 치과대학을 소개하였다.

X-2년 2월 중순(F 치과대학): 하악 좌측 #36, 37 금관을 제거하고 임시금관으로 교체하였다. 술자가 엄하게 말해서 불쾌감, 공포감을 가졌다. 패닉증후군으로 진단받고 정신안정제를 1개월간 처방받았다.

X-1년 3월(G 치과): 패닉증후군이 아니라고 판단되어 #36, 37 메탈 금관을 다시 만들었다.

X-1년 12월: 교합 불편감을 느껴서 교합조정을 하였지만 변화가 없다.

현증: 금관의 contact 검사에서는 적절한 상태로, 조기접촉이나 교두간섭 문제는 없다.
방사선(파노라마, 덴탈) 검사에서는 적절한 근관충전이 되어 있고 근첨부에 투과상이 없다.
치주조직 검사에서 해당 부위의 치주낭은 2~3mm이고 출혈이나 배농은 없다. 동요 M0.
시진 및 탐침에 의한 촉진에서 금관 변연의 적합성은 양호하였다. 이상의 검사에 의해서, 해당 부위에 문제가 되는 타각적 소견은 없었다.
심리검사에서는 GHQ(General Health Questionnaire)에서 불안과 불면, 사회적 활동장애에 대해 높은 점수를 받았다.
X-년 2월: 심신의학전문치과의사와 정신과의사에 의한 첫 번째 의료면접이 이루어졌고, K식 다축 진단(multiaxial system)이 실시되었다.

주소에 관한 K식 다축 진단 결과

D축: 기질적 문제(−), 기능적 문제(−), 심미적 문제(−), 감각적 문제(+)
M축: 심기증(신체형장애), 피암시성이 강하다.
PS축: 현재의 신체 증상. 남편. X-1년에 친형의 담관암 수술로 인한 스트레스가 크다.
F축: VAS값 90/100(최고 기능~좋은 기능, 증상 없음~조금, 흔한 문제, 집중 곤란).
주소에 대한 진단(M-W 분류): Type A(자각증상 〈+〉, 타각 소견 〈−〉: 자각증상 케이스)
치료 방침: Type A에 대한 대응(심기증 대응)으로 한다. (M-W 분류, 제3장 Q34, p.133, 그림 1 참조.)
병태: 자각증상은 있지만 필요한 검사를 해도 타각증상이 발견되지 않는 병태. 기존에 알고 있는 신체질환(치과)으로는 설명할 수 없다.

심기증(건강염려증)은 신체형장애의 하나로 분류되는 정신질환이다. 건강이나 사소한 신체의 이상에 크게 집착하고 집요하게 사로잡혀, 중대한 질병의 징후가 아닐까 하고 두려워하고 무서워하며 의료기관을 찾는다. 적절한 검사를 통해 이상이 없음을 보여 주고 보증을 서도 이해나 납득을 하지 못하며, 병이 있다고 확신하면서 여러 의료기관을 찾아다니게 된다. 그 결과, 고통과 사회적·직업적 장애를 일으키고 만다.

M-W type A에 대한 일반적 대응: ① 소견이 발견되지 않고 치과의사 자신이 초조해하지 않는다. ② 검사나 진단적 치료는 신중하게 실시한다. ③ 증세에 따라 항불안제나 항우울제를 사용한다. ④ 성격과 환경을 검토한다. ⑤ '기분 탓', '정신적 문제', '스트레스성'이라고 말하지 말고 "치과질환에 의한 증상은 아닐 가능성이 크기 때문에 다른 질환을 검토할 필요가 있습니다."라고 전한다. ⑥ 정신과 의사, 심료내과(역주: 일본에만 있는 의학 분과로 정신증과 분리된 신경증만 치료함) 의사와 협력한 정신질환 대응이 필요하다[2).]

실제 대응과 VAS의 변화

환자는 #36, 37 금관의 재제작을 희망하였지만 기본 검사 결과, 타각적 소견이 인정되지 않았기 때문에 적극적인 교합치료는 하지 않고 해당 부위의 치과적 검사를 계속하며, 환자의 일상생활과 환경 변화 등 그리고 증상의 관련성에 대해 문진을 하면서 상담(counseling)을 실시했다.

경과:

X년 3월: VAS값 50/100, 조금 편해진 느낌이 든다.

X년 4월: VAS값 20/100, 구강내에 신경을 쓰지 않게 되었다.

X년 5월: 심신의학전문치과의사와 정신과의사에 의한 두 번째 의료면접(30분)이 이루어졌다.

초진 때와 같은 증상과 고통은 거의 없었다. VAS값은 10/100이었다. 앞으로도 경과 관찰을 계속해 주기를 희망하였다.

그 후에도 4~6회 정도 재진을 실시해서 해당 부위의 검사를 계속하고, 현재 VAS값은 0~5/100의 상태를 유지하고 있다. 환자는 그 상태를 받아들일 수 있고 만족해한다.

교합불편감증후군(Occlusal Discomfort Syndrome; ODS)

앞과 같은 환자의 증상을 일본보철과학회에서는 교합불편감증후군이라고 정의하며 정책 문서(position paper)[3]를 작성해서 검토한다. 교합불편감증후군(ODS)의 증상형 분류 안을 다음과 같이 제안하고 있다.

ODS Ⅰ형: 치아, 치주조직의 이상에 기인한다.

ODS Ⅱ형: 악관절, 저작근의 이상에 기인한다.

ODS Ⅲ형: 상기 이외의 교합의 이상에 기인하지 않는다(아직 알려지지 않은 병태가 존재한다고 여겨짐).

이번 증례는 ODS Ⅲ형에 해당한다. 그리고 교합 불편감의 증상에 영향을 주는 인자로는 ① 심리사회 환경인자(스트레스), ② 환자–치과의사 관계 인자: 치과의사 및 치료에 대한 불신감, ③ 성격 경향: 신경증 경향, 내향 경향, 피암시성 등, ④ 정신적 인자: 정신질환, 성격장애를 충분히 고려할 필요가 있다.

참고문헌

1) 玉置勝司, 和気裕之, 島田 淳, 澁谷智明:「咬合違和感」ってナンだ?—GPが知っておきたい, その症状と実態—. ザ・クインテッセンス, 29(12): 101-106, 2010.

2) 和気裕之: サイコ・デンティストリー 歯科医のための心身医学・精神医学. 砂書房, 東京, 72-79, 2009.

3) 玉置勝司, 石垣尚一, 小川匠, 尾口仁志, 加藤隆史, 菅沼岳史, 島田 淳, 貞森紳丞, 築山能大, 西川洋二, 鱒見進一, 山口泰彦, 會田英紀, 小野高裕, 近藤尚知, 塚崎弘明, 笛木賢治, 藤澤政紀, 松香芳三, 馬場一美, 古谷野 潔: 咬合違和感症候群. 日本補綴歯科学会誌, 5(4): 369-386, 2013.

Q28

발치 후 통증

발치 후에 통증이 가라앉지 않는 경우의 원인과 대응은?

Hiromasa Kawana · Koichi Wajima
(河奈裕正 · 和嶋浩一)
게이오대학 의학부 치과 · 구강외과학교실

A 발치 후 1주 이내에 통증이 증가하는 경우에는 dry socket을, 대략 1개월 이상 경과해도 통증이 가라앉지 않는 경우에는 신경병증성 통증 가능성을 고려한다.

통증의 관점에서 보면, 발치 시와 발치 직후에 느끼는 통증은 피부의 상처와 타박 등으로 사람들이 자주 경험하는 것으로, 통증을 느끼는 말초의 침해수용기가 자극됨으로써 발생하는 통증, 즉 침해수용성 통증이며 신체에 이상이 생겼다는 것을 알리는 경고 신호라고 볼 수 있다.

발치는 침해수용성 신경을 자극하고 손상시킨다. 신경손상에 의한 손상전류는 비교적 단시간에 억제되므로, 국소마취를 하면 이 통증은 느끼지 못한다. 발치 직후에는 조직손상에 의한 염증이 생겨 염증물질이 침해수용기를 자극함으로써 침해수용성 통증이 생긴다.

통증은 생체를 보호하기 위한 경고신호이기 때문에 발치 후에 통증이 생기는 것은 불가피하지만, 술후의 염증에 의해서 강한 통증이 생기기 때문에 전신 및 국소의 안정과 함께 비스테로이드성 항염증약(NSAIDs)이나 아세트아미노펜을 투여한다.

발치 후에 세균감염이 생겨서 급성 골막염과 급성 골수염으로 발전하는 경우는, 보다 광범위한 침해수용기의 자극으로 통증의 범위와 정도가 증대한다. 이런 때는 항생제의 투여가 필요하다. 항생제는 세파계와 페니실린계를 먼저 선택하고 임상적 효과, 중증도(重症度), 세균배양의 결과에 따라 퀴놀론계(quinolones), 페넴계(penems), 심지어 카르바페넴계(carbapenems) 항생제를 사용할 수도 있다.

드라이소켓에 대응

드라이소켓(dry socket)은 발치 후에 발치와 내의 골면이 외계에 노출되어 강한 통증을 수반하는 술후 합병증의 하나로, 발치 2~3일 후부터 점차 통증이 강해진다. 과도한 양치질이나 감염에 의한 혈병 용해 등이 원인이라고 하며, 발치와에서 혈병이 떨어져 나와 치조골이 노출되어 강한 통증이 생기는 것으로 추측된다(그림 1). 발치와 내의 골공에 출혈이 적으면 이것이 발생하기 쉽고, 발치 후 0.5~5%의 확률로 발생 위험이 있으며 그것의 25~30%는 하악 매복 지치의 발치 후에 발생한다[1].

치료법으로 충분한 근거가 확립되어 있는 것은 아니지만 생리식염수로 세정한 후, 마취제가 들어 있는 파스타(pasta)나, 이차 감염의 대책으로 마취제에 항생제를 혼합한 파스타(예: Prones-Pasta Aroma, 일본치과약품)를 발치와 내에 넣는 것이 관례적으로 행해지고 있다. 또한 발치와를 외과적으로 소파해서 재출혈을 일으켜서 혈병을 형성시킬 수도 있다. 예방법으로는 클로르헥시딘 액으로 발치와를 세정하고 클로르헥시딘 젤을 발치와 내에 넣으면 효과가 있다는 보고가 있다[2].

만성 통증이 있는 경우의 통증 치료

단기적인 발치 후 통증과는 별도로, 대략 1개월 이상 경과해도 통증이 가라앉지 않는 경우가 있다. 이것은 만성 통증으로 이행하고 있는 상태로, 신경병증성 통증으로 되고 있을 가능성이 있다. 신경병증성 통증은 통증을 전달하는 신경의 도중에 손상이 있거나 변성이 생겨 장기간 계속되는 통증으로, 소염진통제의 투여만으로는 통증을 제거할 수 없다. '저리다', '얼얼하다', '타는 듯하다'와 같은 불쾌한 통증을 느끼거나, 또한 가볍게 닿기만 해도 통증을 느끼거나(allodynia), 한랭기후나 저기압 등의 영향으로 증상이 악화되기도 한다.

치료법으로 삼환계항우울제(nortriptyline, amitriptyline, imipramine)나 칼슘통로 $\alpha_2\delta$ ligand(pregabalin, gabapentin)의 투여, 교감신경차단을 들 수 있지만 완전하게 통증을 없애기는 어렵다.

만성 통증과 함께 감염을 수반하는 경우는 골수 내에서 염증이 지연되어 화농성 골수염으로 이행되고 있는 것이다. 임상 소견은 통증 이외에 국소 종창과 발적이 있고, 발치와 근방의 구강 내·외에 누공을 형성하기도 한다. 특히 당뇨병 환자, 스테로이드나 면역억제제를 상용하는 환자는 감염에 대한 저항력이 떨어져 있기 때문에 발치 전에 충분한 문진과 해당 질환 담당 의사와 함께 진찰하는 것이 중요하다.

대처법은 전신관리와 항생제 투여 이외에 배농과 악골 절제 등의 외과적 치료를 시행한다. 따라서 구강외과로 소개하는 것이 추천된다. 또한 비스포스포네이트계(bisphosphonates) 약제, 항RANKL항체 투여 환자에서 발생한 발치 후 악골괴사에서 통증을 수반하지 않는 경우가 있기 때문에, 통증 이외의 염증 소견에도 주의를 기울여야 한다[3](그림 2).

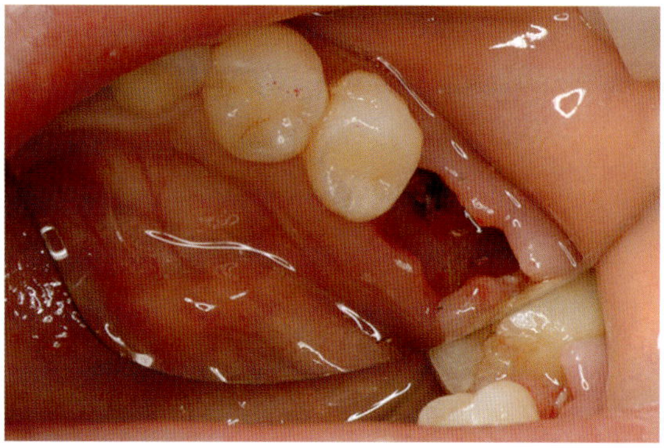

그림 1. 드라이소켓. #36 발치 후 1주 동안의 상태로, 골면이 드러나고 있다(거울상).

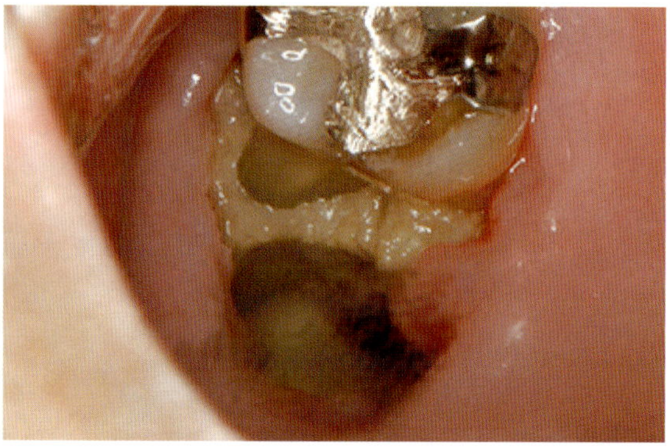

그림 2. Bisphosphonate계 약제 투여 환자에서 발견된 상악 제2대구치 발치 1주 후 통증성 골면 노출(거울상).

신경손상의 가능성과 그 대응

하악 발치 시에는 하치조신경, 턱끝신경(mental nerve), 설신경을 손상시켜 통증이 가라앉지 않는 수도 있다. 매복치 발치 등에서 술전의 영상진단에서 근첨과 신경이 인접하고 있거나, 발치 중에 하치조신경혈관다발이 드러나거나, 소구치와 구강저 부위의 연조직을 발치용 elevator(Hebel) 등의 예리한 기구로 손상시켰을 경우 축삭을 다치게 해서 외상성 신경종을 형성하면 극히 난치성이 된다. 치료법은 보존적으로는 앞서 기술한 신경병증성 통증의 투약을 실시하는 것이며, 그 밖에 외과적으로는 신경종을 절단하고 신경봉합, 신경이식을 시행할 수도 있다.

정리

발치 후에 통증이 계속되기 때문에, 환자가 다른 통증클리닉과 정신신경과를 떠돌아다니는 결말로 이어질 수 있다. 동시에 인터넷 등을 통해서 환자의 지식은 더욱 고차원이 되고 시술 의사에 대한 의심이 더해진다. 통증은 그 경과가 길수록 정신적 요소가 관련되어 피로와 스트레스로 한층 더 증상이 악화한다. 따라서 현대의 발치는 치과의사 자신이 '신경병증성 통증'의 존재를 충분히 의식하고, 그 병태에서 치료법이나 예후에 이르기까지 풍부한 지식을 몸에 익히며, 환자에게 충분한 informed consent를 실시한 후 해야 한다고 생각한다.

참고문헌

1) Neville BW: Oral & maxillofacial pathology, 2nd ed. Philadelphia; WB saunders, 133, 2002.

2) Daly B, Sharif MO, Newton T, et al: Local interventions for the management of alveolar osteitis(dry socket)(Review), Cochrane Database Syst Rev. 2012 Dec 12; 12: CD006968. doi: 10. 1002/14651858. CD006968. pub2.

3) Hellstein JW, Adler RA, Edwards B, et al: Managing the care of patients receiving antiresorptive therapy for prevention and treatment of osteoporosis: executive summary of recommendations from the American Dental Association Council on Scientific Affairs, American Dental Association Council on Scientific Affairs Expert Panel on Antiresorptive Agents: J Am Dent Assoc, 142(11): 1243-51, 2011.

Q29 수면 이갈이로 인한 악관절증

치과치료 후에 악관절증이 발병했다면 어떤 원인일까?

Masakazu Okubo(大久保昌和)
일본대학 마쓰도치학부 유상의치보철학강좌

A 환자는 62세, 남성. 왼쪽 귀 앞부분의 통증을 주소로 진찰을 받았다. 1개월 전에 상·하악 좌측 견치의 보철장치가 떨어져 나가서 치과의원에서 진료를 받았으며, 새로운 레진 전장관을 장착했다고 한다. 다음 날 아침부터 치아에 통증을 느끼게 되었고, 잠시 상황을 보고 있었지만 1주일 전부터는 기상 시나 식사 중에 왼쪽 귀 앞부분의 통증도 느끼게 되어 치과의원에서 레진 전장관을 제거하였다고 한다. 2일 정도로 치아의 통증은 완화되었지만, 왼쪽 귀 앞부분의 통증이 개선되지 않았기 때문에 저자가 근무하는 병원 악관절교합과에 소개되었다.

의료면접에서 특기 사항은 '고혈압으로 약물치료를 받고 있다', '젊은 시절부터 부인으로부터 코골이와 이갈이가 있다는 지적을 받았다', 또한 '이 결과, 수면 중에 잠을 자주 깬다'고 한다. 신체검사에서는 얼굴 모양이 사각턱이어서 이 악물기에 의한 교근비대가 있으며, 좌우대칭으로 종창은 없다. 하악의 운동범위는 무통 개구량 35mm, 자력 최대 개구량 및 강제개구량은 모두 58mm로, 왼쪽 귀 앞부분에 통증이 있었다. 악관절잡음은 들리지 않고, 불수의운동이나 하악의 편위도 없었다.

악관절 촉진과 하악의 도수적 유도(manual manipulation)로 악관절에 통증이 유발되지 않았다. 저작근 촉진에서는 좌측 교근에서 강한 압통이 있었고, 환자의 주소인 귀 앞쪽의 통증이 재현되었다. 구강 내 진찰에서는 상·하악 좌측 견치는 지대치 축조된 상태이며, 전악에 걸쳐 광택이 있는 치아의 교모와 쐐기형 결손(설상결손)이 관찰되었다. 영상검사에서는 악관절의 변형이 관찰되지 않았다. 이상의 소견으로 수면 이갈이와 관련된 좌측 악관절증(저작근통장애)으로 진단했다. 그리고 의료면접과 신체검사 소견에서 저작근통장애의 발병에 보철치료와 수면 이갈이가 관여된 것으로 의심하였다.

이갈이(bruxism)의 정의

이갈이에는 다양한 정의가 있어서 임상에서 혼란을 초래하는 요인이 되고 있다. 현시점에서 세계의 공감대를 얻기 위하여, 국제적인 이갈이 연구자 그룹은 "Bruxism is a repetitive jaw-muscle activity characterized by clenching or grinding of the teeth and/or by bracing or thrusting of the mandible. Bruxism has two distinct circadian manifestations: it can occur during sleep (indicated as sleep bruxism) or during wakefulness (indicated as awake bruxism)."라는 정의를 제안하고 의견을 모으고 있다. 미국구강안면통증학회의 지침서 제5판에도 이 제안을 채용하여, 이갈이의 정의를 변경하였다. 한편, 미국수면의학회의 국제수면질환 분류 제2판에서는, 수면 이갈이를 '수면 중에 일어나는 이갈이나 이 악물기로 특징되는 하악의 불수의운동'이라고 하며, 수면 관련 운동이상증(sleep-related movement disorders)으로 분류하고 있다. 또한 각성 시 이갈이에 관해서는 비기능적인 치아의 접촉이나 치아의 접촉 습관 등의 관점에서 연구되고 있다.

수면 시 및 각성 시로 분류되는 이갈이의 확정진단을 하기 위해서는, 각각 수면다원검사와 근전도검사가 필요하다. 그러나 임상적으로는 설비와 시간, 비용 등의 문제로 인해 어렵고, 휴대형 근전계나 바이트스트립(Bitestrip: 교근부에 붙이는 1 channel의 근전도계, Great Lakes Co.)과 같은 간편한 검사법이 개발·연구되고 있다. 따라서 현재로는 환자의 자기신고와 임상검사 결과로 이갈이의 가능성을 추정하고 있는 것에 지나지 않는다. 이런 점에서 수면 이갈이에 관해서는 국제수면질환 분류에서 표 1과 같은 임상진단 기준을 제시한다.

수면 이갈이는 치과에서 오랫동안 교합이 원인으로 생각되어 왔지만, 수면의학연구를 통해 현재는 수면주기와 관련된 중추신경계 흥분에 의한 미세각성(microarousal)이 계기라는 것이 분명해지고 있다.

A 이 증례에서 저작근통장애의 발병 기전은, 보철장치의 장착에 의해 수면 이갈이가 일어난 것이 아니라 수면 이갈이를 가지는 악구강계에 조화되지 않았던 보철장치가 장착되었기 때문에 힘 조절에 변화가 생겨 저작근통장애를 일으킨 것으로 생각된다. 또한 이러한 경우에, 이상적 교합을 부여해서 증상을 해결하려는 생각은 현재는 부정되고 있고, 초기 치료는 보존요법이 그 중심이 된다.

치료와 관리는 수면장애의 가능성과 수면 이갈이에 대해 자세히 설명하고, 치과치료로 이갈이를 멈추게 할 수 없지만 구강내장치로 악구강계를 보호하는 대책이 있다는 것을 이해시킨다. 저작근통장애의 대증요법으로, 식사지도나 낮 동안 비기능적인 치아의 접촉을 피하게 하고 하악을 안정하게 유지하는 등의 자기관리법을 지도하며, 치아에 관해서는 상·하악 좌측 견치에 임시피복관을 제작해서 경과를 관찰하였다. 그림 1에 보철장치를 임시장착하고 있는 구강내 사진을 보여 주고 있다. 저작근통장애는 지도한

표 1. 수면이갈이의 임상진단 기준

환자가 수면 중에 이를 가는 소리와 이 악물기를 자각하고 있다.
다음 중 하나 이상이 존재한다. ① 치아의 비정상적 마모 ② 턱근육의 불쾌감, 피로와 통증 ③ 수의적인 강한 악물기에 의한 교근비대
악근육의 활동성이, 따로 존재하는 수면장애나 의학적 혹은 신경학적 이상, 치료약의 사용이나 다른 약물에 기인하고 있다고 설명하기 어려운 것

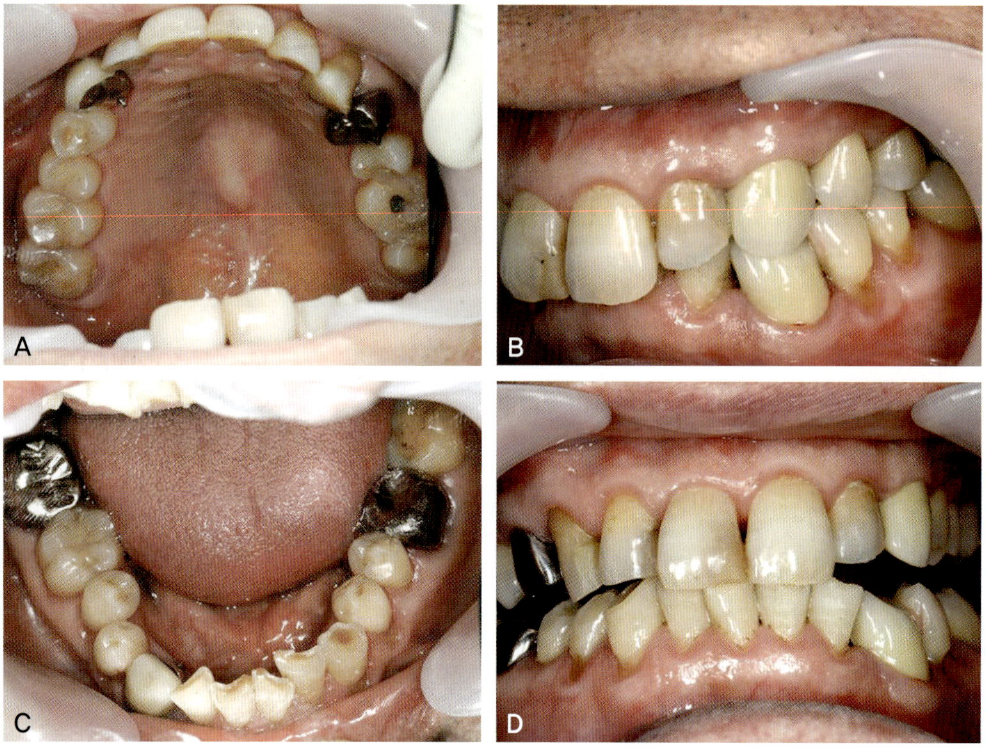

그림 1. 보철장치가 임시장착된 구강내 사진. **A** 상악의 구강내 사진(거울상). **B** 하악 좌측 운동 시(교모된 전치, 소구치와 조화된 유도가 부여됨). **C** 하악의 구강내 사진(거울상). 상아질에 이르거나 활택한 교모면과 쐐기형 결손이 관찰된다. **D** 하악 전방 운동 시.

자기관리로 완화된 덕분에, 상·하악 좌측 견치에 임시복원 과정(provisional restoration)을 거쳐 보철장치를 제작하여, 임시장착을 한 다음 주의 깊게 관찰하였다. 수면 이갈이에서 악구강계가 받는 힘을 조절하고, 더 이상의 교모를 예방하며, 치아와 보철장치를 보호할 목적으로 스플린트를 제작하였다. 코골이나 수면무호흡증후군이 있는 경우 증상을 악화시킬 가능성을 설명한 후, 야간 장착을 지도하였다. 수개월 후 내원 시에 스플린트의 마모가 있어서 수면 이갈이가 계속되고 있다고 생각했지만, 저작근통장애가 다시 나타났다고 확인되지는 않았다.

Q30 청소년의 악관절증 관련 증상

원인 불명의 하악과두흡수와 탈구는 hypermobility와 grinding이 원인인가?

Koichi Wajima(和嶋浩一)
게이오대학 의학부 치과 · 구강외과학교실

A 악관절증과 관련되어 흥미로운 병태로, 청소년에서 보이는 hypermobility를 수반한 악관절탈구와 하악과두흡수에 의한 전치부 개교합이 있다. 저자 개인적 의견이지만, 양자의 원인으로 hypermobility와 grinding의 합병을 추정하고 있다. 조기에 정확하게 진단하고 grinding에 대응함으로써 증상을 통제할 수 있다고 생각한다. 다음에 증례를 들어 진단과 치료를 해설한다.

일본에서 난치병 대책으로서 행해지고 있는 난치성 질환 연구의 하나로 진행성 하악과두흡수(progressive condylar resorption; PCR)와 과잉운동증후군(hypermobility syndrome)이 있다. 과잉운동증후군은 전신에 걸쳐 복수의 관절에 과가동을 초래하는 증후군이다. 가족에 발생이 집중되는 경우도 있고, 결합조직 관련 여러 원인에 의한 선천성 이상 혹은 유전성 질환이라고 생각되지만 상세한 것은 알려지지 않았다. 증상은 전신에 있는 복수의 관절 불안정성(가동범위의 증가, 관절 과가동)에서 관절탈구, 아탈구, 관절의 변형으로 진행하는 경우가 있다.

진행성 하악과두흡수는, 하악과두 형태의 진행성 흡수 변화와 그에 따른 같은 부위의 현저한 체적 감소로 정의되며, 하악지 높이의 단축과 하악후퇴 등에 의한 전치부 개교합 등을 나타내는 병태로서 특발성 하악과두흡수(idiopathic condylar resorption; ICR)라고도 한다.

일본의 조사에서 성차는 남:여=1:10으로, 여성에서 압도적으로 많다고 하는 유럽과 미국 여러 나라의 보고와 동일하다. 환자의 연령분포는, 특발성인 10대, 20대를 중심으로 한 청소년 증례와 50대 이상의 자가면역질환 병발 증례로, 대체적으로 2상의 분포를 나타낸다. 원인은 전혀 알 수 없으며, 연령과 기저질환 등의 상태에 따른 것이라는 설과 하악과두에 가해지는 비정상적인 압박과 견인 등에 의한 것이라는 설이 유력하다.

증례 1: 습관성 탈구, 간헐적 잠김(lock)

환자: 16세, 여성, 고교생, 158cm, 45kg

주소: 악관절탈구, 식사 때의 개구장애, 개구 시 클릭

중학생 시절부터 입을 크게 벌릴 때 자주 탈구가 일어났다. 또한 밤에 잠을 자는 동안에도 탈구가 일어나는 것을 느끼고, 아침에 일어날 때 탈구가 있기도 했다. 식사 중에 단단한 것을 씹을 때 입이 잘 안

벌어지는 것을 경험하기도 했다. 우식치료를 위해 사는 곳 근처의 치과를 방문하여 치료 중에 악관절탈구가 발생했다. 탈구의 정밀한 검사와 예방을 목적으로 소개되어 왔다.

기왕력: 없음

알레르기: 없음

상용약: 없음

발치력: 없음

현증

자력 최대 개구량은 60mm로, 자력으로 최대로 개구했을 때 양쪽 악관절이 탈구되어 폐구가 곤란해진다. 양쪽 악관절에서 개·폐구 시에 클릭이 나타난다. 또한 저작을 할 때 단단한 음식을 씹는다면 개구곤란이 발생한다. 이러한 증상에 따라 일상생활에 큰 차질을 빚고 있다(그림 1).

수조작으로 하악과두의 활주 상태를 검사하면, 긴장을 주지 않고 전방으로 견인하는 경우 관절결절을 넘어 크게 전방으로 활주하였다. 교합은 안정되어 있지만 좌·우 견치에서 grinding에 의한 것으로 생각되는 현저한 교모가 관찰되었다.

파노라마 방사선사진에서는 하악과두에 현저한 변형은 관찰되지 않았지만, 악관절 부위에서 통상적으로 보이는 관절결절(articular tubercle, articular eminence)의 높이가 거의 없고, 관절와에서 전방으로 거의 평탄해져 있었다(그림 2).

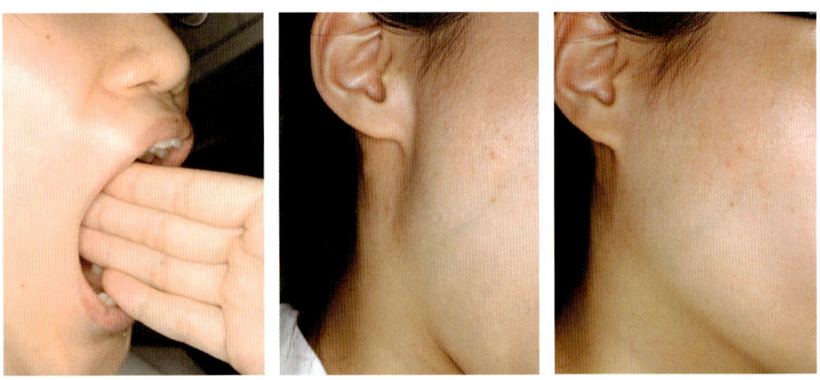

그림 1. 증례 1의 초진 때. 입을 크게 벌리면 하악과두가 크게 전방으로 활주하여 전이부의 하악 후연에 함몰이 생긴다.

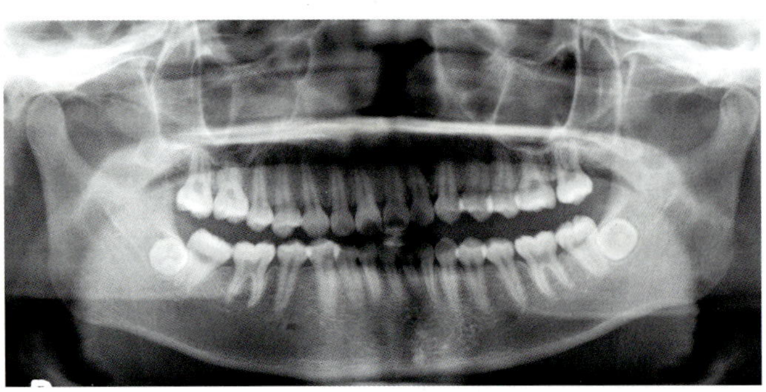

그림 2. 같은 환자의 초진 시 파노라마 방사선사진.

전신 관절의 과잉 가동성을 의심해서 손목을 굽히게 했을 때 엄지손가락을 손목에 거의 닿을 정도로 굽힐 수 있었다. 또한 신전시키면 엄지손가락을 손목과 평행이 될 때까지 신전할 수 있었다(그림 3, 4).

손과 발의 관절 가동성에 대해서도 질문한 결과, 가동성이 큰 것으로 나타나서 전신의 관절에 hypermobility가 있는 것으로 추정하였다. 또한 가족성이 확인되었다.

주 병태: 양쪽 하악과두의 과잉 가동성으로 인한 악관절탈구

수반 병태: 관절결절의 평탄화, 간헐적 잠김을 동반한 정복성 관절원판전위

추정 원인: 전신 관절 hypermobility, grinding

악관절탈구의 직접적 원인은, 관절결절의 높이가 거의 없고 관절와에서 전방까지 거의 평탄하게 되어 있다는 것이다. 거기에 더하여 하악과두의 가동성이 너무 커서 입을 크게 벌릴 때에는, 전방으로 전위되어 있던 관절원판이 후방으로 전위되어 하악과두가 후방으로 돌아가려고 할 때 쐐기로 작용해서 폐구가 잘 안 되는 것으로 추정된다. 또한 식사 중에 단단한 음식을 씹으면 정복성 관절원판전위가 비정복성 관절원판전위로 되어 개구가 곤란해지는 것으로 추정된다.

대응과 경과

상악에 측방유도가 있는 stabilization type splint를 제작해서 취침 시에 사용하게 했다(그림 5). 측방유도는 교합평면에 대해 약 60°의 각도로 해서 grinding 시에 하악과두의 운동이 활주에서 회전이 되도록 하였다. 유도의 높이는 사용 후에 grinding에 의한 마찰 흔적을 확인해서 견치가 타 넘지 못하도

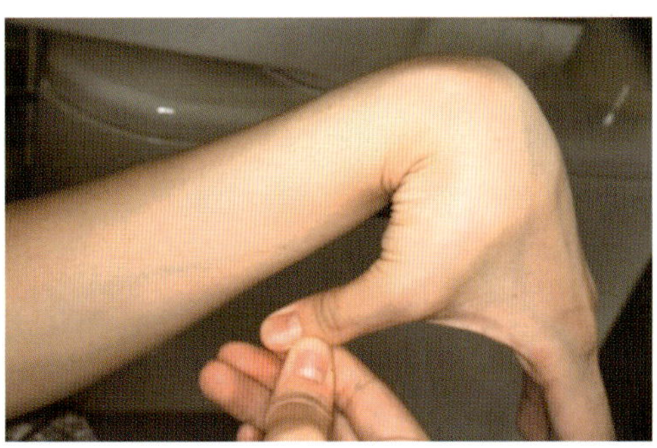

그림 3. 손목의 굴곡(장굴, palmar flexion of wrist joint).

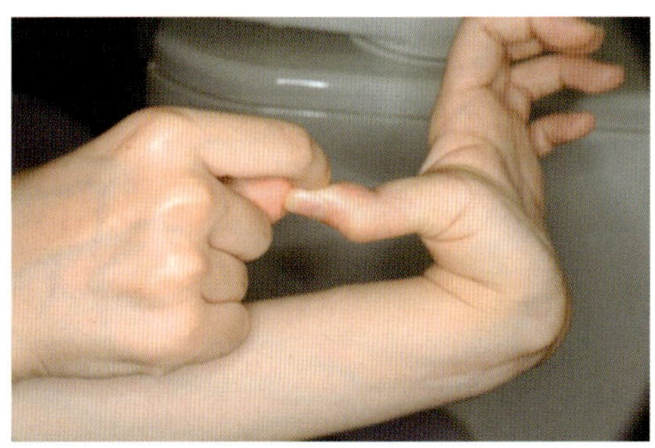

그림 4. 손목의 신전(배굴, dorsal flexion of wrist joint).

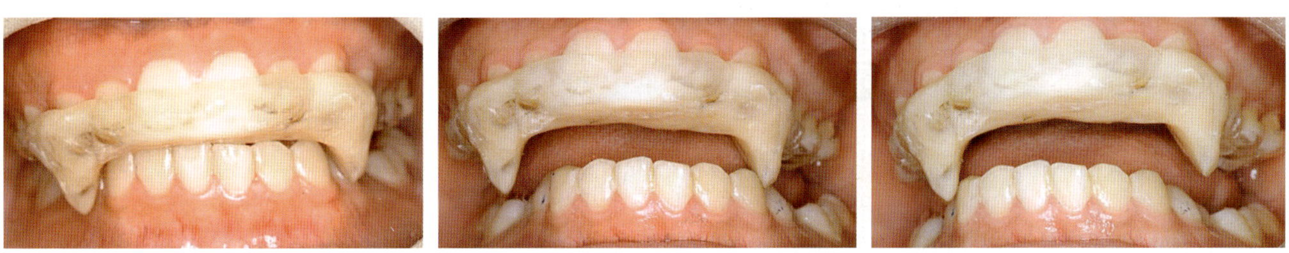

그림 5. 상악에 측방유도가 있는 stabilization type splint를 제작하였다.

록 하였다. 스플린트의 사용에 의해 취침 중 탈구는 일어나지 않게 되었으며 저작 시의 closed lock도 없어졌다. 스플린트 장착 후 2년이 경과했을 때 정복성 관절원판변위에 의한 클릭의 진동은 있었지만 탈구, 간헐적 잠김 등은 없었고, 경과는 양호하였다.

증례 2: 하악과두흡수에 의한 전치부 개교합 치어리더증후군(cheerleaders syndrome)

환자: 21세, 여성, 대학생, 162cm, 53kg

주소: 앞니가 닫히지 않는다(그림 6).

3년 전(18세 때) 앞니로 음식을 씹을 수 없는 것을 알고 거울을 보니 앞니 사이에 공간이 있었다. 통증이 없고 악화하는 낌새가 없었기 때문에 방치하고 있었다. 최근 구직활동을 하고 있는데, 전치 개교가 신경이 쓰여 교정전문의를 방문했다. 교정의가 진행성 악변형증의 혐의가 있다고 하여 소개받아 왔다.

기왕력: 없음

알레르기: 없음

상용약: 없음

발치력: 없음

음주력: 없음

흡연력: 없음

현증

교합 시, 최후 구치(제2대구치)만 교합하고 그 이외의 치아는 모두 이개되어 있다.

수조작으로 하악과두의 활주 상황을 검사할 때 전방으로 견인하면 관절결절을 넘어 크게 전방으로 활주한다.

자력 최대 개구량 40mm, 강제 최대 개구량 47mm, 하악과두활주는 이상 없음, 우측 악관절 전방 견

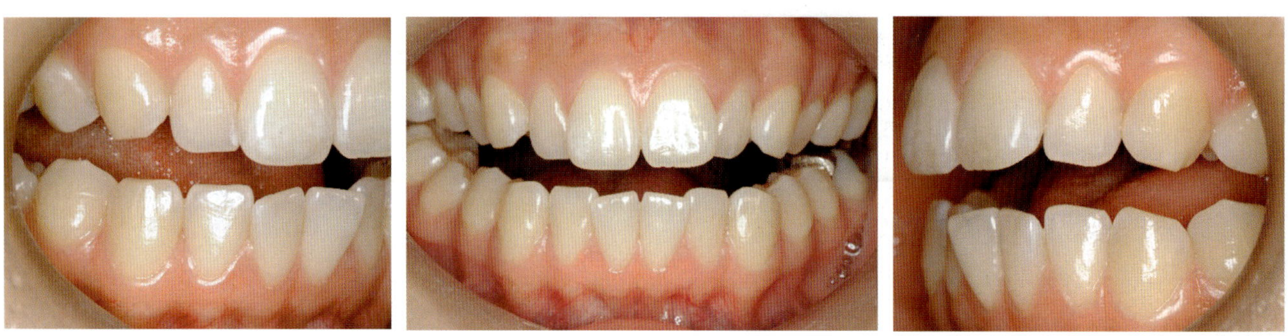

그림 6. 증례 2의 초진 시 구강내 사진.

인 시 유발통(+), 양쪽 crepitus(+), 우측 교근, 측두근 압통 경도(+)

교합 상태: Over jet 1mm, Over bite −3mm. #17, 27, 37, 47만 교합접촉을 하고, 다른 치아는 이개되어 있다. 하악 정중선이 약간 우측으로 편위되어 있다. #13, 23, 33, 43에는 이 악물기에 의한 것으로 생각되는 첨두의 교모가 명확하게 관찰되었다.

파노라마 방사선사진의 소견으로서 하악지 길이에 좌·우차가 있다. 우측 하악과두에 현저한 변형은 관찰되지 않지만 우측 하악지가 약간 짧고, 관절절흔(mandibular notch)을 기준으로 한 하악과두의 높이가 확실히 낮다(그림 7).

전신 관절의 과잉 가동성에 대한 검사로서 손목을 구부려 보았는데, 엄지손가락을 손목에 거의 붙는 정도로 굽힐 수 있었다(그림 8). 또한 엄지손가락을 손목과 평행이 될 때까지 신전할 수 있었다. 손과 발의 관절의 가동성에 대해서도 질문을 했는데, 발목의 관절 가동성이 크게 안정되지 않았기 때문에 하이힐을 신지 못하는 것으로 나타났다. 전신의 관절에 hypermobility가 있음을 추정할 수 있었다. 또한 가족성도 확인되었다.

주 병태: 우측 하악과두흡수(좌측은 현저하지 않음)

수반 병태: 우측 관절돌기(condylar process)가 단축된 결과로 인한 전치부 개교합

추정 원인: 전신 관절 hypermobility, grinding

정면에서 교합을 보았을 때 명확하게 전치부 개교합이 관찰되고, 좌·우 견치에 큰 교모가 있는 것으로 보아 본래는 교합접촉이 되는 위치에 있었을 것으로 추정할 수 있다. 또한 파노라마 방사선사진에서는 우측 관절돌기의 단축이 있으며 이로 인해 하악지가 단축되는 결과를 가져와서, 최후방 구치를 축으로 하악이 회전하여 전치부 개교합이 발생하였을 것으로 추정할 수 있다. 여성이며, 18세 때 발생한 것은 역학적 특성에 부합되는 것이다. 원인으로서 견치의 교모 정도로 보아 강한 grinding이 있었을 것으로 추정되며, 게다가 hypermobility가 합쳐져서 하악과두에 과잉의 부하가 가해짐으로써 흡수되었을 것으로 추정된다.

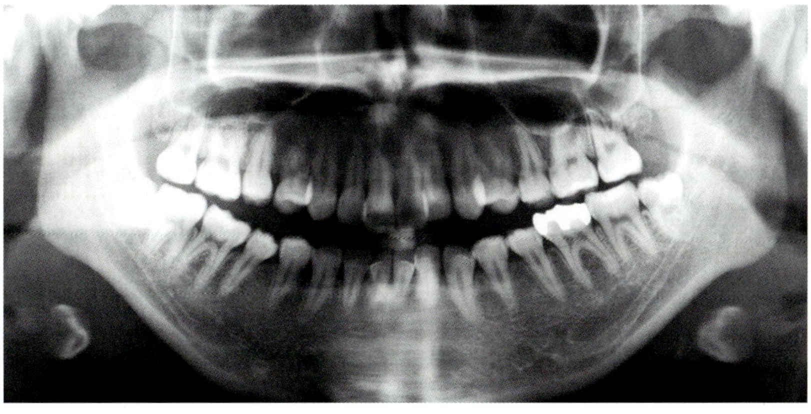

그림 7. 같은 환자의 파노라마 방사선사진.

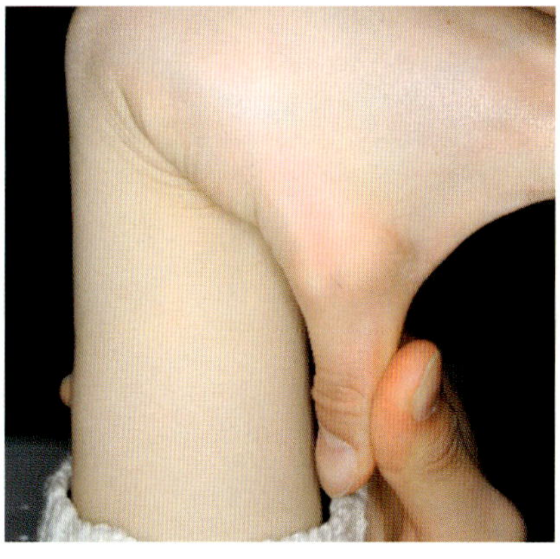

그림 8. 엄지손가락의 굴곡(장굴).

대응과 경과

현재, 우측 악관절을 가볍게 전방으로 당기면 유발통과 염발음(crepitus)이 나타나지만, 파노라마 방사선사진에서 하악과두에 피질골이 관찰되므로 진행되지는 않는 것으로 추정되어, 골 scintigraphy를 통한 골변화의 확인은 실시하지 않았다. 강한 grinding이 현재도 계속되고 있는 것으로 추정되므로, 상악에 측방유도가 있는 stabilization type splint를 제작해서 잠잘 때 사용하게 했다. 측방유도의 자세한 내용은 앞에서 기술하였다. 스플린트 장착 후 1년이 경과한 현재, 악관절에 증상이 없고 교합 상태에도 더 이상의 변화는 없었다. 차후에 교정치료를 시행할 예정이다.

Hypermobility와 grinding에 의한 관절결절(articular tubercle) 평탄화와 하악과두흡수의 가능성

이번에 제시한 청소년에서 나타난 hypermobility에 따른 악관절탈구와 하악과두흡수에 의한 전치부 개교합 증례는, 국가가 실시하고 있는 난치성 질환 연구의 하나인 hypermobility에 grinding이 추가됨으로써, 이 또한 난치성 질환 연구의 하나인 진행성 하악과두흡수가 생기거나 관절결절의 흡수가 생겨 습관성 탈구에 이르렀다고 추정되는 증례이다.

원인으로 생각되는 hypermobility는 선천적 이상, 유전성 질환이라고 생각되므로 통제할 수 없다. 또한 grinding도 멈추게 할 수 없지만, 측방유도가 있는 스플린트를 사용해서 악관절에 과잉의 부하가 가해지는 것을 방지할 수 있다고 생각된다. 향후에 증례를 늘려서 경과관찰을 계속하여 유도가 있는 스플린트의 유효성을 보여 주도록 한다.

참고문헌

1) 進行性下顎頭吸収(PCR)(平成21年度) 難治性疾患研究班情報(研究奨励分野) http://www.nanbyou.or.jp/entry/559.

2) 過剰運動〈hypermobility〉症候群類縁疾患(平成22年度) 難治性疾患研究班情報(研究奨励分野) http://www.nanbyou.or.jp/entry/710.

3) Wolford LM: "Idiopathic condylar resorption of the temporomandibular joint in teenage girls(cheerleaders syndrome)". Proceedings (Baylor University. Medical Center), 14(3): 246–252. (2001) PMC 1305829. PMID 16369629.

4) Fonseca Raymond J: Oral and Maxillofacial Surgery: Temporomandibular disorders, Elsevier Health Sciences, 2000.

Q 31

근육 · 근막성 치통

근육 · 근막성 치통은 어떻게 치료하나?

Osamu Komiyama(小見山 道)
일본대학 마쓰도치학부 악구강기능치료학강좌

A 어떤 치료법이 있는가?

비치원성 치통의 진단에 대해서는 제1장 Q13(p.55)에 기재했다. 이번 절에서는 근육·근막성 치통 대응을 생각한다. 일반적으로 근육·근막성 치통의 치료는 생활지도, 물리치료, 약물치료, 스플린트 요법 등이 선택된다. 기본적으로 악관절증의 저작근장애 대응과 동일하므로 일반 치과의사도 충분히 할 수 있다.

생활지도란 무엇을 하는 것인가?

근육·근막성 치통에 대한 대응으로 우선 장애가 있는 근육을 안정시킨다. 따라서 바게트 같은 프랑스빵이나 오징어, 혹은 섬유질로 딱딱한 음식의 섭취를 제한한다. 식사에 관한 대화는 신뢰감(rapport) 형성에 도움이 되고, 치료 효과 향상으로 이어지기 쉽게 만든다. 또한 껌 등을 장시간 씹는 것도 제한한다.

최근에 그 위해성이 뚜렷해지고 있다. 낮 동안에 상·하악 치아를 접촉하는 습관(tooth contacting habit; TCH)의 대응이 필요하다. TCH는 텔레비전 시청 때나 장시간의 컴퓨터 작업 등에서 나타나기 쉽다. 텔레비전이나 컴퓨터의 한쪽 구석에 스티커나 사진 등을 붙여 놓고 그것을 보며 상·하악 치아의 접촉을 확인하며, 만약 접촉하고 있다면, 떼어 놓는 행동을 반복한다(reminder)(그림 1). 낮 동안에 강한 이 악물기를 자각하고 있는 경우, 즉 주부의 부엌일이나 취미활동에서의 신경 집중 또는 육체적 부하에

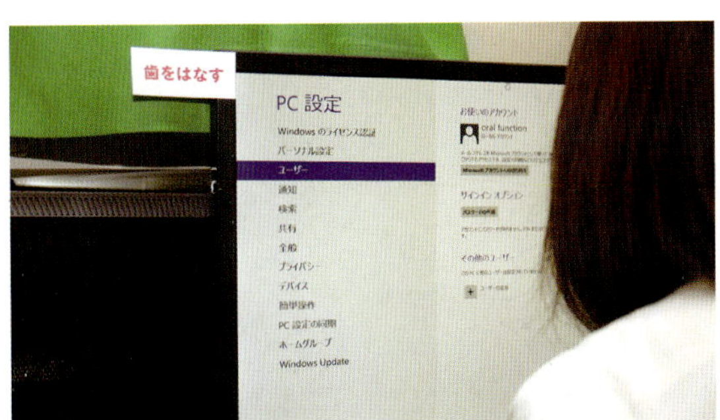

그림 1. 낮 동안의 상·하악 치아의 접촉습관(tooth contacting habit; TCH)에 대한 대응. 컴퓨터 모니터 등 눈에 띄는 곳에 "이를 떼어라."와 같은 문구가 기재된 스티커를 붙여 둔다.

수반된 이 악물기가 있을 때는 그 대응을 지도한다. 개선하기 어려운 경우에는 환자의 일상생활 상황을 상세히 물어보고 문제 대응 등을 지도할 필요도 있다.

물리치료란 무엇을 하는 것인가?

근육·근막성 치통의 치료로서 반드시 실시해야 하는 것은 저작근 마사지이다. 아침·저녁 5~10분간 하도록 지도한다. 특히 목욕할 때 근육을 따뜻하게 하도록 지도한다. 지도할 때는, 처음에는 치과의사가 환자의 손을 잡고 환자 자신의 손가락으로 치통을 유발하는 부위를 확인하며, 원을 그리듯이 통증이 조금 발생할 정도의 힘을 가하도록 지도한다(그림 2). 그 후, 환자 자신이 양쪽의 근압통이 같아질 때까지 계속하도록 한다. 이것은 직접적인 근육 자극 효과도 있지만, 하악을 이완시켜서 하기 때문에 TCH나 이 악물기 습관이 있는 환자에게 '평소에 치아가 접촉하지 않고, 근육도 긴장하지 않는' 것을 경험하고 인식시키는 2차적 효과도 있다.

또한 근육의 스트레칭은 순환장애를 개선함으로써 통증을 완화시킬 가능성이 있다. 얼굴을 약간 위를 향하게 한 채 엄지손가락을 상악 견치에, 검지손가락을 하악 측절치에 대고 거울을 보면서 손가락을 비틀어 입을 벌리도록 지도한다(그림 3). 어려울 때는 한쪽씩 교대로 해도 좋다. 최대로 입을 벌려서 긴장한 상태에서 조금 힘을 주어, 천천히 수를 세면서 10초 정도의 스트레칭을 아침과 저녁 5~10회 실시하도록 지도한다. 이것 역시 목욕할 때 하면 된다.

약물요법에서는 무엇을 사용할까?

근육·근막성 치통은 비염증성이기 때문에 아세트아미노펜을 선택한다. 염산티자니딘(tizanidine HCl) 등의 중추성 근이완제도 사용한다. 티자니딘에는 α_2 자극작용이 있으며 중추에서의 조절적인 진통효과도 기대되어 적극적으로 사용하고 싶지만 의과 의뢰가 필요하다. 또한 벤조디아제핀계 약물은 GABA 수용기를 통한 진통작용에 더해 근이완작용이 있지만, 습관성을 고려하여 사용은 몇 주 이내로 제한한다.

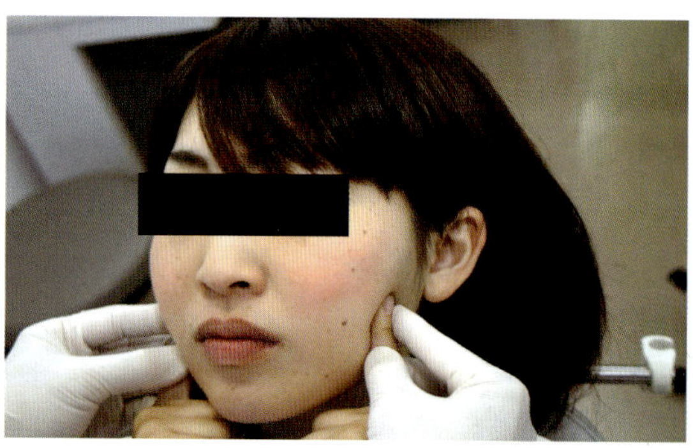

그림 2. 저작근 마사지. 환자 자신의 손가락으로 치통을 유발하는 부위를 확인하고 원을 그리듯이 통증이 약간 생길 정도의 힘으로 마사지를 지도한다.

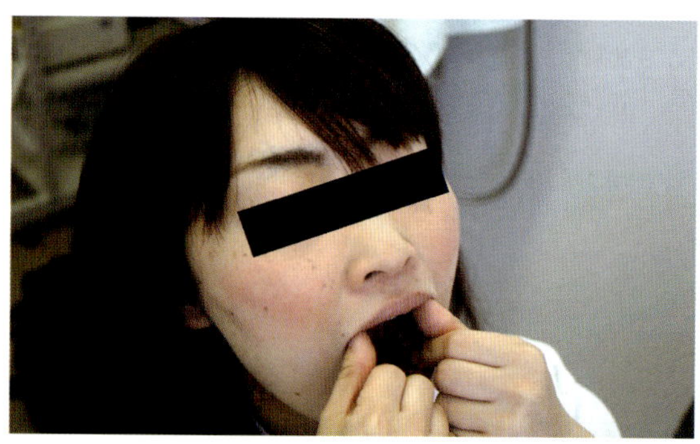

그림 3. 저작근의 개구 stretching. 엄지손가락을 상악 견치에, 집게손가락을 하악 측절치에 대고 거울을 보면서 손가락을 비틀어 똑바로 개구가 되도록 지도한다.

난치성의 근육·근막성 통증에 대하여 저용량의 항우울제(10mg 정도의 아미트리프틸린)도 유효하다.

스플린트 요법은 유효한가?

악관절증의 근육장애에 대한 스플린트의 유효성은 플라세보(placebo)에 비해 유의한 차이가 없다고 하는 논문이 있다. 그러나 스플린트는 이갈이를 일시적으로 억제하기 위해서 이갈이에 기인하는 급성 근육통에는 유효하다고 생각된다. 다만, 이갈이 자체를 막는 것이 아니라 이갈이로 인해 발생하는 근육 증상에 효과가 있다. 또한 심각한 부작용으로서 장기간 계속 사용으로 인해 생기는 전치부 개교합에 대한 주의가 필요하다. 교합과 관련된 치료로서 교합조정은 효과가 없다. 일본악관절증학회의 악관절증 치료 지침(guideline)은 악관절증 환자에게 증상 개선을 목적으로 자연치의 교합조정은 실시하지 말 것을 추천하고 있으며, 이러한 지침은 근육·근막성 치통에도 적용할 수 있다고 생각된다.

그 밖에 효과가 있는 치료법이 있는가?

발통점 주사(trigger point injection)는 감별진단 목적이나 치료 목적으로도 유용하다. 근압통점에 1% 리도카인 혹은 이에 준하는 국소마취제 2~5mL 정도 주입한다. 효과가 있으면 연관통으로서 치통이 완화된다. 국소마취제의 효과가 소실된 후에도 효과의 지속을 얻을 가능성이 있다(그림 4).

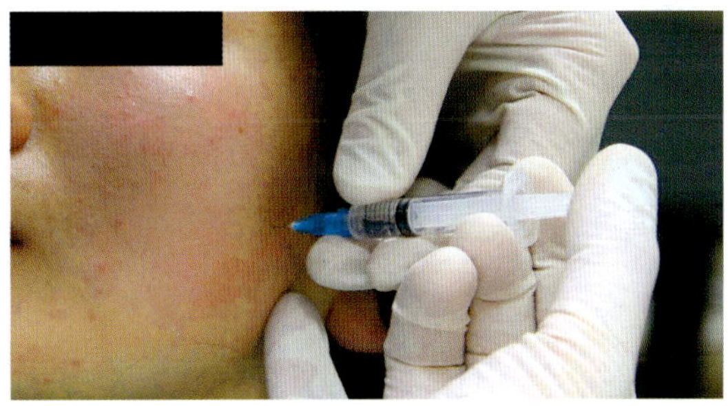

그림 4. 좌측 교근에 대한 발통점 주사. 1% 리도카인 혹은 이에 준하는 국소마취제 2~5mL 정도를 주입한다. 감별진단의 목적으로도, 치료로도 유용하다.

정리

앞의 환자(제1장 Q13, p.55 참조)에서는, 교근에 대한 발통점 주사로 치통의 소실을 확인한 후 홈 케어와 물리치료를 시행한 결과, 치통이 완화되어 근관치료로 이행하지 않고 보철치료를 실시했다. 근육·근막성 치통은 악관절증의 저작근장애와 같은 병태이며, 적절한 진단으로 불필요한 치료를 실시하지 않고, 환자의 불안을 제거하며, 치료하는 것이 중요하다. 치과의사로서 치아의 통증에 대해 '적절한 치아의 치료를 시행 안 하는 기술'을 몸에 익히고 싶은 것이다.

참고문헌

1) 日本口腔顔面痛学会診療ガイドライン作成委員会(編): 非歯原性歯痛診療ガイドライン. 日本口腔顔面痛学会雑誌, 4(2), 2011.

2) 日本口腔顔面痛学会: 口腔顔面痛の診断と治療マニュアル. 医歯薬出版, 2013.

3) 日本顎関節学会初期治療ガイドライン作成委員会: 顎関節症患者のための初期治療診療ガイドライン 咀嚼筋痛を主訴とする顎関節症患者に対するスタビライゼーションスプリント治療について. 2010.

Q32

근육성 악관절증: 진단 · 치료

폐구근인 교근이 개구 시에 통증을 느끼는 이유는 무엇인가?

Setsuhiro Hara(原 節宏)
일본치과대학부속병원 종합진료과 악관절증진료센터

A 근육성 악관절증에서 폐구근인 교근에 개구 시 통증이 생기는 이유는 교근에 근육·근막통이 발생하는 경우와 개구 시에 작용하는 근육 군의 근육·근막통에 의한 연관통이 교근에 발생한 경우를 생각할 수 있다.

근육성 악관절증의 근육 · 근막통

악관절증에는 관절의 문제보다도 근육의 문제로 생기는 근육성 악관절증이 많다. 미국구강안면통증학회(AAOP)의 최신 지침[1)]에 있는 악관절증의 분류에 의하면, 구강안면 영역에 국한된 근육 통증으로 ① 근육통(국소성 근육통, 방산통을 수반하는 근육·근막통, 연관통을 수반하는 근육·근막통), ② 건염, ③ 근염, ④ 경련(spasm) 등 4종류가 병태로 분류되어 있다(제2장 Q23, p.92 표 1 참조).

이중 국소성 근육통과 건염은 염증성의 병태이기 때문에, 투약하고 안정을 취하면서 시간이 경과하면 며칠 만에 증상이 소실된다. 경련(spasm)은 매우 드문 사례이기 때문에 여기서는 근육성 악관절증에서 주의해야 할 근육·근막통에 대해서 설명한다.

근육·근막통에 대해서는 AAOP guideline뿐만 아니라 악관절증(TMD)의 국제적 진단기준으로 표준적으로 이용되고 있는 diagnostic criteria for TMD(DC/TMD)에서도 주요 병태로 다루어지고 있다[2)].

근육·근막통은 PC 자세 등 일정한 자세를 계속 취하거나 혹은 추운 환경에서 장시간 생활하는 등의 아무렇지도 않은 일상생활에서의 부하의 반복에 의해 서서히 축적하는 근막의 구축(contracture)에 의한 허혈 상태가 통증 감각을 전달하는 신경을 흥분시킴으로써, 심부통 및 방산통을 발생시키는 병태를 말한다[3)].

근육·근막통은 구축하고 있는 근막 부분이 움직이는 곳에서 발생하는데, 질문에서와 같이 폐구운동에 의한 근육의 수축뿐만 아니라 개구 시의 신전에 의해서도 통증을 전달하는 신경이 흥분하기 때문에 통증이 발생한다. 따라서 폐구근인 교근이 개구(신전) 시에 통증을 일으킨다.

근육의 촉진 및 압통검사의 포인트

DC/TMD는 통일된 설문지, 세심한 의료면접(문진), 진료대 옆(chair side)에서 간편하게 실시하는 임상검사(개구량 측정과 근육의 압통검사 등) 등을 통해서 진단이 도출되는 사양으로 되어 있으며 악관절증을 적절히 진단할 수 있다(그림 1).

악관절증의 주요 병태 중 하나인 근육·근막통의 진단은 임상 소견으로 판단한다. 주소의 통증이 자발통이든, 운동통이나 압통이든, 통증의 종류가 심부통 혹은 방산통이며 자극에 의해 주소의 통증이 재현되어서 연관통(제2장 Q23, p.92 참조)이 생기는 경우 그 통증은 근육·근막통으로 확정진단을 할 수 있다.

근육·근막통은 일상생활에서의 부하의 반복이 진행되다가 갑자기 혹은 어떠한 동작을 계기로 발병하기 때문에, DC/TMD에서는 일상생활에서의 반복적인 부하로 악관절증의 발병이 많은 교근과 측두근을 대표적인 근육으로 촉진 및 압통검사를 실시한다. 악관절부의 압통검사는 0.5kg, 안면 및 저작근은 1.0kg, 두경부의 근육은 2.0kg으로 하도록 해서, 근조직의 양, 두께, 골과의 위치관계 등에 따라 촉진압을 바꿀 것을 추천하고 있다(표 1).

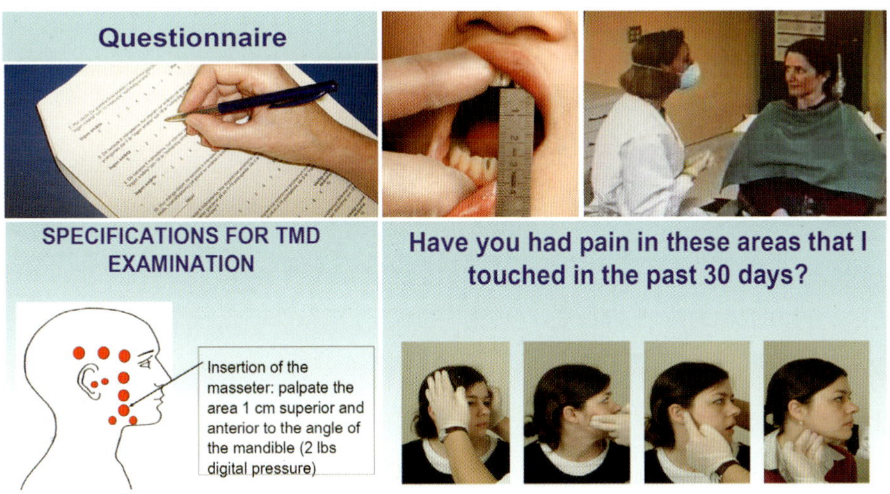

그림 1. Diagnostic criteria for TMD(DC/TMD)는 설문지, 세심한 의료면접, 임상검사(개구량 측정, 근육 촉진 등) 등을 바탕으로 진단한다. (참고문헌[2]에서 인용 수정.)

표 1. 악관절부 및 두경악부 근육의 촉진 및 압통검사 부위와 주의점

촉진 부위
악관절부 • 관절낭 외측부와 후방부
저작근부 • 교근부, 측두근부
주의점
악관절부는 약압(0.5kg), 안면의 근육은 중압(1.0kg), 두경부의 근육은 표준압(2.0kg)으로 실시
관절낭 후방부는 개구시킨 상태에서 실시
압통검사계나 force meter 등을 이용해서 검사 재현성을 향상시킴

손가락에 의한 압통검사는 재현성의 문제가 지적되고 있다. 보다 정확한 재현성으로 촉진 및 압통검사를 실시하기 위해서는 악안면 영역 전용의 압통검사계(pressure algometer)나 공업용으로 이용되고 있는 범용형 force meter를 적용할 수도 있다. 이러한 압통검사계를 준비하지 못할 경우에는 손가락으로 압통검사를 실시하게 되지만, 정확도와 재현성을 높이기 위해서 접시저울을 이용해서 평소에 연습을 하면 좋다(그림 2).

근육 · 근막통에 대한 치료

근육성 악관절증에 대한 치료의 기본적 개념은, 다음과 같이 세계적으로 의견이 모이고 있다.

① 환자의 안전성을 최우선으로 하여 비침습적인 치료를 먼저 선택한다(primary care).

② 환자교육, 자가요법(self-care, home care)과 병행하여 전문적인 관리를 실시한다.

근육성 악관절증에서 많이 나타나는 근육·근막통의 치료는 안정을 취하기보다는 일찍부터 stretching

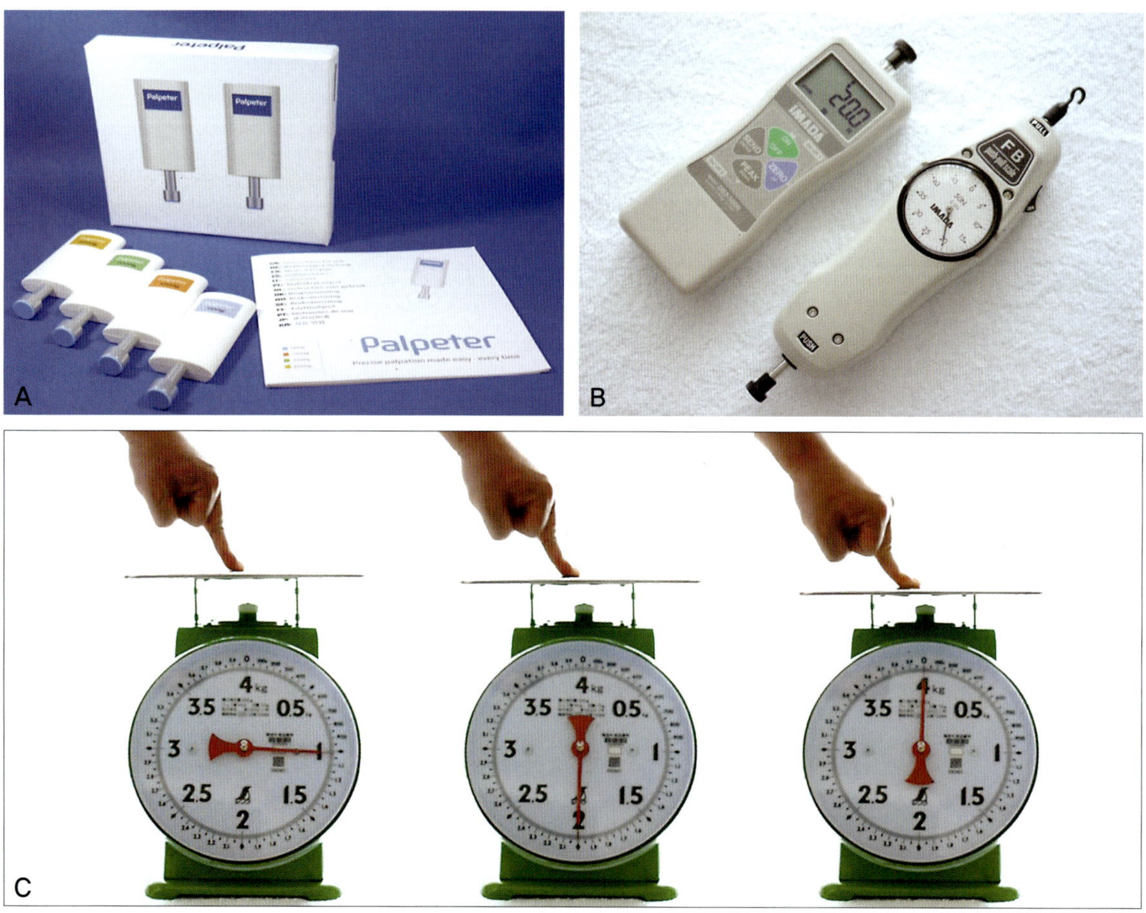

그림 2. 보다 정확한 재현성으로 촉진 및 압통검사를 실시하기 위해서, 악안면 영역 전용의 압통검사계(pressure algometer)(A) 혹은 공업용으로 사용되는 범용형 force meter(B)를 적용하는 것도 가능하다. 손가락으로 압통검사를 하는 경우는 정확도와 재현성을 높이기 위해서 접시저울(C) 등을 이용해서 평소에 연습을 하면 좋다.

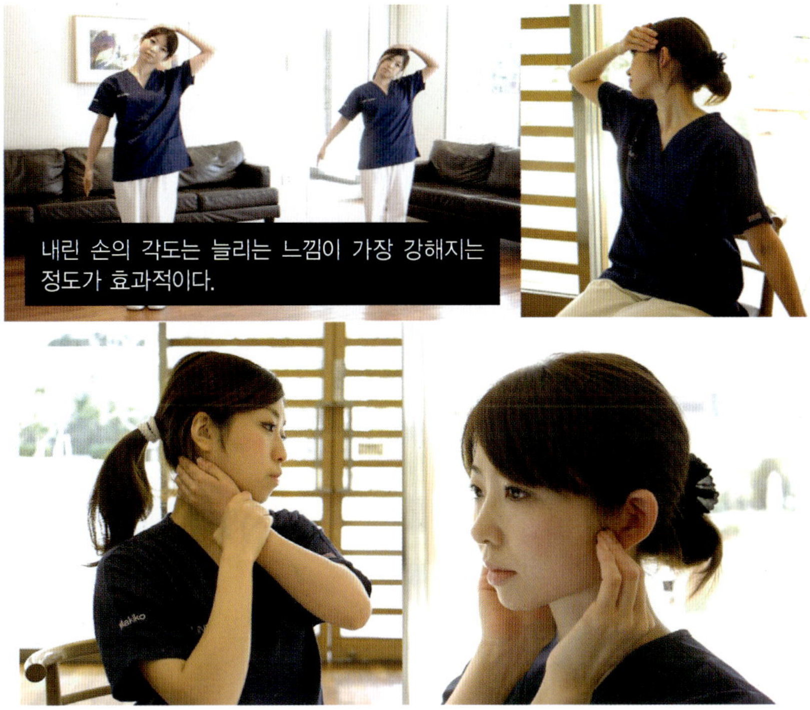
내린 손의 각도는 늘리는 느낌이 가장 강해지는
정도가 효과적이다.

그림 3. 근육·근막통에 대해서는 stretching, self massage 등의 self care가 효과적이다.

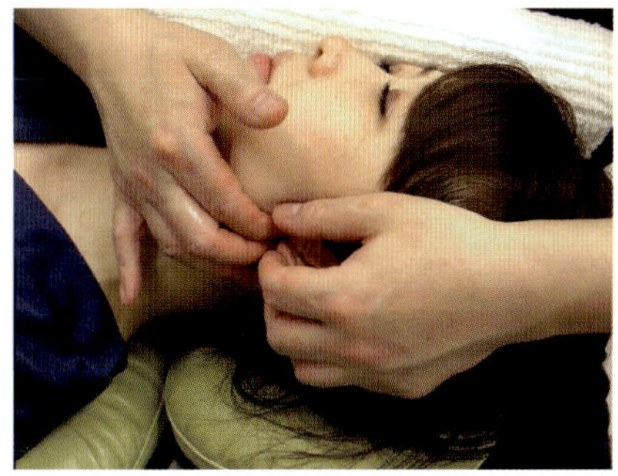

그림 4. 안전성 및 근육·근막통에 대해 치료 효과가 높은 근막에 대한 마사지 요법이 주목을 받고 있다.

이나 마사지, 개구훈련 등의 운동요법을 우선 실시해 주는 것이 치료효과가 높다는 의견이 보고된 바가 있다[4]. 근육·근막통은 일상생활의 연장에서 생기는 병태이기 때문에, 일상생활에서의 근육의 허혈 상태를 개선하는 방법에 대한 환자교육과 가정이나 직장에서 실시할 수 있는 자가요법(self-care)의 지도가 효과적이다(그림 3).

또한 진료실에서 실시하는 적극적인 치료로서 차단(block)주사나 침 치료 등이 소개되고 있지만, 최우선의 비침습적 치료이면서 높은 치료 효과가 기대되는 근막 마사지 요법이 주목받고 있다(그림 4)[5].

참고문헌

1) de Leeuw R, Klasser GD(ed): American cademy of Orofacial Pain: Orofacial pain guidelines for assessment, diagnosis, and management, 5th ed. Quintessence, Chicago, 2013.

2) Shiffman EL, Orbach R, Truelove E, et al: Diagnostic criteria for temporomandibular disorders(DC/TMD) for clinical amd research applications: Reccomendations of the Internatianal RDC/TMD Consortium Network and Orofacial Pain Special Interest Group. J Orofac Pain, in Press.(For citation: http://www.rdc-tmdinternational.org/Home.aspx)

3) Travell JG, Simons DG(著) , 川原群大(監訳): トリガーポイント・マニュアルー筋膜痛と機能障害 I 頭頸部編ー. エンタプライズ, 東京, 1-45, 1992.

4) 原 節宏(共著): 医療ナビゲーション 今さら聞けない！こんな事. 口腔保健協会, 東京, 125-134, 2013.

5) 原 節宏: 疼痛を伴う開口障害に対する筋・筋膜マッサージ療法の即時効果. 日本アンチエイジング歯科学会誌, 2: 27-32, 2009.

Q33

설통: 심인성 · 신경병증성, 구강칸디다증

설통은 다양한 원인으로 일어나는 것 같은데, 어떻게 진단을 진행시켜 나가면 좋은가?

Yuki Watanabe(渡邊友希)
쇼와대학 치학부 스페셜니즈구강의학강좌
악관절증치료학부문

A 종래에 일본에서는 설통이 심인성으로, 신체형장애의 심기증 혹은 통증성 장애와 유사한 병태라고 간주되어 왔다. 그러나 서양에서는 설통(glossodynia)이나 구강통(입안이 전부 아픔: stomatodynia)이라는 용어는 그다지 사용되지 않고, 혀뿐만 아니라 구강 전체에서 작열통이 생기는 증상에 대해 구강작열감증후군(burning mouth syndrome; 이하 BMS)이라는 용어를 사용하는 것이 일반적이며, 다양한 원인에 의해서 생길 수 있다는 것이 명확하게 되었다. 설통이라는 고정관념을 버리고 BMS로 파악함으로써 이해가 한층 더 깊어진다.

설통, BMS는 모두 심인성인가?

설통은 통증 등의 이상감각을 호소하지만, 거기에 알맞는 기질적 변화가 없는 것으로 되어 일본에서는 대략 설통은 곧 심인성인 것으로 여겨지고 있었다. 그러나 설통을 BMS로 생각하면, 심인성에 한하지 않고 다양한 원인이 상정된다. 설통은 '기질적 변화가 없다'는 것이 정의의 하나이지만, 예를 들어 신경의 기질적·기능적 이상은 검색되지 않았기 때문에 신경병증성 통증으로서 혀의 통증이라도 '기질적 변화가 없다'로 해석되어 심인성의 통증, 즉 종래의 설통으로 진단되었을 가능성이 있다.

BMS는 어떻게 분류되는가?

병태가 분명한 설통은 징후성이라는 의미로 이차성 BMS로 분류되며, 그 하위 분류의 하나로 진단된다. 그러나 모든 원인을 검색해도 통증과 관계되는 병태가 분명하지 않는 경우는 특발성이라는 의미에서 일차성 BMS로 분류한다[1]. 기존에는 이 일차성 BMS의 본태가 심인성이라고 생각되어 왔지만, 최근에 일차성 BMS의 병태 연구에 의해 혀조직 중의 신경섬유의 감소나 지각검사에 의한 allodynia나 dysesthesia가 관찰되어, 신경병증성 통증이라고 진단되는 예가 있는 것을 알게 되었다.

또, 일차성 BMS 중에는 심인성으로 진단되는 증례도 있음을 부정할 수 없다. 이에 관한 자세한 내용은 제3장 Q34(p.133), Q40(p.155)을 참조하기 바란다.

표 1. 이차성 BMS의 요인. 국소적, 전신적, 심리사회적 요인으로 크게 나누어진다. (참고문헌[2]에서 인용 수정.)

국소적 요인 (local factors)	전신적 요인 (systemic factors)	심리사회적 요인 (psychosocial factors)
구강건조	조혈장애	심리적 장애
타액 분비 감소	비타민 B 복합체	우울증
구강건조증	이온	불안
	엽산	신체화
미각 변화	아연	
		성격 특성
구강감염증	자가면역성 결체조직질환	신경증성(neuroticism)
진균	Sjögren증후군	외향성(extraversion)
세균	건조증(sicca)	개방성(openness)
바이러스	전신성 erythematosus(SLE)	성실성(conscientiousness)
구강점막질환	위식도역류증(GERD)	
편평태선		
지도상설	내분비장애	
흑모설	당뇨병	
균열설(fissured tongue)	갑상선장애	
	호르몬결핍증	
구강 이상 기능		
	약제의 부작용	
구강갈바니전류	삼환계항우울제	
	안지오텐신변환효소억제제(ACE inhibitor)	
불량 의치		
	중추신경계의 장애	
알레르기반응	다발성 경화증	
치과재료	파킨슨병	
식품	삼차신경통	
	특발성 국소 상태	
	구강-경부	
	비뇨-생식기	

이차성 BMS의 하위 분류를 표 1에 제시했다. 국소적, 전신적, 심리사회적 요인 등 3가지로 크게 나누어진다.

A BMS의 진단은 어떻게 진행되는가? 진단의 포인트는?

설통 진단의 첫 단계는 이차성 BMS의 검출 혹은 배제이다. 상세한 의료면접 및 진찰을 통해 감별진단을 몇 개인가 들고 각각의 진단을 위한 검사를 실시해서 최종진단을 내린다. 확정진단을 할 수 없는 경우에는 진단적 치료를 시행하면서 배제진단을 하고 확정진단에 이른다. 어떠한 치과적·의과적 원인을 찾을 수 없는 경우에만 일차성 BMS라고 해야 한다. 진단능력이 향상됨에 따라 일차성으로 진단되는 예가 줄어들 것이다.

다음에 이차성 BMS의 주된 원질환을 열거하고 증상, 검사법 그리고 진단의 포인트 등을 설명한다.

국소적 요인

① 구강칸디다증

구강에 상주하는 미생물인 칸디다가 면역능력의 저하에 의한 기회감염이나 항생제, 소독약의 장기간 연속 사용에 의한 균교대현상에 의해 증식한다. 덧붙여 구강건조나 혀 습관 등에 의해서 구강점막에 미세외상이 있으면, 칸디다의 가성 균사가 점막 밑에 침입하여 머물러서 따끔거림(작열감, 통증)이나 미각이상(특히 쓴맛)을 일으킨다. 이른바 설통은 식사나 대화 시에는 통증이 신경 쓰이지 않는 경우가 많지만, 구강칸디다증은 통증이 지속되거나 악화된다. 백태가 부착된 위막성 병변이 전형적 증상이지만 홍반성이나 위축성 병변이 생기는 경우에는 판별하기 어렵다. 확정진단은 현미경검사나 배양검사 등을 통해 이루어진다. 치료는 약물요법에 의해 균을 제거하는 것이다. 또한 의치나 오래된 임시피복관이 칸디다의 온상이 되는 경우에는 칸디다분해능을 가진 의치세정제[피카®(로토제약, SHOFU)]가 유효하다.

진단의 포인트: 따끔거림(작열감, 통증), 미각이상(특히 쓴맛). 식사나 대화 시에 통증이 지속되거나 악화된다.

② 구강건조증

타액 분비량의 감소로 인해 타액이 가진 점막보호작용, 자정작용, 항균작용 등이 저하됨으로써 혀유두의 위축과 점막 표면이 손상되기 쉬워져 미세외상이 생기는 것으로 생각된다. 감염되기 쉬운 상태이며, 구강칸디다증과 함께 생기는 경우가 많다. 매우 간편한 검사로 시진에 의해 이하선 및 악하선의 개구부에서 타액의 유출을 확인한다. 또한 타액분비능검사로서 타액 분비량을 측정한다[안정시 타액 분비량 측정: 토타법(spitting method), 탈지면법(cotton roll method). 자극 시 타액 분비량 측정: 껌 테스트(10cc/10분), 색슨 테스트(Saxon test)]. 기타 타액 연관 검사와 함께 구강수분계[Mucus®(LiFE)]에 의한 구강점막상피 내 수분량을 측정하는 방법 등이 있다. 전신적 원인으로는 각종 약제로 비롯된 타액 분비 억제에 의한 구강건조가 많다.

진단의 포인트: 혀 표면의 건조

③ 구강의 이상기능(parafunction)

많은 사람들이 TCH(상·하악 치아 접촉 습관)를 가지고 있다고 하는데, 긴장했을 때 이를 깨물거나 혀를 가볍게 깨문다. 혀끝을 치아에 쑤셔 넣거나 혹은 혀 마사지 등의 이상 기능적인 동작에 의해, 혀의 점막 표면에 허혈성 변화나 미세외상이 생길 수 있을 것으로 생각된다. 치아의 수복물이나 보철물이 장착된 후의 불편감 때문에 생기는 경우가 많다. 구강 이상 기능으로 혀에 근통이 발생하는 경우도 있어서 혀의 촉진에 의한 압통검사도 시행한다.

④ 편평태선

구강점막이나 치은에 발적, 미란·궤양을 수반하는 레이스상·망상의 백색 병변을 일으키는 원인 불명의 난치성 만성 염증성 질환이다. 자극통이나 접촉통이 강하고 따끔거리는 느낌(작열감)이나 불편감을 나타낸다. 0.4~5.3%가 악성화하기 때문에 전암병소로 간주된다. 약물이나 금속 알레르기가 원인이 되기도 한다.

확정진단에는 병리조직학적 검사가 필요하다. 스테로이드제의 국소도포가 유효하지만, 많이 사용하면 구강칸디다증이 병발할 수 있으므로 주의가 필요하다. 이르소글라딘말레산염(Irsogladine maleate, Gaslon N)의 유효성도 보고되고 있다.

진단의 포인트: 발적, 미란·궤양을 수반하는 레이스상·망상의 백색 병변

전신적 요인

물리적 보호 장벽인 혀나 구강내 점막의 취약화에 의한다.

① 조혈장애, 빈혈

붉고 매끈한 혀: 사상유두(filiform papillae), 버섯유두(fungiform papillae)의 현저한 위축에 의해 혀의 표면이 평활해져서 붉은색의 평편한 혀가 됨

철결핍성 빈혈에 의한 설염: 연하장애를 병발하면 Plummer-Vinson증후군

Hunter 설염: 위암으로 위 전체를 적출하면 비타민 B_{12}의 결핍으로 인한 악성빈혈 그리고 그에 수반되어 설염 발생

② 자가면역질환

쇼그렌증후군(Sjögren syndrome): 구강건조에 더해 눈의 건조증은 없는가?

류마티스: 기상 시에 손발의 경직은 없는가?

③ 당뇨병

당뇨병성 말초신경장애로 인해 전신에 통증이 생길 가능성이 있다고 한다. 혀의 신경병증성 통증을 고려할 필요가 있다.

④ 약제의 부작용

항콜린작용에 의한 구강건조를 일으키는 약제는 많다. 결과적으로 국소의 보호작용, 저항작용의 약화를 초래하여 미세외상을 일으키기 쉬워진다. 상용약의 부작용에 주의가 필요하다.

◆ ◆ ◆

저자가 보기에 약 3명 중 1명이 암으로 사망하는 현대에는 암공포 때문에 구강내 통증에 민감한 환자가 많다. 또한 이차성 BMS는 단일의 원인이나 증상뿐만 아니라 중복되고 복잡하게 된 경우도 많아서, 소인·발병인자·지속(기여)인자를 제대로 파악하고 각각에 대응할 필요가 있다. 상세한 의료면접에 의해

환자의 불안요소를 파악하고, 인지의 왜곡이 있으면, 그것을 수정하기 위해서 환자교육을 실시할 필요가 있다. 이른바 인지행동요법은 BMS에 있어서도 유용하다.

참고문헌

1) Scala A, et al: Update on burning mouth syndrome. overview and patient management. Crit Rev Oral Biol Med, 14: 275-91, 2003.

2) Balasubramaniam R, et al: Separating oral burning from burning mouth syndrome: unravelling a diaghostic enigma. Aust Dent J, 54: 293-9, 2009.

3) Mitsuori Mayahara et al: Effects of surface roughness and dimorphism on the adhesion of Candida albicans to the surface of resins. scanning electron microscope analyses of mode and number of adhesions. Journal of Investigative and Clinical Dentistry, 4: 1–6, 2013.

Q 34

심기증에 의한 설통

혀의 통증을 호소하지만 기질적 이상이 없는 경우에는 어떤 대응이 적절한가?

Ayako Okamoto(岡本彩子)
동경의과대학 의학부 구강외과학강좌

A

염증이나 상처가 없는데 혀가 아플 수 있는가?

뚜렷한 기질적 질환은 없지만 통증 등의 신체증상을 호소하는 환자를 만나는 것은 결코 드문 일이 아니며, 일상의 임상에서 누구나 적지 않은 경험이 있을 것으로 생각한다. 특히, 혀는 관찰이 쉽고 창상이나 염증·종양 등을 진단하기가 비교적 쉬운 부위이기 때문에, 뚜렷한 병소가 없는 경우 진단과 치료를 어떻게 해야 할지 고민하는 일이 오히려 많을 것 같다.

미국정신의학회의 진단과 통계 매뉴얼(DSM-IV-TR) 중에는 신체형장애(somatoform disorder)라고 하는 장애 분류가 있으며, '심리적 배경을 기본으로 신체증상을 호소하거나, 신체에 대해 과도한 집착을 가진 병태의 총칭'으로 정의되어 있다. 2013년에는 DSM-5가 발표되어, 분류와 정의가 약간 변경되었지만 "정신질환 중에는 신체적 호소에 합당한 기질적 소견이 없고, 그 호소가 심리적 요인으로 생각할 수 있는 상태가 있다."라고 하는 것을 항상 염두에 두고 있어야 한다.

또한 우울증이나 조현병(schizophrenia) 등의 전신질환에서 신체증상의 하나로 통증이나 감각이상이 생기는 경우가 있다. 통증 부위로는 머리, 가슴, 등, 허리 등이 있으며, 이와 함께 구강내 통증을 호소하기도 한다. 그런 경우에는 환자가 정신과에서 진찰을 받기 전에 치과에서 진료를 받을 가능성이 있다는 것을 항상 고려해야 할 것이다.

어디까지 스스로 진단할 수 있는가?
그 판단을 어떻게 할 것인가?

한편으로, '시진에서 혀에는 문제가 없기 때문에……'라는 이유로 정신질환 진단을 안이하게 해서는 안 된다. 혀의 통증은 시진에서 문제가 없는 것처럼 보여도, 구강칸디다증이나 구강건조증, 빈혈이나 아연결핍증 등 국소뿐만 아니라 전신질환에 의해서도 나타날 가능성이 있음을 잊어서는 안 된다. 그 때문에 전신적인 문진, 기왕력, 내복약의 확인 등은 필수 사항이다. 게다가 치과의사가 주의해야 할 것은 기질적 소견이 있는지 여부, 환자의 호소가 소견에 부합하는 것인지 아닌지 여부, 이 진단 및 판단을 오인하지

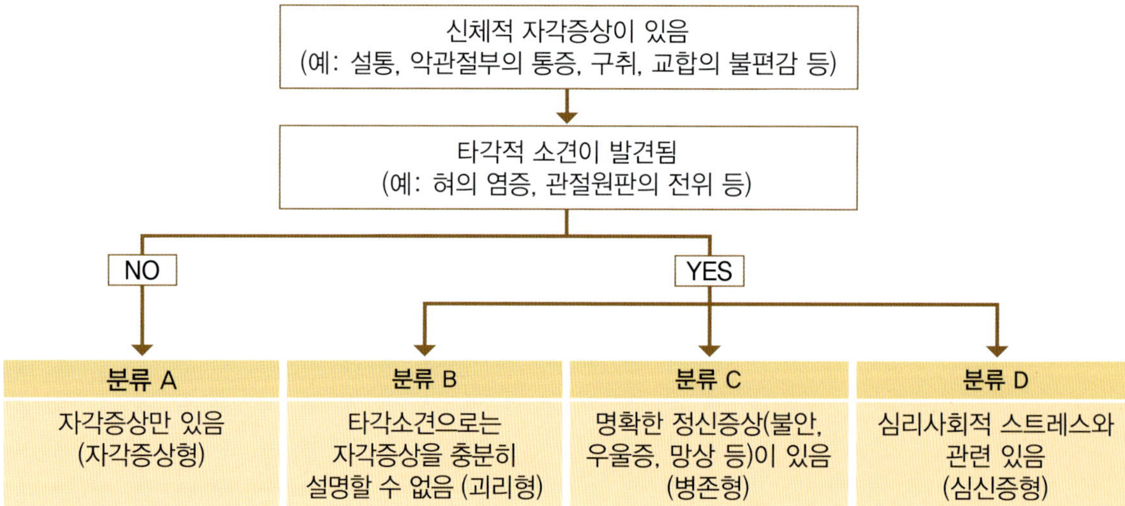

분류	병태	대응
A	자각증상은 있지만 타각증상은 없는 경우	① 소견이 발견되지 않더라도 치과의사 자신이 초조해하지 않는 것이 중요
		② 검사나 진단적 치료는 신중하게 함
B	자각증상이 타각소견에 기인한다고 단정할 수 없는 경우	① 타각소견을 찾아내도 안이하게 안심하지 않음
		② 외과적 처치(비가역적 처치)는 삼가고, 소견 설명이나 가능한 한 보존적 치료로 경과를 봄
C	신체질환에 정신증상을 수반하는 경우	① 원칙적으로 양쪽의 치료를 동시에 하지만, 당연히 긴급성이 있는 쪽을 우선함
		② 정신과 등에 소개하는 경우는 치과 진료도 병행할 것을 약속함
D	신체질환이 심리사회환경 인자(스트레스)에 의해 발병, 악화하고 A~C에 해당하지 않는 경우	① 심신의학요법(환경조정, 자율훈련법, 점진적 근이완법, biofeedback 등)
		② 약물요법(항불안제, 항우울제 등)

그림 1. M-W 분류(심신의학·정신의학적 대응이 필요한 환자의 4가지 분류). 덧붙여, 분류A~D에 해당하지 않고, 자각증상을 타각소견으로 설명할 수 없는 경우, 즉 전문적인 심신의학·정신의학적 대응이 필요 없는 사례는 분류 E로 한다. (참고문헌[1]에서 인용 수정.)

않는 것이다. 저자는 그림 1에서 보여 주는 MW 분류[1](심신의학·정신의학적인 대응을 필요로 하는 환자의 4가지 분류)로 대응하고 있다. 이 분류는 심신의학이나 정신의학을 특별히 전문으로 하지 않는 의료인이 이용 가능한 분류와 대응법이다.

기질적 소견 없이, 심리적 영향이 예상되는 경우 환자에 대한 대응과 설명은?

비록 신체적인 통증 호소와 기질적 소견이 합치되지 않는 경우라도, 환자가 통증의 기전을 이해하고 또한 생활에 영향을 미치고 있지 않다면, 우리 치과의사만의 정기적인 진료로 충분하다고 생각한다. 기질적 소견이 없는 경우 '심인성'이라는 말이 많이 사용되지만, 치과의사가 할 일은 '정신질환의 진단'이 아니라 "심리가 구강내 증상에 영향을 미칠 가능성이 있을지도 모른다."라는 것을 환자에게 알리고 적절한 치료를 받을 수 있도록 이끄는 것이다.

저자도 지금까지 "치과에 왔는데……", "입에 생긴 증상인데……", "왜 정신과 진료를 권하나요?"라는 말을 듣는 일이 종종 있다. 긴급성이 필요하지 않다고 판단했을 경우 서두르지 말고 의료면접을 거듭해서 서로의 관계성을 쌓고 전문적 치료에 관한 설명을 하면, 환자도 적절한 치료에 동의하고 협력해 오는 경우가 많다. 소개하는 경우에 조심해야 할 것은 '스트레스'와 '마음의 문제'라는 표현을 치과의사가 안이하게 사용하는 것이다. 불충분한 정신의학 지식을 바탕으로 도중에 치과의사가 환자에게 설명하면, 다음에 대응하는 전문가(정신과의사)가 대응에 고심하게 되고 환자가 혼란을 일으켜 치료를 더 곤란하게 하는 일이 있다.

저자가 정신과 진료를 권유하는 경우에는 ① 이런 통증은 치과의사가 진료할 수 있는 병에서 파생된 것이 아니라 심리가 통증에 영향을 주고 있을 수 있기 때문에, 심리전문가를 찾아가라는 제안을 하고, ② 향정신약이 그런 통증에 대해 효과를 발휘하는 경우가 있다는 것(이때, "반드시 효과가 있다."라는 말은 삼가도록 함), ③ 현행의 보험진료규칙에서는 치과에서 향정신약을 처방할 수 없는 것(역주: 한국에서는 처방할 수 있음), ④ 향정신약에 대해서는 전문가의 선택을 받도록 하는 것이 바람직하다고 하는 것 등과 같은 4가지 사항을 반드시 설명하고 있다. 물론 치과 진료도 계속 병행할 것임을 약속함으로써 정신과 진료를 원활하게 받을 수 있게 하고, 환자를 안심(치과에서 버림받은 것이 아님)시킬 수 있다고 생각한다. 겉보기에 문제가 없다고 생각되었던 통증도 시간이 경과하면서 통증의 종류가 변하거나 기질적 질환이 발견되는 경우도 있으므로, 반드시 치과에서 정기적인 진찰을 받도록 권한다.

참고문헌

1) 和気裕之: 顎関節症患者に対する心身医学的なアプローチ. 顎頭蓋誌, 14(1): 1-13, 2001.

2) 和気裕之: サイコ・デンティストリー 歯科医のための心身医学・精神医学. 砂書房, 東京, 2009.

Q35

파국적 사고와 만성 통증

통증에 대한 파국적 사고란 무엇인가?

Masatoshi Chiba(千葉雅俊)
도호쿠대학병원 치과진료부문 치과악구강외과

A 최근에 만성 통증과 관련이 깊은 통증의 인지 양식으로서 통증에 대한 파국적 사고(pain catastrophizing)가 주목받고 있다. 통증에 대한 파국적 사고란 통증의 감각이나 경험을 부정적으로 파악하는 경향이며, 통증의 강도와 통증으로 인한 일상생활의 장애, 심리적 고통에 영향을 주는 동시에 통증에 대한 공포와 무력감을 증대시키는 요인이 된다[1].

따라서 통증에 대한 파국적 사고의 경향이 강한 사람은 없는 사람에 비해 통증이나 통증에 의한 장애나 고통을 매우 강하게 느끼고 있다고 생각된다. 또한 만성 통증으로 발생하는 일상생활의 장애는 통증의 강도나 빈도 등과 같은 임상증상보다, 통증에 대한 파국적 사고와 더 강하게 관계를 맺고 있다고 여겨진다.

또한 통증에 대한 파국적 사고는 통증을 지연시키는 위험인자이고, 섬유근육통(fibromyalgia)이나 비특이성 요통 등 만성 통증 환자에서 높은 것으로 알려져 있으며, 구강안면 영역에서도 악관절증이나 구강작열감증후군 환자에서 통증의 파국적 사고의 경향이 높다[2].

같은 통증 자극을 받아도 일부의 환자에서만 만성 통증이 발병하는 것을 설명하는 모델로, fear-avoidance 모델이 있다(그림 1). Fear-avoidance 모델에서 통증을 파국적으로 파악하는 환자에서는, 통증과 관련해서 공포가 생기고 과도한 경계심이나 도피·회피 행동이 일어난다. 그 결과 몸을 움직이지 않게 되거나 우울증과 기능장애를 일으켜, 이들에 의해 통증의 파국적 사고가 더욱 강화되고 공포의 발생이 계속되어 통증의 위중함이

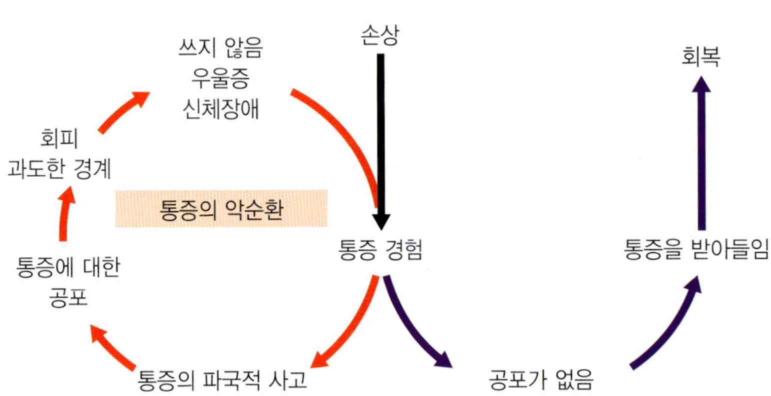

그림 1. Fear-avoidance 모델. (참고문헌[3]에서 인용 수정.)

증가하는 악순환이 형성된다. 한편, 통증에 공포가 없는 사람은 통증을 마주 볼 수 있고, 통증에서 회복된다[3].

앞과 같이, 통증에 대한 파국적 사고는 만성 통증의 발병·유지·예후와 밀접하게 관계되는 통증에 대한 편견적 인지 양식이다.

Pain Catastrophizing Scale

통증에 대한 파국적 사고의 정도를 평가하는 방법으로서, 통증 파국화 척도인 Pain Catastrophizing Scale(PCS)이 있다. PCS는 13항목의 질문으로 구성되어 있으며, 통증을 느끼고 있는 자신의 상태에 어느 정도 맞는지를 5점 척도(0: 전혀 그렇지 않다 ~ 4: 매우 그렇다)로 평가하는 자기기입설문지이다. PCS는 다음의 3가지 하위 척도로 구성되며, 질문 항목별 점수의 합계로 점수화할 수 있다(표 1)[1].

반추(rumination): 통증과 관련된 생각에 과도하게 주의를 기울이는 상태

무력감(helplessness): 통증에 대해 자신은 아무것도 할 수 없다고 믿는 상태

과장(magnification): 통증의 강도나 통증으로 생기는 장애를 과대평가하는 경향

PCS에 컷오프(cut off) 값은 없지만, 높은 값이 될수록 파국적 사고의 정도가 강함을 의미한다. PCS를 이용하여 만성 통증 환자의 파국적 사고를 평가하는 것은 만성 통증에 인지적 요인이 어느 정도로 관

표 1. Pain Catastrophizing Scale(PCS) (참고문헌[1]에서 인용 수정.)

평소에 통증을 느낄 때 자신의 상태와 어느 정도 들어맞는지를 0~4점의 5단계로 평가한다.

보기
0: 전혀 그렇지 않다. 1: 별로 그렇지 않다. 2: 어느 정도라고 말할 수 없다. 3: 조금 그렇다. 4: 매우 그렇다.

① 나는 통증이 멎지 않을까 봐 항상 걱정하게 된다.
② 나는 더 견딜 수 없을 것 같다고 느낀다.
③ 통증이 너무 고통스러워서 나는 절대 나아지지 않을 거라는 생각이 든다.
④ 너무 괴롭고 내가 감당할 수 없을 것 같다고 느낀다.
⑤ 나는 더 이상 통증을 견딜 수 없을 것 같다.
⑥ 나는 통증이 점점 심해질 것 같아 걱정이 된다.
⑦ 나는 과거에 유사한 통증이 있었던 때를 자꾸 생각하게 된다.
⑧ 나는 통증이 사라지길 간절히 바라게 된다.
⑨ 나는 통증에 대한 생각을 떨칠 수가 없다.
⑩ 나는 얼마나 아픈지 계속 생각하게 된다.
⑪ 나는 통증이 이젠 제발 멈췄으면 하는 생각을 계속하게 된다.
⑫ 나는 통증을 감소시키기 위해 내가 할 수 있는 일이 아무도 없다.
⑬ 나는 뭔가 심각한 일이 일어나지 않을까 하는 걱정을 하게 된다.

모든 문항에 대한 점수의 합계가 PCS 총득점이 되고, 아래 문항의 합계 점수로서 3가지 하위 척도를 평가한다.
강박(반추) = ①+⑧+⑨+⑩+⑪ 무력감 = ②+③+④+⑤+⑫ 과장 = ⑥+⑦+⑬

련되는지 여부를 판단할 때 하나의 지표가 될 뿐만 아니라, 만성 통증의 개선이나 악화를 예측하는 것도 가능하게 한다. 악관절증을 예로 들면, 악관절증의 증상만 생각함(반추), 자신은 악관절증을 치료하는 것에 대해 무력함(무력감) 혹은 악관절증이 더 심해질까 두려워함(과장) 등, 통증에 대해 파국적 사고를 가진 악관절증 환자는 악관절이나 저작근의 통증이 악화 혹은 통증이 만성화되는 부적응한 행동(과도한 개구를 스스로 제한하는 등)을 일으켜 예후가 나쁘다고 생각된다.

PCS는 외래에서 간편하게 실시할 수 있는 반면, 다른 심리검사와 마찬가지로 환자가 자각하는 심리상태의 평가에 머문다는 한계가 있는 것을 이해하고 사용해야 한다.

파국적 사고의 인지행동요법

최근 인지행동요법은 만성 통증의 중요한 치료법으로 되어 있으며, 통증에 대한 파국적 사고를 감소시킴으로써 통증이나 일상생활의 장애 그리고 고통을 개선한다. 구강안면통증에 대한 전문적인 인지행동요법은 확립되어 있지 않지만, PCS가 높은 구강안면통증 환자에 대하여 통증에 대한 파국적 사고를 유연한 것으로 수정함으로써 만성 통증을 개선할 수 있을 것으로 기대된다.

치과 임상에서 PCS의 활용 방법

통증의 강도를 평가하는 방법으로서 Visual Analogue Scale(VAS)이나 Numerical Rating Scale(NRS) 등의 다양한 척도가 있으며 임상에서 널리 사용되고 있다. 악관절증 환자나 구강작열감증후군 환자의 통증 강도와 PCS 사이에 양의 상관관계가 있기 때문에, 파국적 사고가 높은 환자는 본래 이상으로 통증을 강하게 느낄 가능성이 있다[2]. 따라서 통증의 양적인 평가만으로는 환자의 통증 경험을 지나치게 단순화시킬 위험이 있으므로, PCS로 통증의 인지적 요소를 평가해서 구강안면통증 환자가 호소하는 통증을 이해할 필요가 있다.

치과에서 자주 만나는, 원인을 알 수 없는 통증이나 신체 소견에 맞지 않는 강한 통증, 합리적인 치료를 실시해도 지연되는 통증, 의료행위나 교통사고와 관련된 통증, 심리사회적 요인이 관여된 통증 등을 호소하는 환자를 진찰할 때는 PCS를 실시해서 통증에 대한 파국적 사고를 평가하는 것이 바람직하다. 또한 PCS가 높은 구강안면통증 환자는 진통제를 투여해도 기대한 만큼의 효과를 얻지 못할 수 있으므로, 이때는 조기에 구강안면통증 전문의와 상담하거나 의뢰하는 것을 고려하는 편이 좋다.

참고문헌

1) 松岡紘史, 他: 痛みの認知面の評価 Pain Catastrophizing Scale 日本語版の作成と信頼性および妥当性の検討. 心身医, 47: 95-102, 2007.

2) 千葉雅俊, 他: 顎関節症患者の痛みの強さと破局的思考の関連. 日本頭痛学会誌, 40: 404, 2013.

3) Vlaeyen JWS, et al: Fear-avoidance and its consequence in chronic musculoskeletal pain: a state of the art. Pain, 85: 317-332, 2000.

Q 36

진통제의 효과적 투여법

치과치료 후 진통제의 효과적인 투여 방법은?

Kenichi Fukuda(福田謙一)
동경치과대학 치과마취학강좌/구강안면통증센터

A 발치와 발수 등의 처치 후 통증에 적절하게 대응하는 것은 환자 만족뿐만 아니라 의료 안전 관리 면에서도 중요하다. 여기에서는 일반적인 진통제를 얼마나 효과적으로 투여할 것인지에 대해서, 그리고 그 배경에 있는 통증 발현과 그것이 증가하는 기전의 대략적 설명에서부터 복용의 타이밍, 약물의 선택 등에 관해서 예를 들어 서술한다.

통증의 발현과 증가

발치나 발수 후, 그런 치료를 받은 치아 혹은 그 주변에는 통증유발물질이나 통증증강물질이 대량으로 생성되어 감각신경의 말초에 있는 침해수용기를 흥분시킨다. 그 자극이 감각신경을 통해 말초에서 삼차신경척수핵(trigeminal spinal nucleus)의 미측아핵(subnucleus caudalis)을 거쳐서 대뇌감각 영역으로 전달되어 '통증'으로 인식된다.

치과치료 후의 통증은 국소의 감각신경 전달을 차단하고 있는 국소마취제의 효과가 소실되거나 약화되는 시점부터 출현한다. 이런 통증이 방치되면 정보전달기구 안에서 통증의 증대현상을 일으킨다. 말초에서는 통증의 지속과 함께 축삭반사(axonal reflex) 등에 의해 반응역(receptive field)이 증대하고 통각이 과민한 말초성 감작 상태가 된다. 게다가 말초성 감작에 의해 말초에서의 자극이 연속적으로 삼차신경척수핵에 입력되면, 2차 뉴런의 활동성이 항진되어 중추성 감작이라고 불리는 통각항진 상태가 된다. 말초성 감작이나 중추성 감작은 시간과 함께 증대하고, 방치하면 교감신경계가 관여하는 복잡한 통증으로 발전하기도 한다.

이와 같이 통증이 지속되면 말초성 감작, 중추성 감작, 교감신경의 관여 등 통증을 증강시키는 생리적 기전이 작동된다. 따라서 통증이 발현되기 전에 진통제를 복용하는 것이 현명하다.

복용의 타이밍

처치 후, 국소마취의 효과가 소실되기 전에 비스테로이드 항염증약(NSAID)을 복용하면 말초성 감작을 예방할 수 있다. 처치 후, "혹시 아프면 약을 드세요."라고 하지 말고 "O시쯤 국소마취의 효과가 떨어지기 때문에 그 이전 통증이 없을 때 약을 드세요."라고 설명해서 약을 빨리 복용하게 하는 것이 유용하다.

국소마취제로 에피네프린 첨가 리도카인(Xylocaine®, Xylestesin®, Aura®)은 약 60분 후에 효과가 반감되고 90분 후에는 효과가 거의 소실된다. 메피바카인(Scandonest®)은 약 20분 후에 효과가 반감되고 40분 후에는 효과가 거의 소실된다. 펠리프레신 첨가 프로피토카인(Citanest–Octapressin®)은 약 40분 후에 효과가 반감되고, 70분 후에는 효과가 거의 소실된다. 국소마취제의 효과가 지속되는 시간을 고려하여 약을 미리 먹도록 지도한다. 그리고 처치 후 일정 기간 동안은 그 침습의 정도에 따라 5~6시간마다 시간을 정해 투약을 하고, 그 후에는 필요시 복용으로 변경하며, 감량 또는 중지한다(그림 1).

선행진통(Preemptive analgesia)

미리 투여하는 극단적 방법으로 처치 전에 진통제를 복용하는 방법도 있다. Preemptive analgesia(선행진통)라는 개념에서 비롯되었다. 치료 전에 진통 처치를 실시해서 구심성 임펄스를 차단함으로써 처치 후의 통증을 경감시키는 방법이다. 동물실험에서는 이미 많은 근거가 보고되었고 이론적으로 충분히 이해된다[1]. 사람에의 응용은 그 효과가 아직 확립되어 있지 않지만, 적극적으로 진통을 도모하는 것이 문제될 것은 없다(그림 1).

통증의 개인차

통증의 느낌이나 진통제의 효능은 환자마다 큰 차이가 있다. 구강외과 수술 후의 통증관리에 있어서 환자자기조절진통법(patient–controlled analgesia; PCA)이라고 불리는 것은 환자가 통증을 느낄 때 환자 스스로 버튼을 누르면 진통제가 투여되는 진통법인데, 이 방법에 따라서 같은 수술을 받은 환자라도 사용되는 진통제의 양은 환자 개인마다 큰 차이가 난다(최다와 최소가 128배 차이).

여기에는 유전적 관여가 있는 것으로 밝혀지고 있다. 통증을 느끼는 방식은 환자의 주관적 요소가 큰 비중을 차지하고 있으며, 환자 개인마다 각기 다르다는 것을 항상 염두에 두어야 하고, '이 정도 통증은

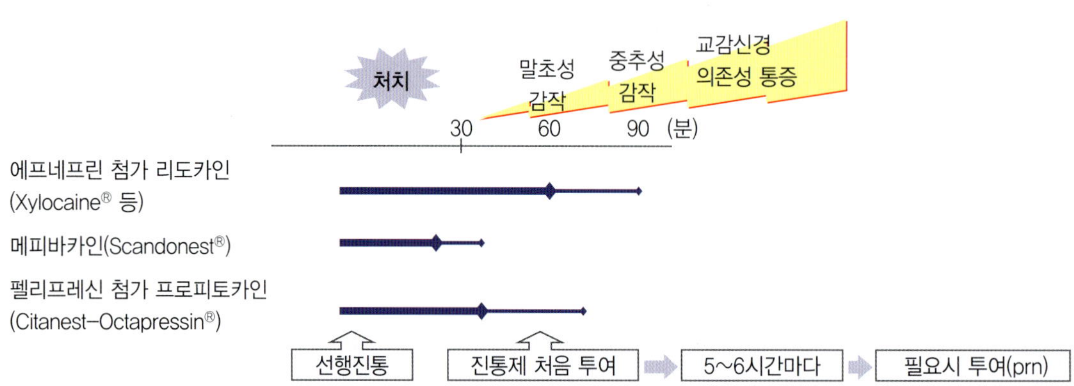

그림 1. 국소마취제의 효과 지속시간과 진통제 투여.

표 1. 치과에서 사용되는 경구 진통제의 대표적 처방례

처방례
처방례 ① 디클로페낙나트륨(diclofenac sodium: Voltaren®)
1일 75mg(3정), 3회로 나누어 매 식후 투여
1회 50mg(2정), prn
*위에서 흡수가 빠르기 때문에 위장장애가 비교적 적다.
처방례 ② 록소프로펜나트륨(loxoprofen sodium: Loxonin®)
1일 180mg(3정), 3회로 나누어 매 식후 투여
1회 120mg(2정), prn
*Prodrug(흡수 전에는 활성이 없고, 흡수된 후에 활성형으로 되는 약물)형이기 때문에 위장장애가 비교적 적다.
처방례 ③ 셀레콕시브(celecoxib: Celecox®)
1일 200~400mg(2정), 2회로 나누어 조식 후 투여
1회 100 또는 200mg(1정), prn
*100mg정과 200mg정이 있다. 선택적 COX-2 억제제이기 때문에 소화관장애가 극히 적다. 처치 후 처음에는 400mg(2정 또는 4정) 투여한다.
처방례 ④ 아세트아미노펜(acetaminophen: Calonal®)
1일 3,000mg(세립, 15정), 3회로 나누어 매 식후 투여
1회 1,000mg(세립, 5정), prn
*위장장애는 비교적 적지만 장기 투여 때는 간기능검사가 필요하다.
처방례 ⑤ 트라마돌 염산염 + 아세트아미노펜 배합(Tramcet®)
1일 3~6정, 3회로 나누어 매 식후 투여 또는 4회 분복, 매 식후 및 취침 시 투여
1회 1~2정, prn
처방례 ⑥ 입효산(Tsumura110®)
1일 3포, 3회로 나누어 매 식간후 투여
*한방약으로 아스피린 천식에도 안전하게 사용할 수 있다.

참을 수 있을 것이다.'라는 의사측의 일방적인 추측으로 진통제의 양을 결정해서는 안 된다. 환자의 호소를 잘 들어야 한다.

진통제의 선택과 용량

치과치료 후의 급성 통증에 대한 효과에 대해서는 역가에서 약제에 의한 차이는 크지 않을 것으로 생각된다. 그렇지만 부작용에 대한 배려는 필수적이다. 또한 충분한 양을 투여해도 효과가 없는 경우는 다른 진통제로 변경해 보는 것도 하나의 방법이다. 비스테로이드 항염증제는 천장효과(ceiling effect)라는, 양을 늘려도 효과가 포화하는 특징을 가지고 있으므로 무리하게 증량하는 것은 부작용을 증대시킬 뿐이다. 표 1은 치과에 적응이 된 경구진통제의 대표적 처방 예(일반 성인 예: 체중에 따라 증감)를 보여 주고 있다.

참고문헌

1) Woolf CJ, Chong M: Preemptive analgesia: Treating postoperative pain by preventing the establishment of central sensitization. Anesth Analg, 77: 362-379, 1993.

제 4 장

구강안면통증

Topics

하치조신경손상 예방

Q37 하악 매복지치가 하악관에 접하고 있는 경우 신경손상을 피하는 발치법은 무엇인가?

Kenichi Kurita · Obara Keitaro
(栗田賢一 · 小原圭太郎)
아이치학원대학 치학부 악구강외과학강좌

A 하악관에 근접한 매복지치의 발치 후에 하순의 지각 둔화를 발생시킬 수 있다. 하순 지각 둔화의 발생률은 1~5%라고 보고되어 있지만, 그 발생률은 매복지치의 매복 깊이나 치근의 형태에 따라 다르다. 하순의 지각 둔화는 발치 후 합병증 중에서도 경과가 장기화하는 경향이 높기 때문에 환자의 QOL을 크게 감소시켜 최근에는 의료소송에 이르는 일도 적지 않다. 최근에 하치조신경의 손상을 방지하기 위해 2회법 발치술과 치관 절제술(coronectomy)이 주목받고 있다.

2회법 발치술은 1994년에 나카이(仲井) 등[1]이 매복지치의 발치에서 합병증이 적은 치료방법으로 보고되었으며, 1차 처치로 치관부의 절제를 통해 필요에 따라 치수 처치를 실시하고 잔존시킨 치근을 하악관에서 이탈한 것을 확인한 후에 2차 처치로써 적출하는 방법이다. 한편 coronectomy는 1990년대에 유럽과 미국의 여러 나라에서 고안되었는데, 치관부만을 절제해서 적출하고 치근부는 골내에 잔존시켜 두는 방법이다. 2004년 Renton 등[2]은 통상의 발치법과 비교해서 하악 제3대구치의 발치에 수반하는 신경손상의 방지에 유용하다고 보고하였고, 2012년 H. Long 등[3]에 의한 meta-analysis에서 그 유효성을 보여 주고 있다.

Coronectomy의 적응증

파노라마 방사선 소견에서 치근과 하악관의 위치관계가 근접해 있는 경우에는 치과용 CT 촬영을 실시한다. 치과용 CT에서 치근과 하악관이 접촉하고 있는 증례(그림 1)는 적응으로 한다. 환자는 술후의 정

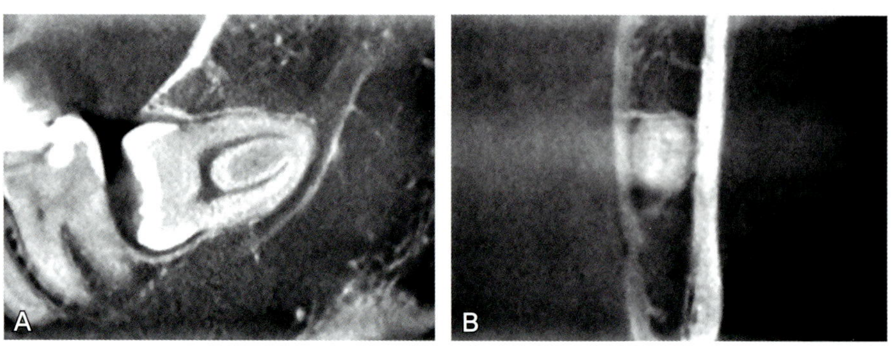

그림 1. A, 근첨 부근에서 하악관의 우회가 관찰된다. B, 하악관과 근첨이 접촉하고 있다.

기적인 경과 관찰의 중요성을 이해하고 협력해야 한다. 하악 제3대구치에 치수감염이 있는 경우(그림 2), 하악 제2대구치 원심부의 골에 심각한 치주병이나 치관주위염에 의한 골흡수가 있는 경우(그림 3), 하악 제2대구치에 근단병변이 있는 경우(그림 4), 하악 제2대구치의 치은연하에 이르기까지 보철치료가 되어 있는 경우 등은 술후에 치수감염이나 치근노출을 일으킬 가능성이 크기 때문에, 치관부 절제 후에 하악관에서 치근의 이탈을 기다렸다가 치근을 적출하는 2회법 발치가 바람직하다.

Coronectomy의 술식

통상의 매복지치 발치 방법에 따라 국소마취, 절개, 박리를 실시하여 점막골막피판(mucoperiosteal flap)을 형성한다. 그 후, 치관 주위 골을 제거하고 치관부를 절단한다(그림 5A). 치관부의 절단선은 법랑질 부분을 모두 제거하기 위해서 cemento-enamel junction보다 치근 쪽에 설정하고 또한 골연하 3~4mm까지 절단면을 삭제한다(그림 5B). 잔존치근의 치수 처치는 실시하지 않고 수술 창부를 생리식염수로 세척하며, 수술 창은 반드시 1차 폐쇄(봉합)를 한다.

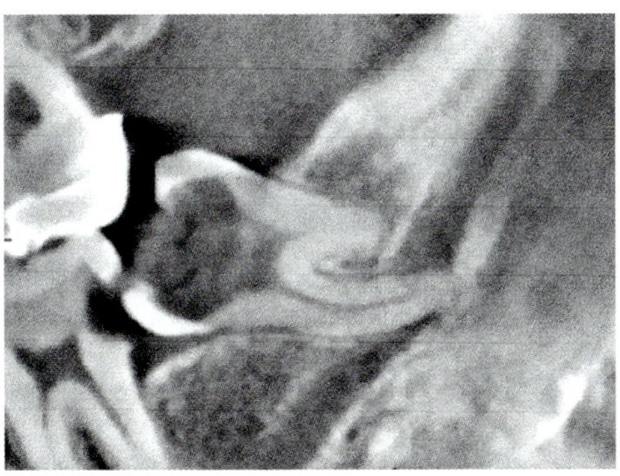

그림 2. #38에 치수감염이 있다.

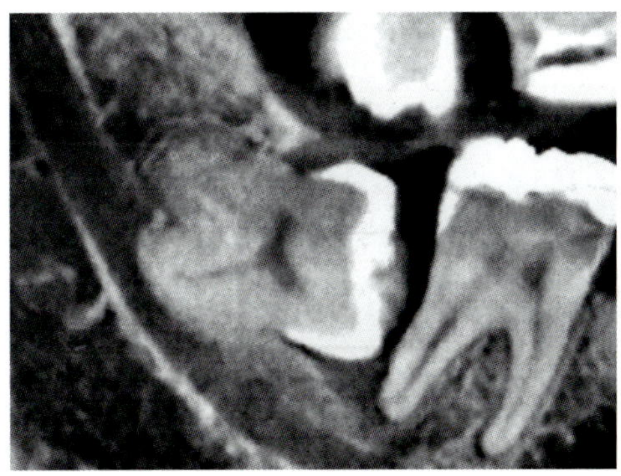

그림 3. #47의 원심골이 치관주위염으로 인해 골흡수를 보인다.

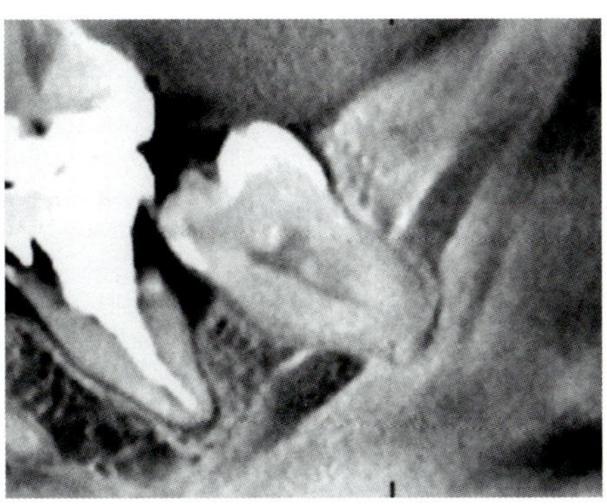

그림 4. #37에 근첨 병변이 있으며, 치은연하에 이르는 보철치료가 되어 있다.

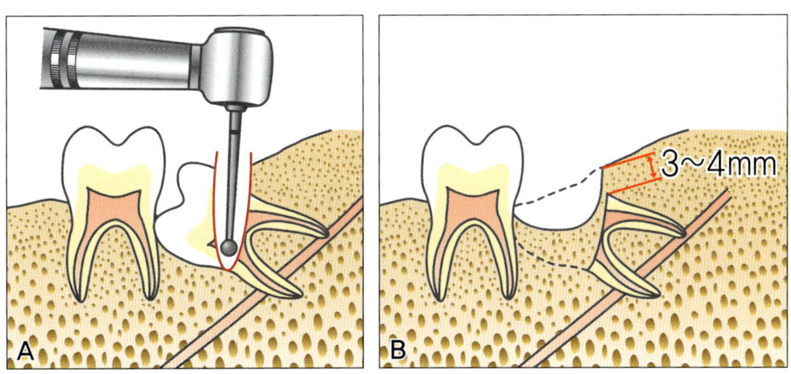

그림 5. A, 치관부를 절단한다. 치관부 절단선은 법랑질을 모두 제거하기 위해 cemento-enamel junction보다 치근 쪽에 위치하도록 한다. **B,** 치관 절단면은 골연하 3~4mm 아래쪽에 있도록 조정한다.

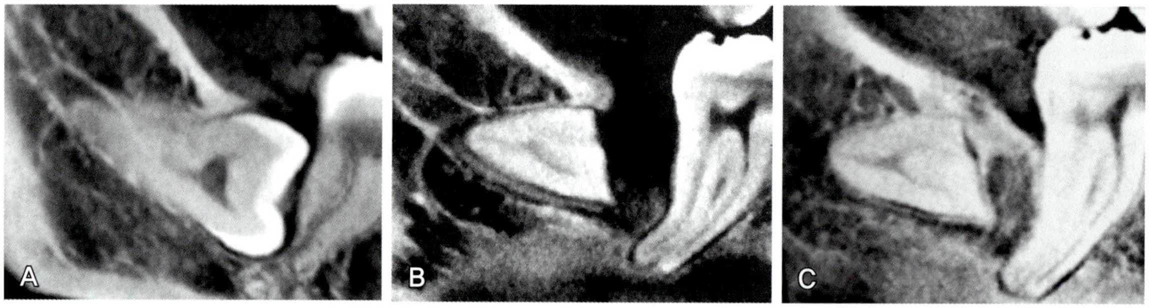

그림 6. A, Coronectomy 수술 전 상태. B, Coronectomy 수술 후 3개월의 상태. 치근의 맹출 방향으로의 이동이 관찰된다. C, Coronectomy 수술 후 3년의 상태. 치관 쪽에 뼈에 의한 피복이 관찰된다.

Coronectomy 의 술후 경과

골내에 잔존시킨 치근은 이동 공간이 있기 때문에 시간이 경과함에 따라 치관 방향으로 이동하는 경우가 많다. 일본에서도 대부분의 증례에서 술후 1년 이내에 3mm 이상 이동하고 술후 1~2년에 치관 쪽에 뼈의 피복이 일어나기 때문에, 술후 2년 이후에는 안정되는 사례가 많다[4,5].

술후 3년의 대표적 증례를 그림 6에서 보여 준다. 치근의 이동량이 많은 증례에서는 하악골 밖으로 치근의 일부가 노출되는 경우도 있다. 이런 경우에는 하악관에서 치근이 이탈된 것을 확인하고, 2회법 발치로 전환한다. 골내에 잔존시킨 치근이 완전히 골내에 매복된 상태라면 다음에 감염될 가능성은 극히 낮기 때문에 치근을 적출할 필요가 없다. 저자 병원의 증례에서 치근 적출이 필요했던 증례의 치근을 조직학적으로 확인해 보았을 때 치수절단면에 2차 상아질의 형성을 볼 수 있었고, 치수에는 염증 소견이 없었으며, 상아모세포도 정상적으로 존재하고 감염 소견은 관찰되지 않았다. Coronectomy 수술 직후의 안전성 평가로 치관 쪽 부위의 골피복이 하나의 지표가 된다. 치관 쪽에 피복되어 있는 뼈가 인접한 치아의 치주병의 진행이나 발치에 의해 흡수가 일어나는 경우 또는 인접한 치아의 감염병변의 확대가 있는 경우는 잔존치근에 감염 위험이 높아지기 때문에 잔존치근의 적출이 필요하다.

Coronectomy 수술 후에는 통상의 발치 후에서와 같이 드라이소켓, 감염 및 상처 벌어짐(wound dehiscence)이 발생할 수 있다. 그때는 매복치 발치술 후와 같은 치료를 실시하지만, 치근 감염의 가능성도 있기 때문에 치근 이동에 의해 하악관에서 이탈을 기다렸다가 치근 적출을 실시한다. 따라서 장기적으로 안정된 피복골을 유지하기 위해서는 좋은 구강위생 상태의 유지가 중요하다. 또한 앞에 다룬 병태의 조기 발견을 위해서도 정기적인 술후 경과관찰이 필요하다.

참고문헌

1) 仲井義信, 他: 2回法智歯抜歯　術後知覚麻痺を回避する一方法. デンタルダイヤモンド, 256: 25-42, 1994.

2) Renton T, et al: Randomized controlled clinical trial to compare the incidence of injury to the inferior alveolar nerve as a result of coronectomy and removal of mandibular third molars. Br J Oral MaxillofacSurg, 43: 7-12, 2005.

3) H Long, et al: Coronectomy vs Total Removal for Third Molar Extraction: A Systematic Review. J Dent Res, 91: 659-664, 2012.

4) K Kohara, et al: Usefulness of mandibular third molar Coronectomy obtained from clinical evaluation for three years after surgery. Int. J. Oral Maxillofac Surg.(현재 투고 중)

5) Goto S, Kurita K, et al: Clinical and dental computed tomographic evaluation 1 year after coronectomy. J Oral MaxillofacSurg, 70(5): 1023-1029, 2012.

Q38 임플란트 치료 후의 감각마비, 통증의 잔존

임플란트 매식 후 환자가 입술의 감각마비를 호소했다. 어떻게 하면 좋을까?

Yasushi Sakuma(佐久間泰司)
오사카치과대학 치과마취학강좌

A 임플란트로 인한 신경손상은 하악 전치부나 상악에서도 일어날 수 있지만, 빈도가 압도적으로 높은 것은 하악 구치부에 매식했을 때이며, 그 증상은 임플란트 매식 직후부터 동측의 하순 혹은 이부(턱끝)에 남아 있는 감각마비이다. 임플란트 매식 시의 국소마취로 하순이 마취되어 있으므로 환자는 "아직까지도 마취가 안 풀린다."라고 호소하는 경우가 많다. 또 "마취 부위가 부은 것 같다."라고 호소하기도 한다. 마비가 강한 경우 물을 마실 때 물이 입술 밖으로 흘러나오고, 말을 할 때 입술을 깨무는 등의 증상을 호소하기도 한다. 증상은 매식 직후부터 생기는 것이 대부분이지만, 드물게는 매식 수일 후에 증상이 생기기도 한다. 당연한 일이지만 운동신경은 손상되지 않기 때문에 운동마비는 일어나지 않는다.

원인

임플란트 매식 부위에 하악관 혹은 이공이 근접해 있기 때문에, 임플란트를 매식할 때 신경을 손상시킴으로써 발병한다. 그 밖에 국소마취 시에 하악공 등에 바늘을 자입해서 하치조신경, 설신경, 협신경을 손상시킴으로써 동측의 하순, 혀, 협부의 감각이 마비될 수도 있다. 수술 등의 염증으로 신경이 압박되어 감각마비가 생기는 것도 생각할 수 있다.

많은 경우 CT상 등에서 하악관 상벽의 파괴를 볼 수 있지만, 임플란트체와 하악관 사이에 뼈가 남아 있는 경우도 있다. 이러한 증례에서는 국소마취바늘이나 염증 또는 뼈가 부풀어서 하악관을 압박하고 있다고 추정되지만, 어디까지나 추정일 뿐이다.

진단

감각마비의 진단은 일본안면신경기능학회의 '구강영역 감각이상의 진단기준'에 따라 하면 편리하다. 통각역치의 상승과 촉각역치의 상승을 평가하는 것이 중요하다(그림 1).

통각역치의 변화를 조사하려면 안전핀 테스트(pin prick test)를 실시한다. 안전핀의 바늘 끝으로 피부를 가볍게 누르면 통증을 느끼게 되는데, 통각역치가 상승된 부위와 범위를 조사한다.

촉각역치의 변화는 본플라이모검사(von Frey hair test)로 검사한다. 'SW 지각 테스트'(Semmes-Weinstein monofilament sensory test) 등의 상품명으로 시판되고 있다(그림 2).

입술감각이상 프로토콜

성명 ______ ID ______ 검사일 ____ 년 ____ 월 ____ 일

Ⅰ. 생활지장도

지장 없음 ——— 최대한으로 생활에 불편을 느끼고 있음 (지장 최대)

어떤 지장이 있습니까?

Ⅱ. 자각증상

전혀 없음 ——— 최대한의 이상을 느끼고 있음

어떤 느낌입니까?

이상하다고 느끼는 부위를 그려 주세요.

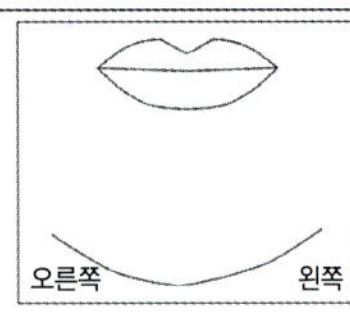

Ⅲ. 검사치

부위	SW 지각 테스트			통 각			2PD			추가 검사		
	환측	(건측)	점수	환측	(건측)	점수	환측	(건측)	점수	환측	(건측)	점수
①		( )			( )			( )			( )	
②		( )			( )						( )	
③		( )			( )			( )			( )	
④		( )			( )						( )	
											( )	
											( )	

Ⅳ. 이상감각의 종류

유발감각) 무감각, 감각저하, 통각저하, 통각과민, 이질통
불쾌감을 수반하는 이상감각, 불쾌감이 없는 이상감각

자발감각) 불쾌감을 수반하는 이상감각, 불쾌감이 없는 이상감각

Ⅴ. 판정

검사기관명 ______

검사자 ______

그림 1. 입술감각이상 프로토콜(일본안면신경기능학회). 이 프로토콜에 따라 관찰해 나가면 필요한 정보를 얻을 수 있다. 기재 방법에 대한 상세한 설명은 일본안면신경기능학회 홈페이지 참조.

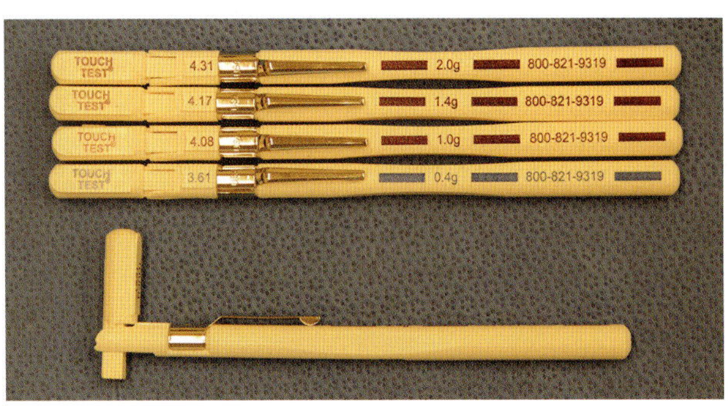

그림 2. 위의 4개는 필라멘트를 넣어 두는 곳. 측정 시에는 아래의 1개와 같이 필라멘트를 꺼내 사용한다.

치료

① 치료 시작의 시기

치료 시작은 감각마비 출현 후 가능한 한 빨리해야 하고 "잠시 상황을 봅시다."라고 해서 치료의 기회를 놓치지 않는 편이 좋다. 마비가 나타날 때에는 조기에 일본구강안면통증학회 전문의, 일본치과마취학회 전문의 혹은 통증클리닉학회 전문의에게 진료를 받도록 한다.

② 임플란트 몸체 제거

감각마비가 나타났을 때에는 원인이 되는 임플란트 몸체 제거를 검토한다. 그러나 임플란트 몸체 제거가 신경손상을 더욱 줄 가능성이 있다는 점과 재매식이 어렵다는 점 등으로 인해, 제거에 신중한 의견도 있다. 어쨌든 제거 여부 판단은 조기에 해야 한다.

③ 약물치료

약물치료는 즉시 시작한다. 비타민 B_{12} 제제와 ATP 제제를 처방한다. 예를 들어, 다음과 같은 처방을 부작용에 유의하면서 처방한다.

- 메치코발(methylcobalamin)정 500㎍: 1회 1정
- 아데포스 코와 장용정(Adetphos Kowa Enteric Coated Tablet) 60㎎: 1회 1정, 1일 3회, 아침·점심·저녁 식사 후

이 처방은 감각마비에서는 일반적으로 이용되는 처방이지만, 충분한 근거가 없는 것이 결점이다. 또한 염증으로 인한 감각마비가 의심되는 경우에는 스테로이드제의 투여도 고려한다.

④ 교감신경차단

교감신경을 차단하면 혈관이 확장되어 혈류가 좋아진다. 이것에 의한 신경재생을 기대하여 조기에 교감신경차단을 개시한다. 안면의 교감신경절은 성상신경절이다. 성상신경절 차단은 근거가 있는 치료법이다. 성상신경절 차단 자체는 기술적으로 간단하지만 합병증으로 호흡정지 등과 같은 심각한 것이 있다. 호흡정지 시에 손쉽게 대응할 수 있는 일본치과마취학회 전문의, 일본마취과학회 전문의 등 소생 전문의가 실시한다.

⑤ 수술

신경의 절단이 의심되는 경우에는 절단된 신경의 양쪽 끝을 찾아서 현미경하에서 신경을 봉합할 수 있다(미세수술). 또한 인공신경(PGA-collagen tube)을 이용한 신경 재건술도 보고된 바가 있다. 유감스럽지만 현시점에서는 치유성적이 좋지 않고 연구 단계에 있지만, 장래에는 매우 유망한 치료법인 것은 틀림없다.

신경병증성 통증의 발병

감각마비의 출현 후 1개월에서 반 년 후에, 마비 부위에 찌릿한 통증이 나타나는 경우가 있다. 신경병증성 통증이라고 불리는 질환의 발병이다. 임플란트 매식 후의 감각마비에서 가장 무서운 것은 신경병증성 통증의 발병이지만 필수적으로 충분히 인식되지 않았다. 자세한 내용은 제1장 Q14(p.58)를 참조하기 바란다.

참고문헌

1) 口腔顔面神経機能学会ホームページ http://www.mcci.or.jp/www/shinkei/shindan.html.

2) 佐久間泰司: 歯科治療に起因する知覚麻痺症例の検討―歯科麻酔学と民事訴訟法学からのアプローチー. 歯界展望, 76(6): 1335-1345, 1990.

3) 坂本英治, 椎葉俊司, 今村佳樹, 坂本和美, 松本吉洋, 石川敏三, 岩本将嗣, 河原 博, 仲西 修: 外傷三叉神経ニューロパシーに対する星状神経節ブロックの効果. 日本疼痛学会雑誌, 18(1): 25-30, 2003.

Q 39 대상포진의 통증

대상포진의 원인과 증상, 치료법은? 또한 조기진단의 포인트는?

Shunnji Shiba(椎葉俊司)
규슈치과대학 치과침습제어학강좌

A 대상포진의 원인은 수두·대상포진 바이러스(varicella-zoster virus; VZV)의 회귀감염(relapsing infection)이다. 대부분은 유아기~유년기에 처음 감염되는데, 이때 발생하는 것이 수두이다. VZV는 수두의 치유 후에 삼차신경절, 척수후근신경절(spinal dorsal root ganglion)의 신경세포와 외투세포의 DNA에 포함되어 잠복하고 있다가 면역력이 저하되어 VZV의 회귀감염이 일어나면 대상포진이 된다. 대상포진은 삼차신경 제1분지 영역에서 가장 많이 발생한다(그림 1). 또한 삼차신경대상포진에서는 수막염, 뇌염, 각막염, 홍채염 등과 같은 심각한 합병증이 발생할 수 있다.

대상포진의 대표적 증상은 무엇인가?

대상포진은 피부 증상과 통증을 특징으로 한다.

피부 증상(그림 2): 피부 증상은 포진의 출현이고 홍반→소구진→소수포가 되며, 다수의 소포진에 의해 포진이 형성된다. 피부발진의 신생은 5일 정도 계속되고, 수포가 생기며, 2주 정도 경과하면 가피가 형성되므로, 전체 경과가 3~4주 정도 되면 치유된다.

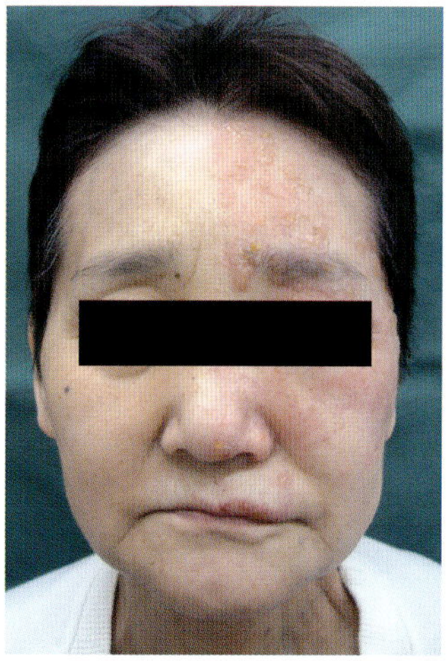

그림 1. 삼차신경 대상포진. 편측의 삼차신경 제1, 2분지 영역에 포진을 볼 수 있다. 혀 악성종양의 항암제 치료 후 발생했다.

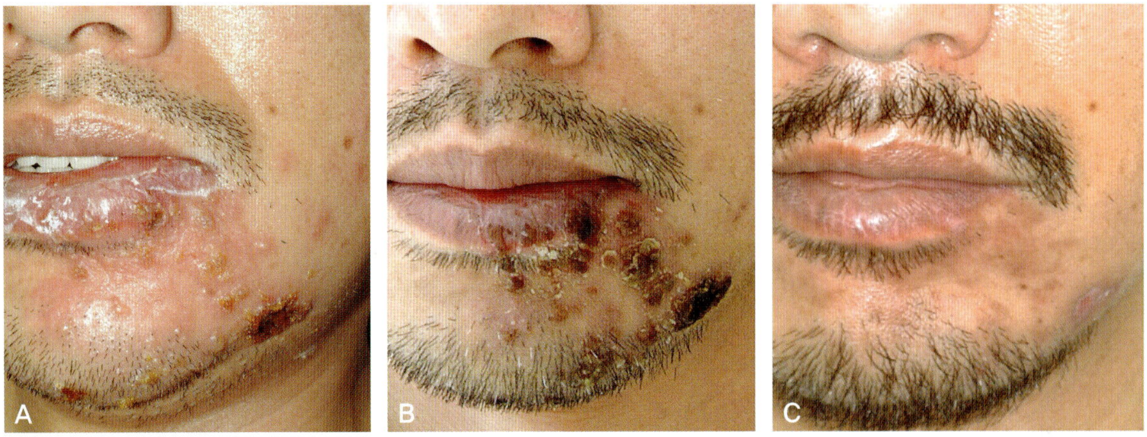

그림 2. 대상포진 피부 증상의 시간 경과에 따른 변화. **A**, 홍반과 수포 형성. **B**, 가피 형성. **C**, 치유.

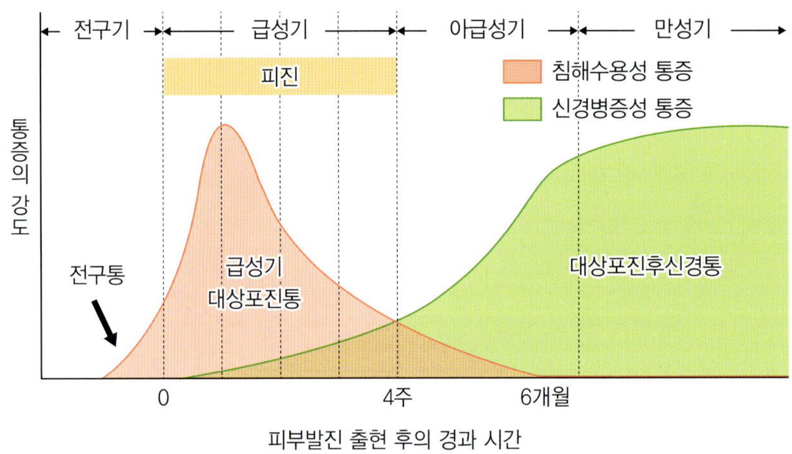

그림 3. 대상포진의 시기와 통증의 종류.

통증(그림 3): 대상포진의 발병으로부터 피부발진의 발생과 치유를 경계로 전구기, 급성기, 아급성기, 만성기로 분류되며, 각각의 시기에 따라 통증의 종류가 다르다. 피부 증상 출현 1주 전에 이환된 지각신경의 지배영역에 통증이나 불편감이 출현하기도 한다(전구통). 전구기와 급성기의 통증을 합해서 급성기 대상포진통, 만성통을 대상포진후신경통(postherpetic neuralgia; PHN)이라고도 한다.

통증은 피부발진이 출현하고 10일 전·후에 절정이 되고, 피부발진의 치유와 함께 경감·소실된다. PHN는 고령자와 중증 환자에서 일어나기 쉽고 난치성이다. 삼차신경대상포진에서는 치통이 생길 수 있다.

대상포진의 치료법

조기 약물요법과 신경차단이 중요하다(표 1).

급성기: 조기에 치료를 시작하고 증상을 경감시키는 것이 합병증이나 PHN의 발생을 억제한다. 치료약으

표 1. 삼차신경대상포진 증상의 진행 시기와 치료법

<table>
<tr><th>시기</th><th colspan="4">치료법</th><th>설명</th></tr>
<tr><td rowspan="3">급성기</td><td rowspan="2">약물치료</td><td>항헤르페스
바이러스약</td><td colspan="2">Valacyclovir HCl(Valtrex®)
Acyclovir(Zovirax®)
Famciclovir(Famvir®)</td><td>신장애가 있는 환자에서는 투여 간격의 연장 혹은 감량이 필요하다. 피진 출현 후 5일 이내에 복용을 개시하는 것이 바람직하다. Acyclovir은 주사약도 있어서 경구약의 효과가 없거나 중증에서 사용한다.</td></tr>
<tr><td>진통약</td><td colspan="2">아세트아미노펜
비스테로이드성 소염진통제(NSAIDs)</td><td>NSAIDs는 다양한 부작용이 있기 때문에, 해열진통제인 아세트아미노펜이 좋다. 4000mg/일 사용 가능하다. 간장애에 주의를 요한다.</td></tr>
<tr><td>신경차단</td><td colspan="3">성상신경절 차단(stellate ganglion block)
경부 지속적 경막 외 차단(continuous epidural block)
국소마취제에 의한 삼차신경분지 차단</td><td>성상신경절 차단은 연일 실시한다. 다른 염증을 억제해서 통증을 완화하고, 상처치유를 촉진하며, PHN의 예방에도 효과가 있다. 성상신경절 차단의 효과가 불충분한 증례에서는 분지 차단을 실시한다. 단, 성상신경절 차단은 PHN의 증상을 개선하지 않는다.</td></tr>
<tr><td rowspan="2">만성기</td><td rowspan="2">약물요법</td><td rowspan="2">신경병증성
통증치료약</td><td>항경련제</td><td>Pregabalin(Lyrica®)</td><td rowspan="2">신경병증성 통증에 NSAIDs는 주효하지 않다. 오피오이드가 투여될 수 있다. 이 약은 심각한 부작용이 있으므로 전문의에 의한 투약이 바람직하다.</td></tr>
<tr><td>삼환계
항우울제</td><td>Amitriptyline(Tryptanol®)
Imipramine(Tofranil®)
등</td></tr>
</table>

로서 항헤르페스바이러스약(anti-herpes virus drugs)과 진통제를 병용한다. 항헤르페스바이러스약은 바이러스 증식을 억제하고 피부와 신경의 장애를 완화한다. 진통제는 해열진통제와 NSAIDs가 이용된다. 진통을 위해 신경차단요법이 시행되기도 한다.

만성기: PHN에 대해 주로 약물요법이 시행된다. 항경련제, 삼환계항우울제, 오피오이드 등이 이용된다. 신경차단요법이 시행되기도 하지만 보조적이다. 급성통과 만성통은 발현기전과 진통제가 다르기 때문에 양쪽이 혼재된 시기에는 각각에 주효하는 진통제를 병용한다.

어떻게 빨리 진단하고 약물치료를 시작할까?

조기진단을 위해서는 대상포진의 증상이나 역학적 특징을 잘 이해할 필요가 있다.

대상포진은 피진이 출현한 후의 진단은 용이하다. 그러나 조기치료가 양호한 예후와 연결되기 때문에 가능하다면 전구 증상이 출현한 시점에서 항헤르페스바이러스약으로 치료를 시작하는 것이 바람직하다. 또 대상포진 중에는 피진이 출현하지 않는 무포진성 대상포진(zoster sin herpete)도 있다. 진단의 확정은 대합혈청(paired serum)의 IgG 및 CF항체역가의 증가율에 의해 수행된다. 이 결과를 기다린 후에 항헤르페스바이러스약을 투여하는 것은 너무 늦다. 조기에 진단하고 치료를 개시하려면, 환자가 호소하는 증상만으로 진단을 결정해야 한다.

1. 호발 연령

대상포진의 호발 연령은 50~60세이다. 20~30세에도 피크가 존재하지만, 이것은 유년기에 수두를 앓고 획득한 면역의 효과가 대략 20년이 지나면 약해지기 때문이다. 이 시기에 수두를 앓고 있는 소아와 접촉할 기회가 있으면 면역은 다시 강해진다.

2. 면역을 저하시키는 이벤트의 존재

면역이 저하되는 원인으로 증령, 피로, 스트레스, 악성종양, 중증 감염증, 방사선 및 자외선에 노출, 면역억제제 및 항암제 투여 등이 있다.

3. 신경지배와 일치하는 편측 피부와 점막의 감각저하 및 이상감각의 존재

대상포진 바이러스는 신경을 따라 증식하기 때문에, 피진이 출현하기 이전 혹은 피진이 출현하지 않는 증례에서도 마비감과 통증이 나타난다. 통증은 욱신욱신한, 얼얼한, 따끔따끔한, 찌르는 듯한 등으로 표현된다. 통증이 아니라 가려운 경우도 있다. 삼차신경 대상포진은 전구 증상으로 치통이 출현하는 경우도 적지 않다.

설통을 포함해서 구강작열감증후군이 신경장애로 인한 것이라고 하는 이유는?

Yoshiki Imamura(今村佳樹)
일본대학 치학부 구강진단학강좌

A 구강작열감증후군(이하 BMS)은 일본에서는 설통증으로 알려져 있으며, 원인 불명의 구강통의 대명사로 쓰여 왔다. 원인 불명이기 때문에 진단기준도 확립되어 있지 않고, 발생 빈도도 각각의 연구에서 진단기준이 다르기 때문에 0.7~13%로 폭이 크다.

BMS에는 몇 가지 공통적인 특징이 존재한다. 우선, 폐경 전·후의 여성에서 잘 발생하는데, 여성이 남성에 비해 2~7배 발생 빈도가 높다. 미각장애를 수반하는 경우가 많고, 구강건조감을 호소하는 증례도 많다. 스트레스와의 관련성이 크다고 여겨지며, 실제로 스트레스 관리를 실시함으로써 증상의 개선을 보여 주었다.

이러한 특징에서, BMS의 병태에 관해서는 성호르몬의 균형에 관련된 내분비계나 면역계의 기능이상이 배경에 있는 것이 아닌지 하는 의문에서 HPA 축(시상하부-뇌하수체-부신수질) 및 성호르몬, 림프구, 사이토카인 등에 관련된 많은 연구가 이루어져 왔다[1].

그러나 임상 현장에서는 행동요법으로 시행되는 스트레스 관리가 효과를 나타내기 때문에, 세계적으로도 오랫동안 심인성 통증의 대표적인 질환으로 이해되어 온 내력이 있다.

최근에 BMS의 병태를 이해하는 데 현저한 사고의 변화가 나타나고 있다. 1990년대에 일어난 신경병증성 통증의 병태 연구의 급격한 발전에 따라, 이러한 BMS도 신경병증성 통증에 관련된 병태가 아닌지 하는 생각이 생기게 되었다. 1994년에 BMS 환자에서 감각역치의 상승과 통증역치의 저하가 보고된 이래, BMS를 말초-중추신경계의 이상에 의한 신경병증성 통증의 1가지 병태로 생각하는 경향이 생겼다. 이 가설을 지지하는 연구결과로는, 우선 감각적인 측면에서 BMS 환자의 대부분에서 뇌간반사(blink reflex)와 정량적 감각시험(quantitative sensory test)의 검사치에 이상이 있다는 것, 리도카인에 의한 설신경차단으로 진통을 얻을 수 있는 군에서는 클로나제팜의 국소요법이 주효하다는 것(국소병인군), 설신경차단이 주효하지 않는 군에서는 클로나제팜의 국소 투여도 주효하지 않다는 것(중추병인군) 등이 알려져 있다.

또한 기능영상검사를 이용한 연구에서는, BMS에서 내측계(medial system)의 통증전도로의 활성화(activation)를 볼 수 있으며 대조군에 비해 선조체(corpus striatum)에서 F-DOPA의 흡수가 현저하게 감소하고 있음이 밝혀졌다[2]. 또한 이 기전으로 BMS에서는 선조체의 도파민 D2 수용기의 공급이 증가하고 있어, 도파민의 활용이 이루어지지 않을 것으로 예상되고 있다. 실제로 파킨슨병 환자에서 도파민 작동제를 투여하여 BMS 통증이 해소된 사례도 보고되고 있다[3]. 이러한 것은 흑질선조체계의 도파민 및 D2 수용기를 통한 도파민 작동성 진통기전의 파탄을 강하게 시사하는 것이다(그림 1).

한편, 일본에서는 생각할 수 없는 일이지만, 유럽의 일부 국가에서는 형태학적 관점에서 BMS 환자와 건강 대조군에서 혀의 생검에 의한 실제 조직을 이용한 연구가 이루어져서, 미뢰의 소실과 세경신경(small fiber)의 감소가 관찰되었다[4](그림 2).

이 방법은 혀에 직경 3mm 정도의 펀치를 쳐서 조직을 채취하는 것이다. 실제 BMS 환자의 조직 표

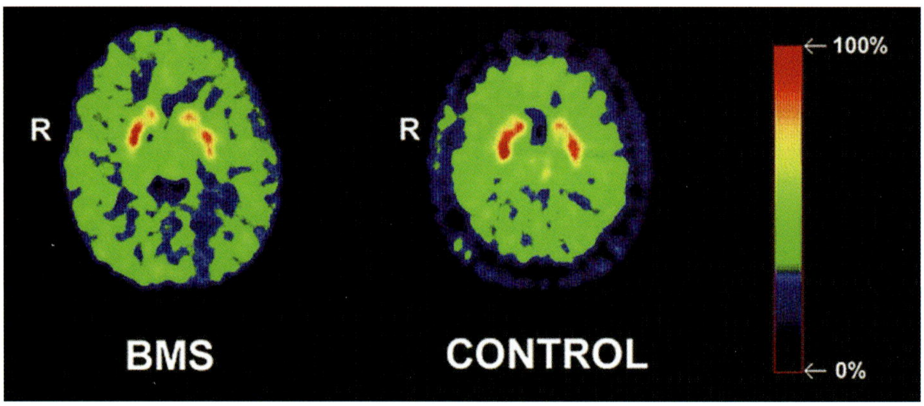

그림 1. BMS 환자의 F-DOPA. BMS 환자의 선조체(특히 putamen) 부위에서 F-DOPA의 농도가 높은 것을 알 수 있다[2].

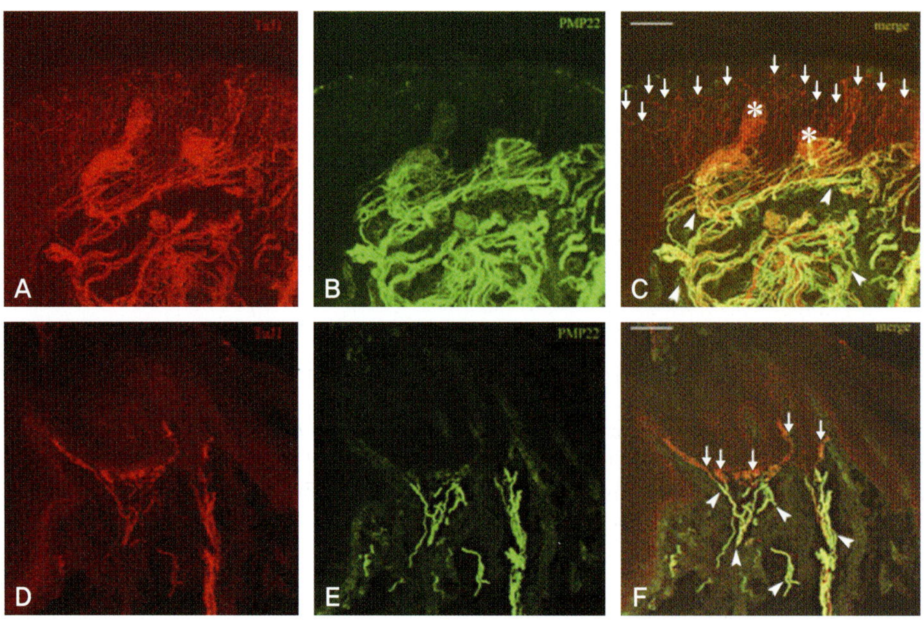

그림 2. BMS 환자와 정상 건강인의 혀 생검 조직상(참고문헌[4]에서 인용). 상단은 정상 건강인, 하단은 BMS 환자. *은 미뢰, 화살표는 무수섬유를 나타낸다. BMS 환자에서는 미뢰 및 미뢰에 이르는 세경신경섬유가 소실되고 있다.

본에서 감각신경의 장애가 확인된 것은 신경병증성 통증이 BMS의 한 병태임을 강력하게 지지하는 근거가 되고 있다.

또한 이 연구 방법에 의한 조직 소견으로는 나트륨 채널(Nav1.7)의 특이적인 증가는 보이지 않고, TRPV1 채널 및 카나비노이드 수용기인 CB2 수용기의 증가와 CB1 수용기의 감소, 퓨린 수용기(P_2X_3)의 증가를 보이고 있어, 이 병태가 염증 등의 일반적인 침해수용성 통증에 의한 것이 아니고 신경병증성 통증의 병태라는 소견을 나타내고 있다.

그렇지만 이러한 연구 성과가 임상 치과의사가 날마다 직면하고 있는 BMS 환자의 특징적인 소견, 예를 들어 혀에는 아무런 육안적 이상이 없다는 것, 일반적인 기계적 자극에는 통증의 뚜렷한 증가를 나타내지 않는다는 것, 식사 시에는 오히려 통증이 경감하는 것 등을 설명하지는 못한다.

그런데도 이 병인가설이 더욱 지지되는 배경에는, 구강감각이 삼차신경에 의한 직접적인 감각지배뿐만 아니라 고삭신경과 설인신경을 통한 조정을 받고 있으며, 이러한 감각신경의 복합지배와 상호조정기구의 파탄이 BMS 발병의 배경에 있다[5]는 개념이 있다. 조직 소견에서 볼 수 있는 미뢰의 소실과 세경신경의 감소는 고삭신경의 영향이라고 생각되며, BMS 환자에서 미각장애를 호소하는 환자가 많은 것도 설명할 수 있을 것이다. BMS에 있어서 고삭신경 관여의 기전에 대해서는 앞으로의 연구에서 해명이 기대된다.

이상에서 BMS의 신경병증성 통증의 측면을 설명하였다. 그러나 이러한 신경병증성 측면에서 BMS 치료법의 개발에 대해서는 아직 성과를 내지 못하고 있다. 만일 신경병증성 통증의 특징인 말초신경계와 중추신경계의 비정상적인 흥분이 보인다고 해도 그 병태는 반드시 다른 신경병증성 통증과 동일한 것은 아니어서(특히 중추신경에서는 외측계 통증전도로보다는 내측계 전도로의 활성화가 더 현저한 것, 흑질선조체계 도파민의 기능이상에 기반하는 바가 큰 것 등), 단순히 다른 신경병증성 통증에 대한 접근법을 응용할 수 있는 것은 아닐 것이다. 앞으로의 연구에 기대하는 바이다.

참고문헌

1) Koike K, Shinozaki T, Hara K, Noma N, Okada-Ogawa A, Asano M, et al: Immune and endocrine function in patients with burning mouth syndrome. The Clinical journal of pain, 30(2): 168-73. Epub 2014/01/09.

2) Jaaskelainen SK, Rinne JO, Forssell H, Tenovuo O, Kaasinen V, Sonninen P, et al: Role of the dopaminergic system in chronic pain - a fluorodopa-PET study. Pain, 90(3): 257-60. Epub 2001/02/24.

3) Coon EA, Laughlin RS: Burning mouth syndrome in Parkinson's disease： dopamine as cure or cause? The journal of headache and pain, 13(3): 255-7, 2012.

4) Lauria G, Majorana A, Borgna M, Lombardi R, Penza P, Padovani A, et al: Trigeminal small-fiber sensory neuropathy causes burning mouth syndrome. Pain, 115(3): 332-7. Epub 2005/05/25.

5) Eliav E, Kamran B, Schaham R, Czerninski R, Gracely RH, Benoliel R: Evidence of chorda tympani dysfunction in patients with burning mouth syndrome. J Am Dent Assoc, 138(5): 628-33. Epub 2007/05/03.

신경병증성 통증과 교감신경 의존성 통증

Q41 외상이나 수술로 신경이 손상되면 아래턱과 아랫입술에 신경병증성 통증이 발생할 수 있다. 이 통증이 스트레스나 기후 변화로 더 악화되는 것은 왜일까?

Noboru Noma(野間 昇)
일본대학 치학부 구강진단학강좌

A 외상이나 수술에 의해 생긴 신경병증성 통증은 'bad pain'이라고 불리며 정상적인 침해 수용과 전달이 이루어지는 것이 아니고, 가벼운 접촉 자극에도 '따끔따끔한, 찌릿찌릿한, 저린' 통증을 유발한다. 그리고 말초 혹은 중추신경계 기능 이상과 더불어, 교감신경이 관여하는 경우가 있다. 신경병증성 통증에 교감신경이 관여한 경우 교감신경 의존성 통증이라는 병명이 추가된다. 이 교감신경 의존성 통증의 치료로서 성상신경절 블록(SGB)을 시행한다.

증례

환자는 45세, 여성. 주소는 우측 안면과 하악의 통증. 현 병력은 약 20년 전에 추락사고로 두경부 영역의 다발성 골절로 여러 차례에 걸쳐 정복 수술을 받았다. 그 후 양쪽 아래턱 부위의 감각 둔화를 자각하고 있다. 약 1년 전에 모 병원 구강외과에서 하악골 골수염 진단으로 #46을 발치하고 부골 제거술을 받았다. 수술 후 오른쪽 아래턱 부위, 하순에 강한 저림을 자각하고 3개월 후부터 우측 하악 구치부 잇몸에 욱신거림, 훅 하고 당기는 듯한 통증이 나타나 본원을 소개받아 진료를 받게 되었다(표 1).

구강내 소견: 상처 치유가 양호하고 육안으로 점막면에 문제는 없었다. #46 상당 부분의 잇몸에 압통, 접촉 자극에 찌릿한 통증이 유발되었다. #47-48에 타진통은 없었다.

방사선사진 소견: 파노라마 방사선사진에는 외상 후에 받은 정복 수술의 플레이트, 와이어가 보였고, #45-46 상당 부분의 악골에 병변은 없었다(그림 1).

구강외 소견: 삼차신경 제3분지 영역의 촉각 검사에서는 우측 아래턱 부위에 감각 둔화가 있었다.

진단적 블록: 교감신경 의존성 통증을 고려하여 성상신경절 블록(SGB)을 시행하였다. SGB 후 야간에 숙면을 취할 수 있을 정도로 통증이 완화되었다.

진단: 지속성 신경병증성 통증(교감신경 의존성 통증)

치료: 1주일마다 SGB와 프리가발린 50mg/일 복용을 실시했다. 복용한 지 1개월 후부터 통증이 완화되어 일상생활을 보통으로 보낼 수 있게 되었다. 프리가발린 75mg/일로 증량하여, 아세트아미노펜-트라마돌 복합제 75mg/일을 추가하여 복용 1달 후 통증이 사라졌다.

표 1. 초진 시 문진 항목과 그 정보

통증 구조화 문진 항목	환자로부터 얻은 정보
① 경과	발치, 부골 제거술을 받은 후
② 부위(통증 장소)	하악 우측 구치부, 수술 부위
③ 성상(어떤 종류의 통증인가)	욱신욱신, 찌릿찌릿
④ 강도(강도는 어느 정도인가)	NRS 5~7/10
⑤ 지속시간(하루에 통증이 얼마나 계속되는지)	하루 종일 계속
⑥ 빈도(몇 번/1시간, 일, 주, 월)	거의 매일
⑦ 유발 인자(통증을 유발하거나 악화시키는 것은)	스트레스, 기후 변화
⑧ 개선 인자(통증을 완화하는 것은)	목욕
⑨ 시간적 연장(통증의 시간적 특징)	하루 종일 계속
⑩ 연관 증상(통증이 어디로 퍼지는지)	우측 안면
⑪ 수반 증상(통증과 함께 일어나는 증상)	코가 막히는 느낌
⑫ 통증 시 행동(통증이 발생했을 때 결정되는 것은)	특별히 없음

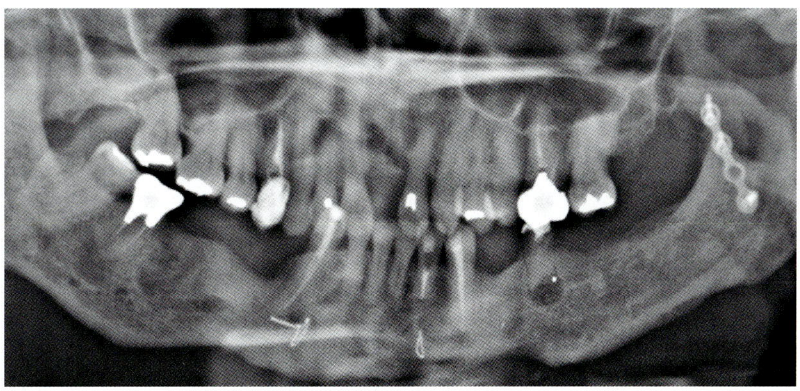

그림 1. 초진 시 파노라마 방사선사진.

신경병증성 통증이란

신경병증성 통증은 말초신경 또는 중추신경 그 자체의 장애로 발생하는 통증이며, 발작성 신경병증성 통증과 지속성 신경병증성 통증, 2가지로 크게 나뉜다. 본 절에서는 지속성 신경병증성 통증 가운데 특히 외상성 신경병증성 통증에 대해 설명한다.

외상성 신경병증성 통증이란

외상성 신경병증성 통증은 발치, 임플란트 수술, 구강외과 수술 등의 치과치료나 골절 등에 의해 생기는 경우가 많다. 신경손상의 초기부터 감각 둔화가 나타나는데, 통증을 호소하는 경우는 적다. 그러나 신경변성, 신경복구 과정에서 통각과민(hyperalgia), 이질통(allodynia), 불쾌감(dysesthesia) 등 다양한 증상을 나타내게 된다.

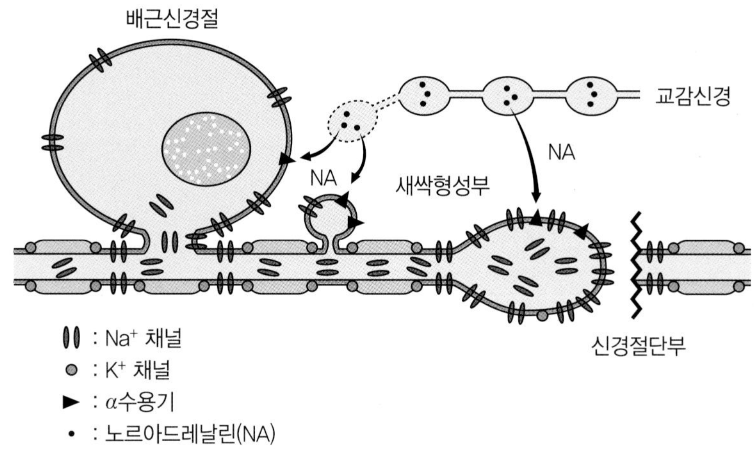

그림 2. 신경손상에 의한 교감신경 의존성 통증의 발생기전. (참고문헌[2]에서 인용 수정.)

외상성 신경병증성 통증의 특징은 자발성 혹은 유발성의 작열통이 생기는 것 외에 심부통증이나 욱신거림 같은 통증도 보이는 것이다.

교감신경 의존성 통증(그림 2)

건강한 상태에서는 여러 가지 스트레스로 인해 교감신경계가 흥분하면 급성 통증이 억제된다. 이것은 말초에서부터 통각신경으로 전해져서 척수배각으로 입력되는 통증 신호를 억제하는 체계(하행성 통증 억제계, descending pain inhibitory system)와 내인성 오피오이드(endogenous opioid system), 2가지 모두 활성화됨으로써 발생한다. 한편, 신경병증성 통증 등의 병적인 통증은 스트레스 시 기후 변화에 의해 증가될 수 있다. 이러한 병태는 통증의 발병이나 악화 기전에 교감신경이 깊이 관여하고 있다고 생각되어 교감신경 의존성 통증으로 명명되었다. 구강안면영역에서는 스트레스, 기후 변화, 냉자극 등으로 안면통증이 악화되거나 작열감, 안면 발적, 피부 온도의 변화 등이 나타난다는 보고가 있다[1,2].

이것은 신경손상 후에 이소성 α아드레날린 수용기의 증가와, 교감신경과 침해수용성 신경의 비정상적인 결합(ephapse)이 생긴 결과, 스트레스 시에 통각체계를 자극하여 통증이 악화되는 것으로 생각된다. 치료에 있어서, 앞에서 말한 바와 같이 신경손상 후 교감신경 의존성 통증에는 통증 완화와 이상통증의 경감 목적으로 성상신경절 차단(SGB)이 시행된다. 약물요법으로 프리가발린과 항우울제의 일부가 제1선택약으로 추천되고 있다.

참고문헌

1) Saxen MA, Campbell RL: An unusual case of sympathetically maintained facial pain complicated by telangiectasia. Oral Surg Oral Med Oral Pathol Oral Radiol Endod, 79: 455-8, 1995.

2) 熊澤孝朗: 2末梢性疼痛, 最新脳と神経科学シリーズ6 痛みの神経科学. メジカルビュー社, 東京, 96, 1997.

Q42 외상성 신경병증성 통증의 역학

치과치료에 의해 어느 정도의 외상성 신경병증성 통증이 생기는가?

Koichi Wajima(和嶋浩一)
게이오대학 의학부 치과 · 구강외과학교실

A 세계적으로 구강안면통증 전문의에게 요구되고 있는 것은 삼차신경영역의 신경병증성 통증의 치료이다. 치과에서는 말초신경손상이 발생하면 '마비'라고 불리는 지각신경마비가 가장 큰 관심사가 된다. 지각 둔화, 지각 소실로 대표되는 억제성(negative) 증상과 통증으로 대표되는 흥분성(positive) 증상이 나타나고, 특히 환자의 삶의 질(QOL)을 크게 저하시키는 지연성 통증인 신경병증성 통증이 주목을 받고 있다.

신경병증성 통증의 발병 원인은 대부분 알 수 없는 경우가 많지만, 의원성 신경장애로 수술 등에 따른 말초신경손상이 뚜렷한 원인 중 하나이다. 임플란트, 악교정수술, 사랑니 발치, 그 외의 외과수술에 의한 말초신경의 손상으로 생기는 외상후 신경병증성 통증(post-traumatic neuropathic pain)의 발생기전 규명, 진단, 치료법의 확립이 요구되고 있다.

삼차신경 외상후 신경병증성 통증 (post-traumatic trigeminal neuropathic pain)의 발생

삼차신경에서 외상후 신경병증성 통증의 발생률(3~5%)은 다른 신경영역(5~45%)에 비해 매우 낮다. 그 이유로 다른 신경에 비해 삼차신경에서 외상후 신경병증성 통증의 발생 자체가 적을 가능성과 제대로 진단되지 않았을 가능성, 2가지를 생각할 수 있다. 광대뼈 골절에서 대부분 환자의 안와하신경(infraorbital nerve)에 지각장애가 발생하지만, 신경병증성 통증이 되는 것은 3.3%로 매우 적다.

또한 턱변형증 수술로는 5~70%에서 영구적인 신경손상이 발생하지만 신경병증성 통증이 되는 일은 거의 없다. 하악의 사랑니 발치에 의해 신경장애가 생기는 것은 0.3~1% 정도이며, 신경병증성 통증이 나타나는 일은 드문 것으로 보고되고 있다.

삼차신경이 외상후 신경병증성 통증으로 이행하는 비율이 낮은 이유로 ① 삼차신경의 신경생리학적 특성으로서 손상을 받아도 신경병증성 통증으로 이행하는 것이 적다는 것과, ② 치과치료 시에는 반드시 국소마취를 실시함으로써 침해자극을 완전히 차단하는 것을 들 수 있다(제4장 Q45 p.172 참조).

외상후 신경병증성 통증에 포함되는 질환의 해설

1. 근관치료후 신경병증성 통증

삼차신경영역에서 치료후 신경병증성 통증의 발생률이 낮은 데 비해, 치료과정에 문제가 없는 근관치료 후에 3~13%의 높은 비율로 쉽게 가라앉지 않는 통증이 발생한다고 보고되고 있다. 통증은 만성적 경과를 보이고, 중등도에서 심도로 비교적 강하며, 부위는 소구치에서 대구치이지만 특정하기 어렵다. 진단적 국소마취를 하여도 효과는 모호하고, 마취나 오피오이드에 의해서 통증이 누그러지는 경우는 드물다. 이러한 증상은 진단이 어렵고, 통상적으로 치료 후 증상 또는 외상 후 증상으로 오진되어 무의미한 치과치료를 받고 있는 경우가 많다.

근관치료 후의 지속성 통증은 치료 전에 이환치에 오랫동안 강한 통증이 있었거나, 삼차신경 영역에 만성 통증이 있거나, 통증의 치료 경력 등과 큰 관련이 있다. 근관치료 시술 전의 통증에 의해 만성 통증 소인이 있는 사람에서 감작이 발생할 가능성이 있다. 연구결과에 따르면 유전자에 의해 통증조절기구가 변하고, 근관치료 후 만성 통증으로 이행할 가능성이 시사되고 있다.

2. 임플란트후 신경병증성 통증

임플란트에 의한 신경손상이 발생하면 지각장애가 생기고 통증이 나타날 수 있다. 신경장애 발생률은 0.6~36%로 보고되고 있다. 발생률의 폭이 큰 것은 제대로 진단되지 않은 것에 따른 것으로 보인다. 신경이 직접 손상되거나 염증, 출혈 등에 의해 간접적으로 압력이 가해져 생기는 경우도 있다. 신경손상으로 인한 지각장애에 왜 통증이 따르는지는 자세히 알려져 있지 않다.

외상성 신경병증성 통증 환자의 감각평가

근관치료 후 4개월간 통증이 계속되고 있는 환자 20명과 임플란트 후 4개월간 통증이 계속되고 있는 20명의 감각평가가 이루어졌다. 양 증례 모두 전문의의 치료 후 이상이 없다고 진단되었고, 다른 원인이 없었기 때문에 외상후 신경병증성 통증으로 진단되었다. 외상후 신경병증성 통증으로 진단된 근관치료후 통증 환자의 72.2%, 임플란트후 통증 환자 89%가 여성이고, 평균연령은 근관치료후 통증 52.33±12.8세, 임플란트후 통증 54±11.21세였다. 구강외 진단에서 근관치료후 통증, 임플란트후 통증과 대조군 사이에 감각평가에서 유의한 차이는 없었다. 구강내 감각평가에서 기계적 자극에 대한 과민함과 냉자극 후 잔여감각에 있어서 근관치료후 통증, 임플란트후 통증 군에서 이환측과 반대측에 유의한 차이가 있었고, 대조군과도 유의한 차이가 있었다.

외상후 신경병증성 통증의 임상 증상과 치료

말초신경과 중추신경의 손상이나 기능장애가 발생함에 따라 말초나 중추에서 자극전달의 질에 변화가 온다. 이것을 신경 가소성 변화(neuroplastic change)라고 부른다. 손상된 신경의 지배영역의 감각 저하(마비)나 저린 감각뿐만 아니라, 아프거나 allodynia라고 하는 일반적으로 통증이 생기지 않는 정도의 자극에 의해 통증이 생기는 증상이 발생한다. 신경병증성 통증은 일상생활에서는 별로 경험하지 않은 성질의 통증으로 '타오르는 것처럼 작열감이 있는 통증', '전격성으로 찌르는 듯한 통증', '찌릿찌릿한 통증', '욱신욱신한 통증' 등의 증상을 나타내고 만성 경과를 보인다.

만성 신경병증성 통증의 치료는 장기간의 약물 복용이 필요하고 부작용도 발생한다. 통증의 강도, 빈도가 30% 감소된다면 유의한 개선이라고 생각된다.

약물요법의 첫 번째 선택은 프리가발린(pregabalin)과 삼환계항우울제(TCA)이고, 이들은 동일한 효과로 알려져 있다. 항경련제인 프리가발린, 가바펜틴은 포진후 신경통, 당뇨병성 말초신경장애 등에서 효과적인 것처럼, 삼차신경영역의 외상후 신경병증성 통증에서도 효과적인 것으로 나타났다. 항우울제의 진통효과는 세로토닌 재흡수억제제(SSRI)에 비해 세로토닌/노르아드레날린 재흡수억제제(SNRI), 노르아드레날린 재흡수억제제가 뛰어난 것으로 명확하게 되어 있다.

임상적 방법으로 먼저 어느 약이든 처방하고 효과가 없으면 다른 것을 처방한다. 먼저 처방한 약이 약간 효과가 있지만 완전히 통증을 없애지 못하는 경우에는 다른 약과 병용한다. 다른 약으로는 아편유사 진통제인 Tramadol이나 SNRI에 포함되는 Duloxetine 등이 이용된다. 삼차신경병증성 통증이 국소에 국한된 경우, 연고 등에 의한 국소약물요법도 효과적이다.

통증이 없는 지각장애에 대한 외과적 요법은 지각 회복을 얻을 수 있고, 1년 이내에 실시할 경우 성공률이 높은 것으로 알려져 있다. 그러나 통증을 동반한 외상후 신경장애에는 그 효과가 명확하지 않다. 또한 수술 후에 통증이 악화되는 경우가 많다는 보고도 있어 일반적으로는 수술을 권유하지 않는다.

참고문헌

1) Irene Tracey editor: Pain 2012: Refresher Courses, 14th World Congress on Pain, part 11 Orofacial pain for physicians, 239-268, IASP Press, International Association for the Study of Pain, 2012.

Q43

외상성 신경손상의 예후

외상성 신경손상이 발생하는 시기와 치료, 예후까지의 흐름은?

Kenji Seo(瀨尾憲司)
니가타대학대학원 의치학종합연구과 치과마취학분야

A

외상성 신경손상의 증상이 나오는 것은 언제?

신경손상의 증상으로 경증의 예에서는 감각이상이나 저림 등을 들 수 있지만, 중증이 되면 무감각에 더해 이질통(allodynia) 등과 같은 '아프다'라고 할 만한 증상이 발생하는데, 그 증상이나 정도는 신경손상의 종류에 따라 다르다. 오랜 시간이 경과하면 손상 사고에 관련된 사회적 배경으로부터 심리적 영향도 더해져서 환자의 호소는 복잡하게 된다.

신경손상에 의한 증상에는 손상을 입을 때 그 직후에 발생하는 것과, 그 후 어느 정도 시간이 경과한 후부터 발생하는 것이 있고, 각각 대처법이 달라지기 때문에 주의가 필요하다. 저림이나 불편감은 비교적 손상 초기에 발생하지만, 신경병증성 통증에 의한 allodynia는 손상 후 몇 개월에서 몇 년 동안 발생할 수 있다. 치과치료 후 시간이 너무 경과하고 나서 발생한 증상은 치과치료와 인과관계가 없는 것으로 간주되어 분쟁거리가 될 수도 있다.

치과영역에서 신경손상이 의심되는 경우 발치 등 국소마취하에서의 처치에 의해 발병한 때에는 계속 발생하는 염증으로 인해 인식이 어려울 수 있다. 정량적 감각역치검사를 실시하는 경우에는 종창 등의 염증 증상이 가라앉을 무렵에 진찰을 하는 편이 데이터에 신뢰성이 있다. 한편, 근관충전재의 과도한 돌출이나 임플란트 식립체에 의한 하치조신경의 압박 등은 신경에 직접적으로 자극을 주어 즉시 격렬한 통증을 발생시킨다. 이 경우에는 신경손상이 발생한 것으로 판단하고, 즉시 원인이라고 생각되는 근관충전재나 임플란트 등의 제거 결정을 해야 한다.

발병 시기나 증상을 잘 파악하여 적절한 진단을 하는 것은 그 후의 치료 방침 결정에 중요하다. 신경손상이 의심되는 경우에는 주저 없이 환자를 조기에 적절한 전문의에게 보낼 필요가 있다.

외상성 신경손상의 치료

신경손상의 치료는 크게 2종류가 있다. ① 원인을 제거하는 것, ② 신경손상에 의한 병태를 개선시키는 것이다. 치료의 종류는 치료시기에 따라 다르다. 원인의 제거는 일반적으로 조기에 이루어지는 것이 바람직하다. 임플란트가 하치조신경을 압박하는 경우 조기에 그 압박을 해제하는 것이 좋다. 그러나 임플란트 식립이 뼈에 압박과 변형을 주어서 간접적으로 신경을 압박하여 신경증상이 발생하는 경우도 있다. 이 경우 즉시 원인을 제거하여도 변형이 생긴 뼈는 원래대로 돌아가지 않고, 더욱이 수술 조작이 더해져 내출혈 등을 일으키게 되어 신경장애를 악화시킬 가능성도 있다. 원인 제거 조치의 적용을 생각할 경우에는 영상 진단 등을 통한 신중한 고려가 필요하다.

신경손상에 의해 발생한 신경장애 증상은 2가지로 나뉜다. 손상 직후의 급성 증상과, 그것이 가라앉은 후 어느 정도 시간이 경과한 후 생기는 신경병증성 통증이라 불리는 만성 통증이다. 손상 직후의 증상은 급격하여 정신적으로 충격적이지만 사실 자연치유될 수 있기 때문에 손상 후 가급적 조기에 전문의의 진찰을 받을 것을 권한다. 자연적인 치유 여부를 판단하기는 어렵다[1].

문제가 되는 것은 손상 후 어느 정도 시간이 경과하고 나서 통증이 생기는 유형의 신경병증성 통증이다. 이것은 신경이 손상을 받은 것으로 감각신경 또는 그 주변의 다양한 세포에 비정상적인 흥분이 유도됨으로써 생긴다. 이 상태는 단순히 약물로 치료할 수 있다고 생각하는 것보다 외과적 치료 등도 고려해야만 한다는 것을 잊어서는 안 된다. 증상이 '언제부터', '어떻게', 변해 왔는지를 정확히 파악해야 한다. '신경손상에는 항우울제가 효과 있다'는 등 그 일면만으로 판단해서 내복 치료에만 의존하는 것은 피하고 싶다.

외상성 신경손상의 치료되는 증상과 낫지 않는 증상은?

증상이 경미한 증례에서 인정되는 '저림'은 많은 경우 자연히 완화되지만 완전하게 증상이 소실되는 것은 아니다. 일상생활에 지장이 없기 때문에 단순히 잊어버리는 경우가 있다.

감각장애에서 경도의 촉각 역치의 상승은 자연스러운 경과 중에 정상화되는 것이 많지만, 중증에서는 기능장애로 인해 일상생활의 동작(activities of daily living; ADL)에 영향을 준다. 예를 들어, 하치조신경손상에 의해 생긴 신경병증성 통증은 입술에서 뜨거운 온도에 대한 과민반응과 함께 열에 대한 통증을 발생시킬 수 있다. 이 경우 커피나 차를 마실 때 불편함을 느끼고, 그 결과 식사는 미지근한 것밖에 먹지 못하게 된다.

설신경의 신경장애처럼 혀 반쪽 감각이 소실되어버린 경우 외과적 치료를 해야 할지 여부에 대해서는 의견이 갈린다. 혀 감각인 촉각과 미각은 좌·우 신경이 따로 지배하고 있기 때문에 사실 반쪽만으로도 일상생활이 가능하다. 따라서 함부로 관혈적 치료를 시도하는 것은 오히려 조직손상을 크게 하고, ADL을 저하시킬 가능성이 있으므로 신중하게 치료방침을 세우는 것이 필요하다.

중요한 것은 신경손상으로 인해 소실된 기능이 100% 원래대로 돌아가는 것을 치료목표로 하고 치료를 하는 것이 아니라, 그 환자가 앞으로 어떤 생활을 할 수 있을지를 생각하는 것이다. 신경손상의 예후를 정리하여 표 1에 나타냈다.

표 1. 신경손상의 예후

	조직손상의 정도	회복 가능성	후유증	Seddon 분류	Sunderland 분류
중증	신경상막(말초신경의 최외층막)의 파괴, 파열	불가능	무감각, 통증, 불편감	Neurotmesis	V
↕	신경내막(축삭을 감싸는 막)에 이르는 손상	불완전한 회복	이상감각, 감각저하	Axonotmesis	II ~ IV
경증	미엘린 또는 신경축삭만의 전도장애뿐	6~8주에 완전회복 가능	거의 없음	Neurapraxia	I

외상성 신경손상 예후의 나쁜 패턴은?

가장 나쁜 패턴은 신경장애로 인한 만성 통증이 강해져 일상생활에 지장을 받게 되는 것이다. 외견으로부터는 그 통증 정도를 추측하기 어렵다. 그 때문에 환자는 가족이나 친구, 직장에서까지 이해받지 못하여서 사회적으로 고립되고, 최악의 경우에는 자살 등까지 몰리게 되기 때문에 주의가 필요하다. 한편, 신경장애는 많은 경우 의원성이기 때문에 손해배상금을 얻기 전까지는 자각증상의 경감, 개선을 인정하지 않는 자세의 환자도 있다는 것을 알아 둘 필요가 있다.

환자와의 신뢰관계를 확립하고, 근거도 없이 '자연스럽게 치유된다', '그런 일이 일어날 리 없다' 등으로 몰아붙이는 것은 피해야 한다.

참고문헌

1) 倉田行伸, 田中 裕, 照光 真、弦巻 立, 金丸博子, 吉川博之, 小玉由記, 山崎麻衣子, 瀬尾憲司: 末梢性三叉神経損傷における触覚閾値低下の予後判定基準について. 日本ペインクリニック学会雑誌, 20(2): 93-97, 2013.

신경손상 및 회복

Q44 지각 둔화의 범위가 축소되고 있다. 손상되었던 신경의 회복이라고 생각해도 좋은가?

Eiji Sakamoto(坂本英治)
큐슈대학대학원 치학연구원 치과마취학분야

A 예전에, 매복 사랑니 발치 후의 하치조신경손상 환자를 담당했다. 그 환자에게 비타민 B_{12}제제, 성상신경절 블록을 실시했다. 몇 달만에 치료는 끝이 났는데, 환자는 마지막에 "많이 좋아졌다. 이제는 입술만 남았다."라며 웃으며 말했다. 하지만 그 입술에는 종종 깨물린 것으로 생각되는 치아 모양이 뚜렷이 남아 있었고, 환자는 앞으로도 종종 입술을 깨물 것이다. 과연 이 상태를 나았다고 말해도 좋은 것인가. 아직까지 의문을 갖는다.

악교정수술과 발치, 임플란트 수술 후에 종종 하치조신경손상이 생긴다. 그 결과, 아래턱 부위 신경영역 전체의 지각 둔화 등의 증상은 시간에 따라 변화해 간다. 치유되면 좋지만, 장기 잔존하는 경우 더욱이 신경병증성 통증을 수반하는 경우에는 환자의 QOL 저하가 현저하다. 여기에서는 신경손상의 병리적 분류와 신경장애 후 병태를 기술한다.

신경이란 끊어져도 이어지는 것인가?

신경손상에 대한 솔직한 의문일 것이다. 결론적으로 말하자면 신경재생에 필수 불가결한 축삭수송(axoplasmic transport)이 가능한 축삭 상태가 예후의 열쇠가 된다. 신경손상 분류에는 Seddon 분류, Sunderland 분류가 사용된다(표 1).

표 1. 신경손상의 분류

		조직학적 장애				
Sunderland	Seddon	수초(myelin)	축삭	신경내막	신경주막	신경상막
Ⅰ	Neurapraxia					
Ⅱ	Axonotmesis	+/−	+			
Ⅲ		+	+	+		
Ⅳ		+	+	+	+	
Ⅴ	Neurotmesis	+	+	+	+	+
Ⅵ		신경섬유 중에서 Ⅰ~Ⅴ가 혼재				

1. Seddon 분류

① Neurapraxia

말초신경의 경미한 좌상, 압박에 의한 외상을 가리킨다. 수초의 국소적 손상에 그쳐 축삭, 신경섬유 그 자체의 연속성은 유지되고 있다. 임펄스의 전달은 일시적으로 차단되지만 수일에서 수 주 동안에 회복된다.

② Axonotmesis

축삭의 데미지로부터 원위단의 Waller 변성(Wallerian degeneration)을 동반한다. 축삭손상이 있지만, Schwann 세포와 신경내막관은 유지되고 있기 때문에 양호한 예후가 기대된다.

③ Neurotmesis

신경의 완전한 절단 혹은 광범위한 압박 손상을 동반하는 심한 손상을 나타낸다. 분명히 자연회복은 기대할 수 없다.

2. Sunderland 분류

또한 Sunderland 분류에서는 신경속의 장애 정도(축삭, 신경내막, 신경주막, 신경외막에까지 미칠지)를 I~V 및 그 혼합의 Ⅵ로 나누어 임상 상태와 그 예후를 나타내는 것으로서 이용하고 있다(그림 1).

Sunderland 분류의 제Ⅵ도 손상에서는 신경간(nerve trunk)이 부분적으로 절단되어 다른 신경섬유는 제Ⅰ~Ⅳ도 손상이 혼재된다고 한다. 대부분의 임상상은 이 제Ⅵ도 손상에 의한다. 하치조신경의 말단부인 아래턱 부위에서 지각 둔화가 부분적으로 나았지만, 다른 부분에서는 회복하지 못하는 등 일정하지 않은 경우가 종종 있다. 그것은 이러한 신경속 전체의 손상 정도 차이에 의한 것일 가능성이 있다.

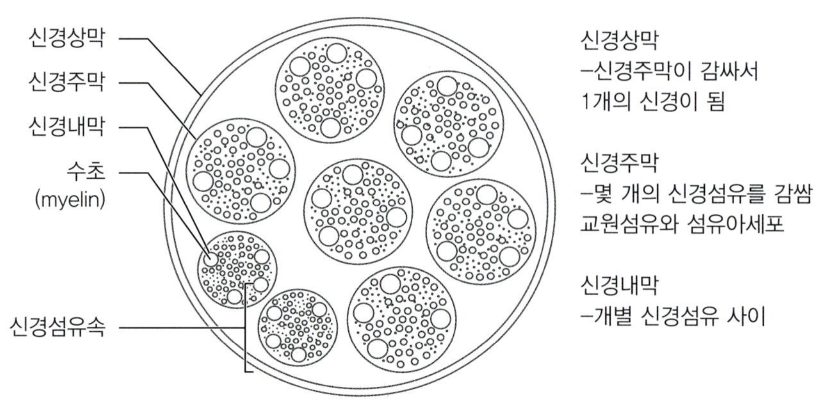

그림 1. 신경섬유의 구조. 큰 직경의 유수신경(Aβ: 촉각)이나 작은 직경의 유수(Aδ: 통각), 무수신경(C: 통각)이 신경섬유 속에 혼재한다.

지각 회복의 순서로, 통각이 가장 먼저 회복된다. 다음으로 거칠고 큰 진동감각(30/초), 동적 촉각(문지르는 자극)에 이어서 정적 촉각(만지다, 닿는 감각), 마지막으로 미세한 진동 감각(256/초)이 있다. 통각이 조기에 회복하는 것은 작은 직경의 통각섬유의 재생이 비교적 빠른 것으로 생각된다. 동적 촉각과 정적 촉각의 회복 차이는 각각을 담당하는 동적 촉각을 통하는 Pacini 소체가 정적 촉각을 통하는 Merkel 소체보다 회복이 빠른 것으로 설명된다. 다만 이것은 정중신경에 대한 연구의 결과이며 안면부에서의 유사한 연구는 적다.

최근에는 체성 감각의 정량적 감각검사(quantative sensory testing; QST) 검토가 진행되고 있다. German Research Network on Neuropathic Pain(DFNS)에 의하면 계측법의 표준화가 진전되어 구강내에도 응용되고 있다. 외상 유래 지연성 신경병증성 치통 환자의 구강내 체성감각이상 평가를 위해서, 많은 기관이 참여해 정량적 감각검사의 대조 연구를 하고 있다. 향후 일본에서도 정량적 감각검사 표준화와 이에 따른 예후 예측에 대한 다기관 연구가 기대된다.

끊어진 신경이 연결만 되면 감각은 원래대로 돌아가는 것인가?

이 또한 솔직한 의문일 것이다. 감각을 전하는 전선으로서의 신경이 끊어지면 감각은 차단되고, 그것이 연결되면 감각은 원상회복된다. 그렇게 생각해도 이상하지 않다. 하지만 실제로는 다양한 이상감각이 생긴다. 사실 단순히 'yes'라고 할 수 없다. 여기서 신경손상에 의한 이상감각을 설명한다. 덧붙여, 한층 더 자세한 분류에 대해서는 국제통증학회 홈페이지를 참조해 주었으면 한다.

1. Hypoesthesia, Hypoalgesia

이른바 감각저하다. 손상에 의해 자극전도가 끊긴 결과, 감각저하가 발생한다. 가장 상상하기 쉬운 상태로, 단순하게 만지는 감각이 둔한 상태이다. 치과적으로 말하자면 '침윤마취가 효과가 있는 상태'라고 하면 이해하기 쉬울 것이다. 객관적으로 지각역치의 상승이라는 지표로 평가가 가능하다. 마찬가지로 유해자극에 대한 통각역치도 상승하면 hypoalgesia(통각저하증)라고 불린다.

2. Dysesthesia, Hyperalgesia, Allodynia

손상을 받은 신경이 변성과 재생을 나타내는 과정에서, 신경이 끊어진 말단에 신경종의 형성이 있을 수 있다. 이들 신경종에서는 활동전위가 생기고, 또한 신경전달 level에서 신경가소성이 나타나서 과민해진다. 소위 신경병증성 통증으로 발전하게 된다. Dysesthesia(불쾌감)는 그 중에서도 아프지는 않지만 불쾌한 감각이다. '저리다'나 '아프지 않지만 따끔따끔하다' 등의 불쾌감으로 표현된다. 이에 비해, 통증을 동반하는 불쾌감이 hyperalgesia(통각과민증), allodynia(이질통)이다.

Hyperalgesia는 유해자극에 대해 통증 역치가 낮아진 상태를 나타내고, allodynia는 비유해 자극에 대해 통증을 느끼는 상태이다. 구강영역이라면, 뜨거운 커피가 들어간 머그컵을 입에 대면 더욱 뜨겁고 아프게 느끼는 상태가 hyperalgesia, 이불이나 양복깃이 턱에 닿으면 따끔따끔 아픈 상태가 allodynia이다. 이들 신경병증성 통증의 모든 증상이 신경손상의 조기부터 발생하면 예후가 불량해지는 경향이 있다. 그리고 신경병증성 통증의 증상은 환자의 호소와 정량적 감각검사의 값 사이에 괴리가 생기는 원인이 된다.

신경손상 후에는 앞에서 말한 신경 증세가 복잡하게 뒤섞여 나타나는데, 더욱이 시간이 흐르면서 계속 변화해 나간다.

손상 신경의 회복과 문합지에 의한 기능 회복

턱끝신경(mental nerve)은 턱끝구멍(mental foramen)으로부터 나와 다음 3개의 분지, 즉 구각지, 이지, 하순지로 나뉘어서 각각 입꼬리 부위, 아래턱 부위, 아래입술의 감각을 지배한다(그림 2).

신경손상과 감각의 변화에는 명확한 해부학적인 패턴이 존재한다. 즉, 지배하는 영역과 일치하여 감각저하, neuropathic pain과 같은 이상감각이라는 형태로 나타난다.

처음의 증례는 어떻게 생각할 수 있을 것인가? 그 이상감각의 회복 과정에서는 전체적으로 증상이 경감되어 가는 경우(그림 3B)와 점점 범위가 좁아지는 경우의 2가지 패턴이 있다고 생각한다(그림 3C). 범위가 좁아지면 마치 낫고 있는 것 같지만, 실제로는 정상의 인접 신경 혹은 분지로부터의 문합지(anastomotic branch)가 전진해 오고 있는 것에 불과할 수 있다(그림 4).

"범위가 좁아지기는 했지만, 이 부분에서 아직 완전한 감각을 느끼지 못하기 때문에 곧잘 깨물게 된다."와 "이 부분에 꽤 강하게 찌릿찌릿한 느낌이 남아 있다."라는 말을 듣는다. 종종 치료자가 증상에 대한 인상을 강하게 가지고 있는 환자에게 "범위가 좁아져서 다행이네요."라고 말하는 것은 치료자-환자

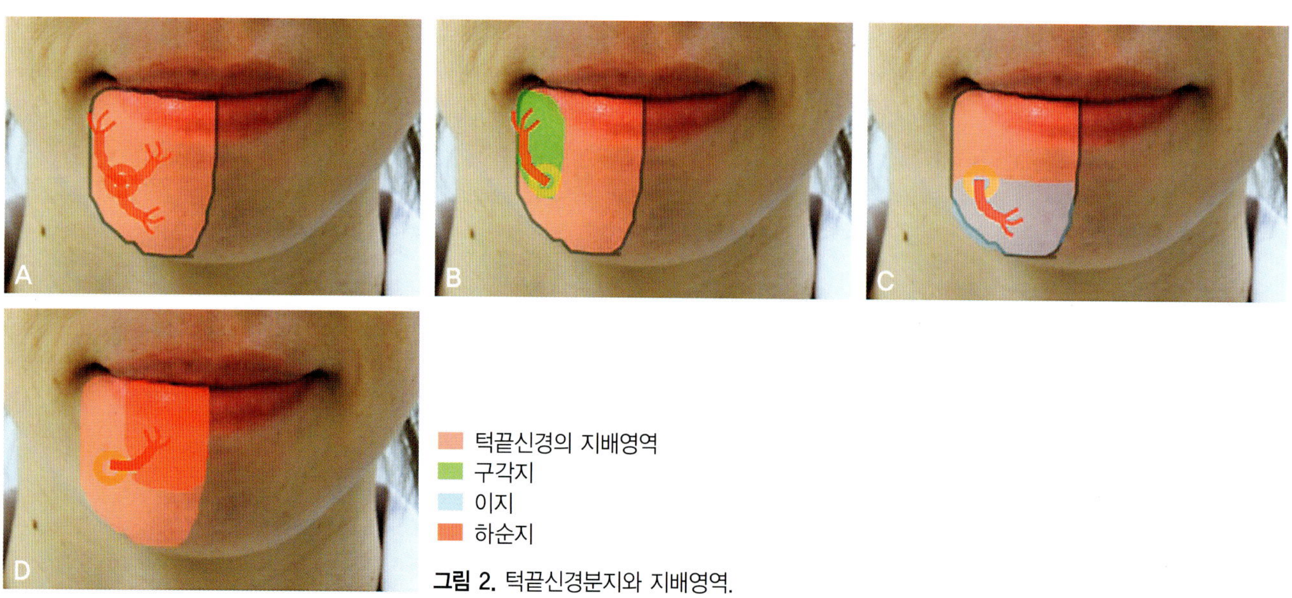

그림 2. 턱끝신경분지와 지배영역.

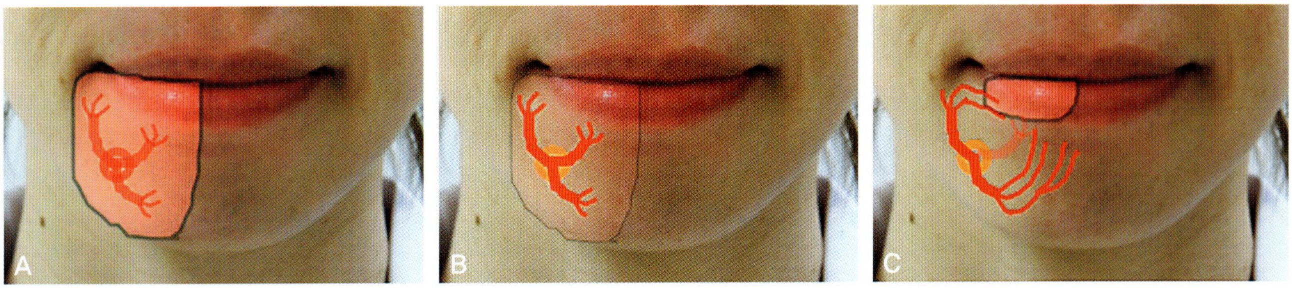

감각저하 등의 증상이 있는 영역
하순지

그림 3. 신경손상 후 회복의 모습. **A,** 손상 직후. **B,** 모든 분지가 전반적으로 회복. **C,** 하순지의 치유가 나쁘고 다른 분지에서 문합지(anastomotic branch, 연결가지)가 나와서 보상됨.

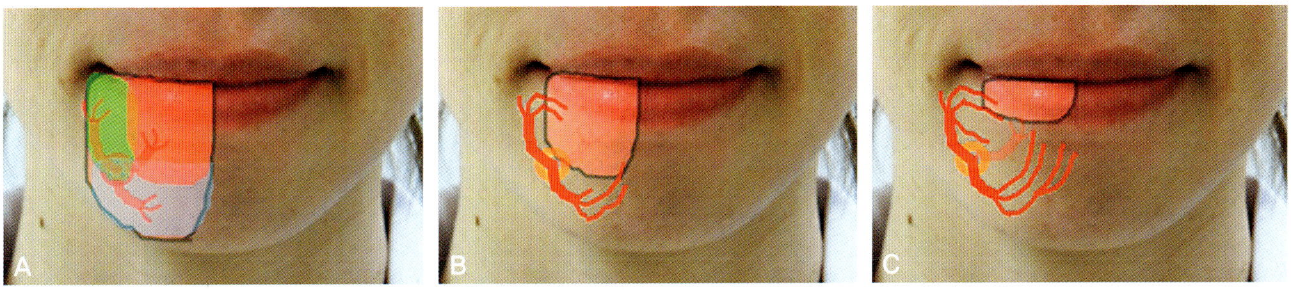

감각저하 등의 증상이 있는 영역
각 분지

그림 4. 신경손상 후 복구의 예. **A,** 손상 직후. 구각지, 이지는 비교적 유지되고 있고 회복된다고 가정함. **B** 하순지는 손상이 현저하고 회복이 나쁨. 다른 분지에서 문합지가 뻗어옴. **C,** 다른 분지에서 문합지로 보상되어 그 범위가 좁아지고 있지만, 하순지의 고유영역에 강한 신경장애가 남음.

사이 인식 괴리의 원인이 될 수가 있다. 따라서 신경손상에 대해서는 환자가 호소하는 감각 둔화뿐 아니라 통증을 포함한 이상감각을 지각장애의 고유 부위에서 평가해야 한다.

참고문헌

1) 藤井克之(監訳), 金谷文則(編): キャンベル整形外科手術書 第8巻 末梢神経損傷/マイクロサージェリー. エルゼビア・ジャパン, 東京, 9-17, 2001.

2) 野間弘康 他(編): 下歯槽神経麻痺. 医歯薬出版, 東京, 2001.

3) 金子 譲, 一戸達也: 特集 下顎の神経麻痺をめぐって 下顎の神経麻痺のメカニズム. 日本歯科評論, 671: 51-68, 1998.

4) 今村佳樹, 仲西 修: 特集 下顎の神経麻痺をめぐって 下顎の神経麻痺の診断. 日本歯科評論, 671: 69-80, 1998.

5) IASP taxonomy: http://www.iasp-pain.org/AM/Template.cfm?Section=Pain_Definitions.

6) Pigg M, Baad-Hansen L, Svensson P, Drangsholt M, List T. Reliability of intraoral quantitative sensory testing (QST). Pain, 148: 220-226, 2010.

7) Svensson P: Intraoral somatosensory abnormalities in patients with atypical odontalgia-a controlled multicenter quantitative sensory testing study. Pain, 154: 1287-1294, 2013.

국소마취로 인한 신경병증성 통증의 예방법

Q45 삼차신경에서 국소마취로 인한 신경손상 후 신경병증성 통증이 생기기 어렵다고 들은 적 있는데, 왜일까?

Koichi Iwata · Kuniya Honda · Ayano Katagiri · Masamichi Shinoda
(岩田幸一 · 本田訓也 · 片桐綾乃 · 篠田雅路)
일본대학 치학부 생리학강좌

A 치과의 보통 임상에서는 치수신경의 절단술이나 말초신경을 끊는 발치 또는 임플란트 수술 등이 자주 행해지고 있다. 이러한 조치는 말초신경에 직접 손상을 입히게 되어 신경손상후 통증의 원인이 되는데, 그럼에도 불구하고 많은 경우 비정상적인 통증은 발생하지 않는다. 그렇다면 왜 이러한 신경손상을 일으킬 수 있는 처치에 의해 신경병증성 통증이 발생하지 않는 것일까. 여기에서는 발수나 보철 후 발생할 수 있는 신경병증성 통증의 메커니즘에 초점을 맞추어 고찰해 보고자 한다.

신경이 손상을 받으면 매우 높은 빈도의 활동전위(spark)가 발생한다. 이 고빈도 spark는 손상전위로 불리며, 신경손상 후 한동안 지속되는 자발 방전이다. 손상전위는 비교적 장기간에 걸쳐 있는 것이 많지만, 시간과 함께 신경의 흥분성뿐만 아니라 다양한 수용기 단백질의 발현에 영향을 미친다. 장기간에 걸친 자발 방전은 신경축삭뿐만 아니라 신경절세포체에도 고빈도 spark(손상전위)를 일으켜 신경절세포에서 다양한 물질 합성의 변화를 가져온다. 특히, 나트륨 채널과 칼륨 채널의 발현 변화는 뚜렷하며, spark 빈도의 증가에 직접 관여한다.

나트륨 및 칼륨 채널에는 여러 개의 서브 타입이 보고되어 있으며, 각각 신경손상 후의 발현 패턴이 다르다. 또한 이들과는 별도로 TRP 패밀리에 속하는 다양한 수용기와 신경 펩티드의 합성도 변화한다. 게다가 최근의 보고에서는 신경세포뿐만 아니라 신경절의 satellite glial cell이나 척수의 astrocyte 혹은 microglia 등의 비신경세포 활성도 변화하여, 최종적으로 1차 뉴런뿐만 아니라 2차 뉴런의 흥분성이 증강되어 통증 이상이 야기된다[1,2].

손상전위의 발생과 나트륨 채널

손상전위는 신경축삭이 절단되어 축삭 내부의 조직액이 유출되고, 이를 통해 세포내 칼륨 이온이 유출되어 세포막 전위가 플러스 방향으로 경사지면 전압 의존성 나트륨 채널(voltage dependent Na^+ channel)을 통해 세포 내에 다량의 나트륨 이온이 유입됨으로써 발생한다(그림 1). 이 때문에, 손상전위의 발생에 대해서 중요한 역할을 하는 것은 전압의존성 나트륨 채널이라고 할 수 있다. 기존에 연구에서 확인된 나트륨 채널은 복어 독인 테트로도톡신(tetrodotoxin; TTX)에 의해 차단되는 TTX 감수성

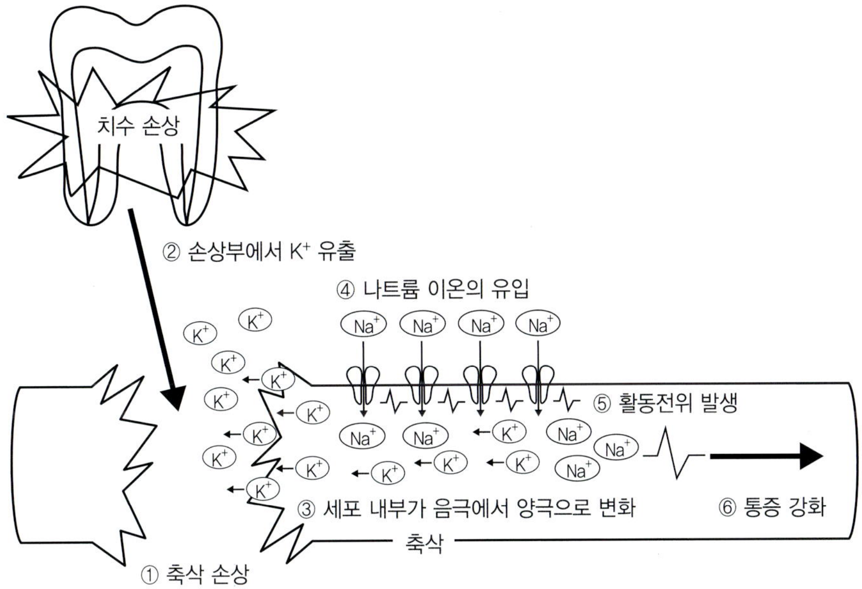

그림 1. 손상전위의 발생기전.

의 것과 TTX 비감수성의 2종류가 존재하는 것으로 알려져 있다. TTX 감수성의 나트륨 채널은 비교적 큰 직경의 신경섬유에 존재하며 활동전위의 발생에 적극 관여하는 데 반해, TTX 비감수성의 채널은 작은 직경으로 유해정보를 전하는 신경섬유에 존재한다. 따라서 통증에 관여하는 신경섬유의 대부분은 복어 독에 대해 저항성을 나타낸다.

신경손상 후 시간이 경과함에 따라 손상 부위는 막으로 덮임으로써 복구되어 신경섬유 내에서의 다양한 물질의 유출이 멈춘다. 그러나 수복된 부위의 막 위에는 많은 나트륨 채널이 집적해 다양한 자극에 대해서 흥분하기 쉬워진다. 이러한 종말부의 구조를 신경종(neuroma)이라고 부른다. 이것은 예를 들면, 치수신경을 절단했을 경우나 발치 시에 손상된 신경섬유의 종말부에서도 만들어지는 구조이다. 발수 후, 근관 내의 손상 신경종말부에 신경종이 만들어지면 이 부위에 기계적 자극에 의해 강한 통증이 생긴다.

삼차신경절세포의 기능 변화

삼차신경은 척추신경과는 해부학적으로 많은 점에서 다르다. 기본적으로 삼차신경은 뇌신경이고, 대뇌로의 감각 정보의 전달이 빠를 뿐만 아니라, 전달되는 정보량도 많다. 또한 삼차신경은 운동신경과 감각신경으로 이루어진 혼합신경이지만, 저작이나 연하에 관계되는 운동신경의 손상이나 과흥분에 대해 감각신경이 영향을 받아 흥분성의 이상을 일으킬 가능성은 적다. 또한 치수나 치근막 등의 감각을 관장하는 하치조신경은 매우 특징적이며, 골속을 주행하고 있기 때문에 밖으로부터의 자극을 받기 어렵고, 비교적 자발 방전이 적은 신경섬유의 집합체이다.

일반적으로 치수나 치근막이 손상을 받으면 삼차신경에 손상전위가 발생해, 삼차신경절세포에 고빈도

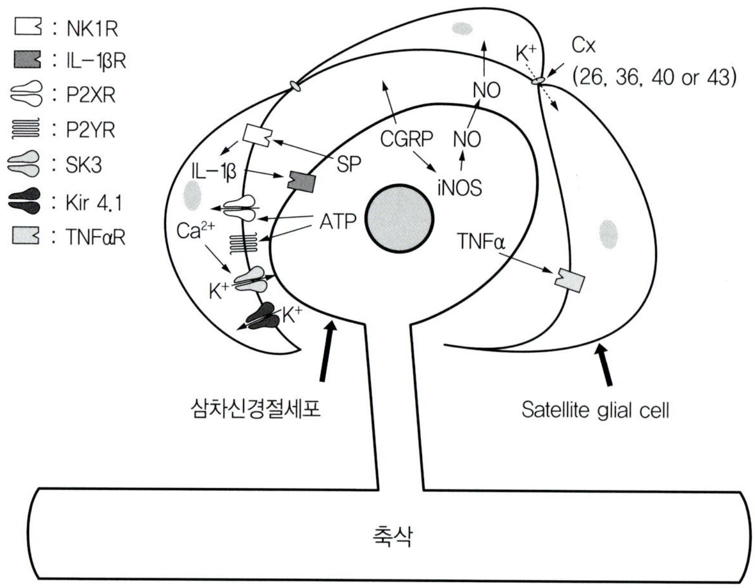

그림 2. 삼차신경절세포와 satellite glial cell에 발현하는 다양한 수용기.

의 활동전위가 유도된다. 손상 후 삼차신경절세포에 의한 자발 방전은 비교적 장기간 지속된다[3]. 이런 지속성의 자발 방전은 보통 손상된 신경이 치유된 후에도 계속해서 발생한다[4].

이와 같이, 신경절세포의 흥분성 증강이 장기간 지속되면, 말초신경에는 자극에 대한 흥분성의 증가 및 자발 방전의 증강이 유도된다. 삼차신경절세포에 있어서 흥분성의 항진이 장기화되면 삼차신경절의 다양한 분자 합성계에도 변화가 일어난다. 최근의 많은 연구에 의해 신경절세포에서 합성된 물질은 신경절 내에 방출되어 다른 신경절세포에 존재하는 수용기에 결합하여 손상을 받지 않은 신경절세포의 활동성에도 영향을 미칠 것으로 생각되고 있다(그림 2)[5,6].

이와 같이, 말초신경계의 흥분성이 증강된 상태를 말초감작이라고 부른다. 말초감작이 일어나면, 감작된 신경섬유는 자발 방전의 비정상적인 증가뿐만 아니라, 다양한 자극에 대한 감수성도 늘어난다. 특히 임상적으로 문제가 되는 이질통(allodynia)이라고 불리는 증상이 있는데, 이것은 대개는 통증을 일으키지 않는 비유해 자극에 대해서도 통증이 일어나버리는 병태이다. 그 때문에, 이질통이 발생하면, 옷을 벗거나 온도 변화에 대해서 심한 통증이 생겨 QOL이 현저히 저하한다. 또한 신경장애가 일어나면 이질통뿐만 아니라, 통각 과민이라 불리는 신경병증성 통증이 발생해 통증을 일으키고, 유해 자극에 대해 보다 강한 통증을 일으키는 증상이 발생한다.

Satellite glial cell의 관여

신경이 손상을 입으면서 신경절세포의 흥분성이 높아지면 신경절세포뿐 아니라 satellite glial cell의 활성화가 강하게 유도된다. Satellite glial cell은 신경절세포 사이에 조밀하게 존재하는 비신경세포이며, 신경절세포의 영양이나 신경절세포를 구조적으로 유지하는 기능을 담당하고 있다고 생각되어 왔다. 그러나 최근의 많은 연구에 의하면, 신경절세포의 활동성 조절에 대해서 중요한 기능을 가지는 것이 확실시되고 있다(그림 2)[7].

말초신경의 손상이나 조직에 염증이 일어나면 지배신경절세포에서 일산화질소, 신경성장인자, 신경 펩티드 혹은 ATP를 비롯한 다양한 분자의 합성이 진행된다. 신경절세포에서 합성된 분자는 신경절세포에서 직접 방출되어 주변부에 존재하는 신경절세포나 satellite glial cell에 작용한다. Satellite glial cell은 신경절 내에 넓게 분포되어 있기 때문에, 이 세포를 통한 메커니즘에 의해 활동성 증강이 신경절 전체로 확대된다. 저자들의 쥐를 사용한 실험에서 설신경을 가볍게 압박하여 제작한 설통각 과민 모델에서는, 통각과민 증상과 거의 동시에 삼차신경절에 많은 satellite glial cell의 활성화가 있었다.

또 이 모델에서 satellite glial cell 활성화 억제제를 직접 삼차신경절에 투여하면 혀의 통각과민은 소실되었다[1]. 신경이 손상되면 손상 신경을 지배하는 신경세포의 흥분성이 강화되고 그것에 이어서 신경절에 존재하는 satellite glial cell이 활성화되어, 신경 손상에 의해서 야기되는 통증이상이 악화한다. 신경병증성 통증을 일으키지 않기 위해서는 가능한 한 빠른 시기에 satellite glial cell의 활성화를 억제할 필요가 있다.

2차 뉴런의 활동성 변화

그림 3에 나타낸 바와 같이, 치아나 치수 등 구강안면영역에서의 유해정보는 삼차신경척수로핵 미측소핵(Vc)에 투사해 이 영역에 존재하는 뉴런과 시냅스를 형성한다. 삼차신경척수로핵 및 척수 배각 시냅

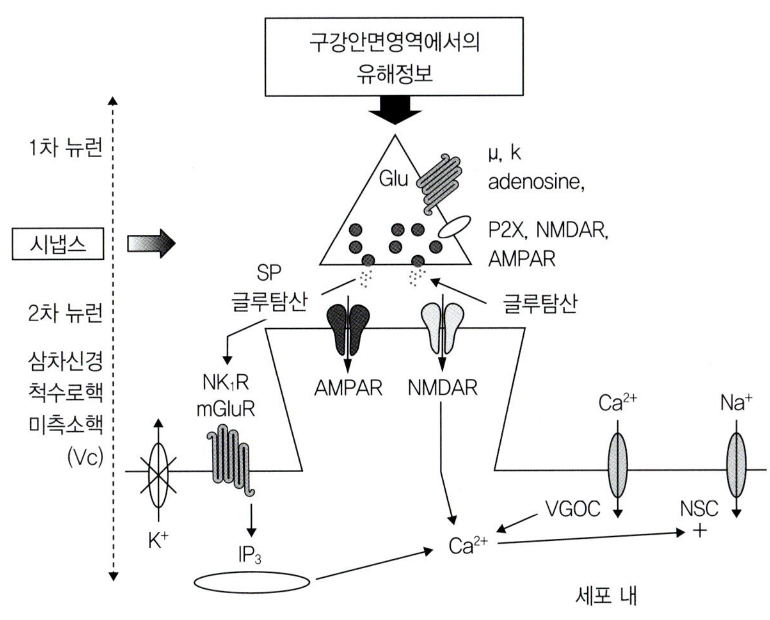

그림 3. 삼차신경척수로핵 미측소핵(Vc)에서의 유해정보 전달.

스에서는 주로 글루탐산이 전달물질로 작용한다. 글루탐산의 수용기에는 AMPA 수용기와 NMDA 수용기 2종류가 있다.

AMPA 수용기는 비교적 빠른 정보 전달에 관여하고, 이에 반해 NMDA 수용기는 시간 경과의 긴 정보 전달에 관여한다. 말초신경 손상과 만성 염증 증상이 일어나면, 1차 뉴런으로부터 글루탐산 외에 SP나 CGRP 등의 신경 펩티드 혹은 ATP나 BDNF 등이 방출되어, 보다 장기간에 걸쳐 2차 뉴런의 흥분이 계속된다[8]. 이러한 장기간의 2차 뉴런의 활동성 증강은 2차 뉴런을 감작하고 활동성을 항진시켜 자극에 대한 역치가 저하된다.

Vc에는 구강안면영역으로부터의 유해정보를 받아서 상위 중추인 시상에 투사 축삭을 보내는 투사 뉴런과 국소에 정보를 보내는 국소회로 뉴런의 2종류가 있다. 투사 뉴런의 축삭은 내측삭을 상행하여 반대측의 시상에 도달한다. 시상에서는 내측핵과 외측핵, 2개의 영역이 유해정보 전달에 관여한다는 것이 명백해지고 있으며 내측핵은 통증의 정동적 양상을, 외측핵은 통증의 변별적 양상에 관여한다고 한다.

삼차신경척수로핵에서 glial cell의 활동성 변화

삼차신경의 손상이나 구강안면영역에 염증이 일어나 Vc 뉴런의 활동성이 항진되면, 유해 뉴런 활동의 증가뿐만 아니라 microglia나 astrocyte의 활성화가 유도된다. 2차 뉴런의 활성화에 따라, 먼저 microglia의 세포체가 팽창하여 활성화된다[9]. 시간이 지나면 astrocyte가 활성화되고 2차 뉴런의 활성화가 항진된다.

이들 glial cell의 활성화는 2차 뉴런에 작용하는 동시에 다른 glial cell에도 작용하여 glial cell의 활성화가 확대된다. 이에 따라 뉴런의 활동성 증강도 넓어진다. 지금까지의 동물을 이용한 기초연구에 의해 삼차신경손상 후에 유도되는 glial cell의 활성화가 microglia 활성화 저해약인 미노사이클린의 전신 투여로 억제되어, 동시에 발생하는 통각 과민이나 이질통이 억제되는 것으로 알려져 있다[2]. 발수나 발치 후에 발병하는 통증이상에서 진통제의 효력이 나타나지 않을 경우에는 미노사이클린과 같은 glial cell의 억제 약물을 사용하는 것이 가능할지도 모른다.

국소마취약의 중요성

지금까지 말해 온 것처럼, 발수나 발치와 같은 외과적 처치로 인해 삼차신경이 손상을 입으면 상해를 입은 신경섬유 종말부에 나트륨 채널이 집적하여 삼차신경 및 삼차신경절세포의 활동성 증강이 초래된다. 그것이 트리거가 되어 glial cell의 활성화나 신경절세포의 감작이 유도된다.

발수나 발치 처치 후 통증이상의 발생을 막기 위해서는 손상 신경에 발현하는 나트륨 채널을 차단하여 활동전위를 일으키지 않게 하는 것이 가장 효과적이다. 그림 4에 제시한 바와 같이 리도카인은 신경세포 내에 침투하여 세포 내에서 나트륨 채널을 차단하는 것으로 알려져 있지만, 신경 손상 가능성이 있

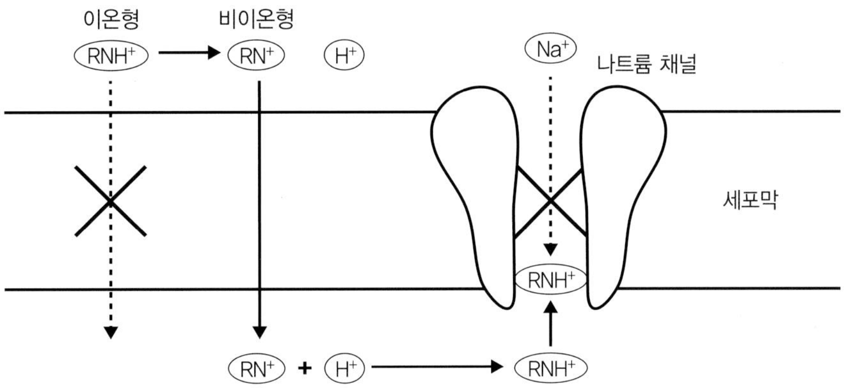

그림 4. Xylocaine에 의한 말초신경활동을 차단하는 메커니즘.

는 처치를 할 경우에는 리도카인을 이용하여 충분한 국소마취를 하고 나트륨 채널을 차단함으로써 통증을 일으키지 않는 치료를 하도록 유의해야 한다.

참고문헌

1) Katagiri A, Shinoda M, Honda K, Toyofuku A, Sessle BJ, Iwata K: Satellite glial cell P2Y12 receptor in the trigeminal ganglion is involved in lingual neuropathic pain mechanisms in rats. Molecular Pain, 8: 23, 2012.

2) Shibuta K, Suzuki I, Shinoda M, Tsuboi Y, Honda K, Shimizu N, Sessle BJ, Iwata K: Organization of hyperactive microglial cells in trigeminal spinal subnucleus caudalis and upper cervical spinal cord associated with orofacial neuropathic pain. Brain Research, 1451, 74-86, 2012.

3) Tsuboi Y, Takeda M, Tanimoto T, Ikeda M, Matsumoto S, Kitagawa J, Teramoto K, Simizu K, Yamazaki Y, Shima A, Ren K, Iwata K: Alteration of the second branch of the trigeminal nerve activity following inferior alveolar nerve transection in rats. Pain, 111: 323-334, 2004.

4) Nakagawa K, Takeda M, Tsuboi Y, Kondo M, Kitagawa J, Matsumoto S, Kobayashi A, Sessle BJ, Shinoda M, Iwata K: Alteration of primary afferent activity following inferior alveolar nerve transection in rats. Molecular Pain, 6: 9, 2010.

5) Shinoda M, Asano M, Omagari D, Honda K, Hitomi S, Katagiri A, Iwata K: Nerve growth factor contribution via transient receptor potential vanilloid 1 to ectopic orofacial pain. The Journal of neuroscience, 31: 7145-7155, 2011.

6) Sugiyama T, Shinoda M, Watase T, Honda K, Ito R, Kaji K, Urata K, Lee J, Ohara K, Takahashi O, Echizenya S, Iwata K: Nitric oxide signaling contributes to ectopic orofacial neuropathic pain. Journal of Dental Research, 92: 1113-1117, 2013.

7) Hanani M: Intercellular communication in sensory ganglia by purinergic receptors and gap junctions: implications for chronic pain. Brain research, 1487: 183-191, 2012.

8) Trang T, Beggs S, Salter MW: Brain-derived neurotrophic factor from microglia: a molecular substrate for neuropathic pain. Neuron Glia Biology, 7: 99-108, 2011.

9) Kiyomoto M, Shinoda M, Okada-Ogawa A, Noma N, Shibuta K, Tsuboi Y, Sessle BJ, Imamura Y, Iwata K: Fractalkine signaling in microglia contributes to ectopic orofacial pain following trapezius muscle inflammation. The Journal of neuroscience, 33: 7667-7680, 2013.

제 5 장

치과 통증의 특성

Q46

상아질 지각과민의 본질

하악 매복지치가 하악관에 접하고 있는 경우 신경손상을 피하는 발치법은 무엇인가?

Hitoshi Sato(佐藤 仁)
게이오대학 의학부 치과 · 구강외과학교실

A 상아질 지각과민증이라는 용어는 상아질의 지각이 과민해져 있다는 뜻으로 읽을 수 있다. 상아세관의 동수역학설, 치료에는 상아세관의 봉쇄제, 이런 것으로부터 상식적으로 상아질의 지각이 과민해져 있다는 이미지가 완성되어 있지만 지각은 치수의 신경이 담당하고 있다. 왜 치수의 신경이 과민해지는지에 대한 가설을 서술한다(그림 1).

상아세관의 입구를 봉쇄해도 지각과민증이 소실되지 않을 수 있다는 것은 왜일까?

실제 임상에서 자주 만나는 상황이다. 앞서 기술한 동수역학설은 지각과민증을 설명하는 가장 유력한 가설 중에 하나이지만, 왜 상아세관이 막힌 상태에서도 지각과민이 생기는지, 전혀 다른 관점에서 그 원

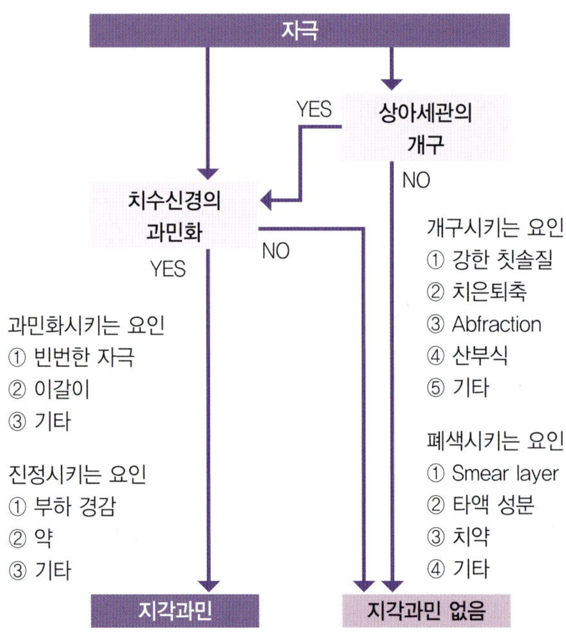

그림 1. 상아질 지각과민과 관계되는 요인. 지각과민의 발생에는 상아세관의 개구가 필요조건이고, 치수신경의 과민화가 충분조건이다. 때로는 치수신경의 과민화만으로 지각과민이 생기기도 한다.

인을 생각해 볼 필요가 있다.

예를 들어, 상아질의 노출이 없는 건강한 치아라도 부신피질 스테로이드호르몬을 복용하면 지각과민증이 발생할 수 있다[1]. 이것은 스테로이드의 부작용으로 보이는 미각과민이나 후각과민 등의 증상과 마찬가지로 치수의 감각신경에도 과민화가 발생해서, 에나멜질에 의해 외래 자극과 차단되어 있다고 해도 지각과민증이 생길 수 있음을 시사한다.

실제 임상에서는, 이러한 스테로이드 치료 중에 출현하는 지각과민증을 만날 기회가 드물지만 난치성 지각과민증에는 이갈이가 어떠한 형태로든지 관계하고 있다고 생각되는 환자가 많다. 이갈이와 지각과민증의 관계에서 치아에 걸리는 과도한 부하로 인하여 치아의 마모나 미세한 균열이 생기는 것도 원인의 하나이지만, 여기서는 이갈이로 인해 혈류가 저해되고 치수신경이 과민하게 된다는 관점에서 난치성의 지각과민증이 발생하는 기전의 가설을 소개한다.

1. 이갈이에 의한 치수의 기질 변화

외상성 교합에 따른 치수의 형태 변화를 관찰한 논문에서 쥐(rat)의 구치부를 1mm 거상시키면 5일 후에 치수신경 내에서 CGRP와 substance P와 같은 신경펩티드가 22% 증가하는 것을 알 수 있었다[2]. 혈관작동성의 신경펩티드인 CGRP나 substance P는 혈관의 확장작용과 이에 따른 혈장단백질의 누출을 일으킨다. 그 결과, 세균 감염이 없어도 치수는 염증반응을 일으킬 수 있다. 이러한 염증은 신경원성 염증(neurogenic inflammation)이라고 불리며, 두통이나 복통 등 신체의 여러 부위에서 통증 발생에 관여하는 것으로 생각되고 있다.

2. 온도감수성 채널 TRPV1에 의한 치수신경의 과민화(그림 2)

감각신경에서 발현하는 온도감수성 채널인 TRPV1은 43℃ 이상의 열자극이나 낮은 pH를 전기신호로 변환해서 뇌에 통증 신호를 보낸다. TRPV1은 앞서 설명한 신경원성 염증으로 혈관에서 방출된 브라디키닌 같은 염증 매개물질에 의해 기능이 강화되는 것으로 알려져 있으며[3], 기능이 강화된 TRPV1은 평소보다 낮은 온도에서 반응을 해서 이른바 통각과민을 일으킬 뿐만 아니라 축색반사(axonal reflex)에 의해 활성산소 등의 유해물질을 조직 내에 방출한다[4].

3. 온도감수성 채널 TRPA1에 의한 냉자극 통증의 발현(그림 2)

감각신경에 발현하는 또 하나의 온도감수성 채널인 TRPA1은 17℃ 이하의 차가운 침해자극에 의해 활성화되는 수용기로 보고되었다[2]. 현재까지 TRPA1이 직접 냉자극을 느끼고 있는지에 대한 결론은 나와 있지 않지만, TRPA1은 신체에 유해한 화학물질에 대부분 반응하여 통증을 일으키는 원인이 되고, 또 그 자극에 의해 자신의 기능을 증강하는 것으로 알려져 있다[5].

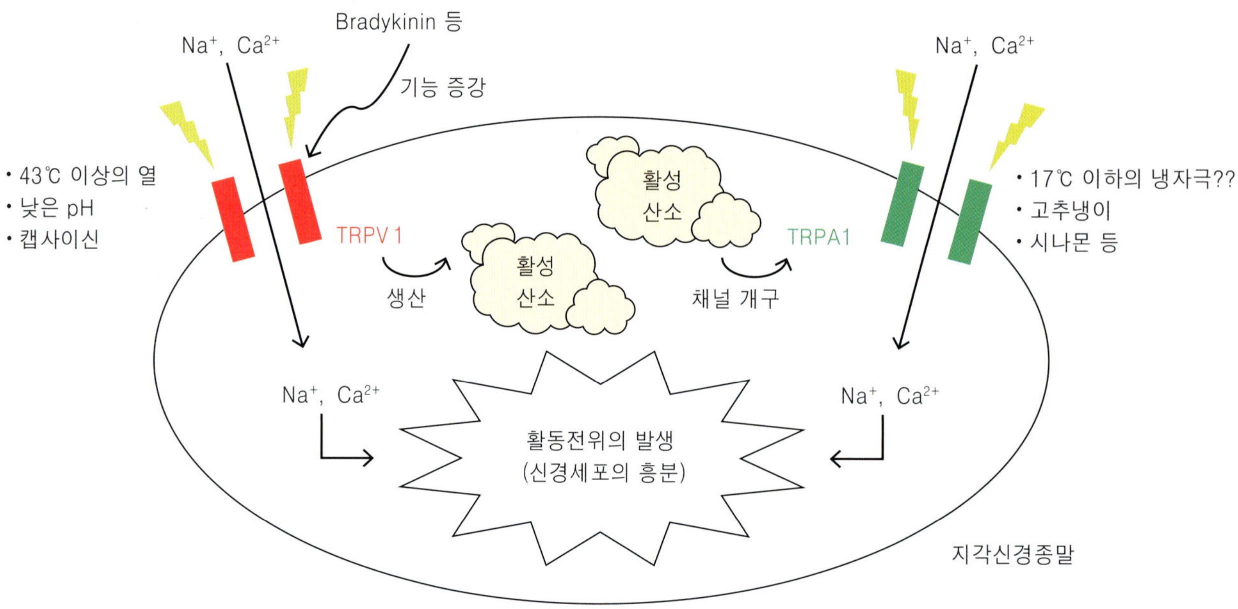

그림 2. TRPV1, TRPA1(온도감수성 채널)이 온도자극을 전기신호로 변환하는 기전.

4. 이갈이에 의한 치수 지각과민 발생 가설

이러한 현상을 포괄해서 생각하면(그림 3), 이갈이로 인해 증가된 치수 내 신경펩티드는 TRPV1의 기능을 증강하고 그 TRPV1에서 발생한 활성산소가 TRPA1과 반응하여 냉자극에 의한 통증 감각을 발생시킬 가능성을 생각할 수 있다.

그러나 이러한 현상이 치아의 지각과민증에서 실제로 생기고 있는지를 입증하기 위해서는 무엇이 치수 내에서 기능 증강하는 TRPV1을 자극하는 것인지, 기능증강된 TRPV1에 의해 방출되는 활성산소가 TRPA1을 개구시켜 통증을 일으키는 데 충분한 양인지 등과 같은 것들이 문제가 된다.

이러한 문제를 해결하는 힌트는 치아에 대한 하중 부하가 치수조직의 혈류를 저하시킬 수 있다는 것이다[6]. 이갈이에 의해 치아에 하중이 증가하면 근첨부를 압박하게 되어 치수로의 혈류가 저하된다. 치수는 허혈로 인해 조직의 pH가 저하되어 기능이 증강된 TRPV1을 자극할 가능성이 충분히 있으며, 더욱이 활성산소가 TRPV1에서뿐만 아니라, 이갈이가 일시적으로 해제된 때에 생기는 허혈-재관류 손상(ischemia-reperfusion injury)에 의해서도 발생할 가능성이 있다(그림 2).

허혈-재관류 손상이란 허혈 상태에 있는 장기나 조직에 혈액의 재관류가 일어났을 때 그 장기·조직 내의 미세순환에서 다양한 독성물질이 생산되는 결과로 발생하는 손상으로, 뇌경색이나 심근경색 등의 예후에 있어서 문제가 된다. 이러한 현상이 만약 치수 내에서도 생긴다면 상아세관 입구가 봉쇄되어 있어도 외부로부터의 경미한 자극에 의해서 통증이 발생하고, 또한 외부로부터의 자극이 완전히 차단된 상태라도 지각과민 형태의 통증이 나타날 가능성이 있다.

이러한 가설을 바탕으로, 난치성의 지각과민증을 진찰할 때 이갈이 유·무를 잘 관찰해서 스플린트를

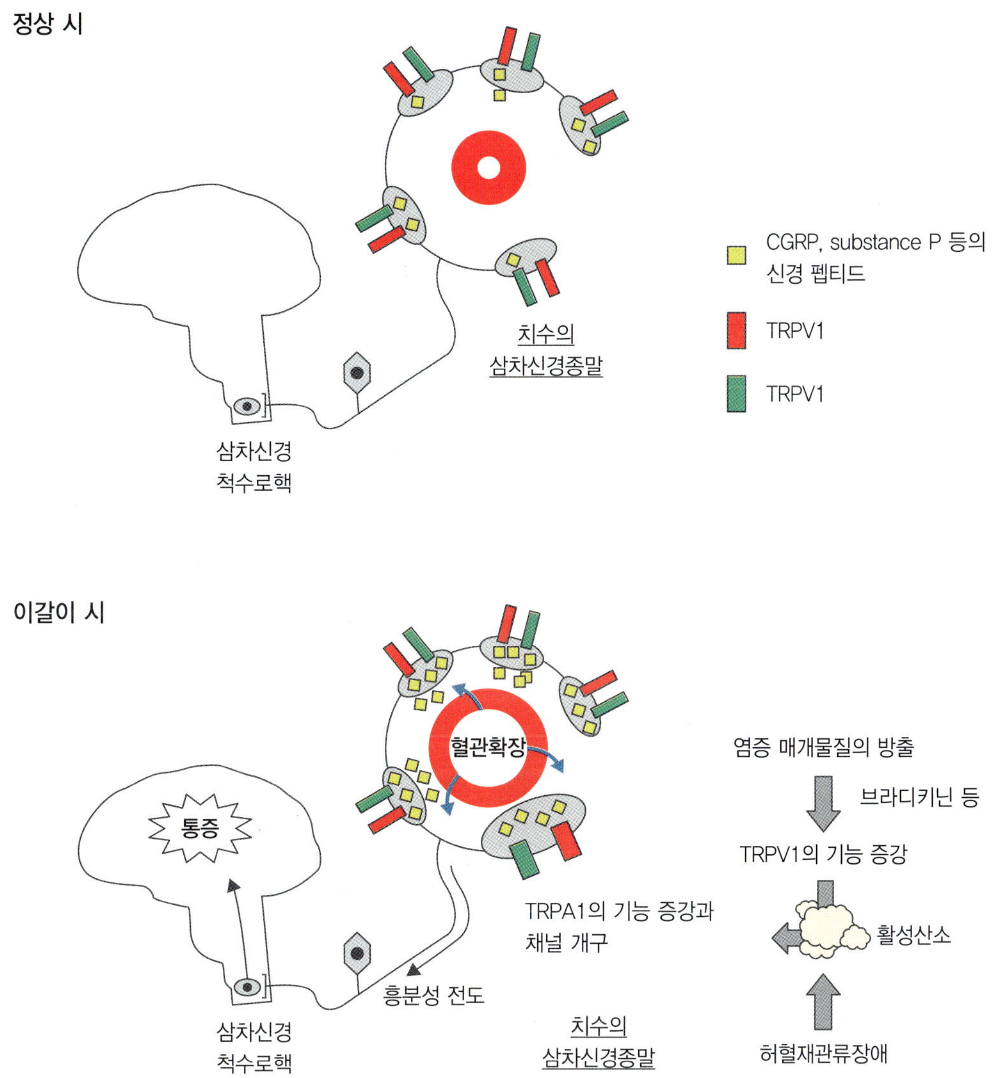

그림 3. 이갈이에 의한 치수 변화와 지각과민의 관계(가설).

이용한 치아에 대한 부하 경감이나 인지행동요법을 이용한 이갈이의 시정을 실시하는 것이 유효한 치료 수단이 될 가능성이 있다.

참고문헌

1) Butani L: Corticosteroid-induced hypersensitivity reactions. Ann Allergy Asthma Immunol, 89: 439-45, 2002.

2) Kvinnsland I, Heyeraas KJ: Effect of traumatic occlusion on CGRP and SP immunoreactive nerve fibre morphology in rat molar pulp and periodontium. Histochemistry, 97: 111-120, 1992.

3) 富永真琴: 温度受容の分子機構—TRPチャネル温度センサー—. 日本薬理学雑誌, 124: 219-227, 2004.

4) Sato H, et al: Differential cellular localization of antioxidant enzymes in the trigeminal ganglion. Neuroscience, 248: 345-358, 2013.

5) Nishio N, et al: Reactive oxygen species enhance excitatory synaptic transmission in rat spinal dorsal horn neurons by activating TRPA1 and TRPV1 channels. Neuroscience, 247: 201-12, 2013.

6) Ikawa M, Fujiwara M, et al: The effect of short-term tooth intrusion on human pulpal blood flow measured by laser Doppler flowmetry. Arch Oral Biol, 46: 781-7, 2001.

Q47

통증의 약물요법 ①

진통제의 선택과 방법은? 진통제의 작용기전은 모두 같은가?

Hironori Saisu(西須大德)
게이오대학 의학부 치과 · 구강외과학교실

A 진통제에는 어떤 종류가 있는가?

일상의 임상에서 사용되는 진통제로는 아세트아미노펜, NSAIDs, 트라마돌이 있다. 각각의 작용기전이 전혀 다르기 때문에 병태에 따라 처방할 필요가 있다. 각각의 작용, 부작용과 각 병태에 대해 추천되는 사용 약제의 처방례를 표 1, 2에 제시했다.

표 1. 각 진통제의 사용 표준

		아세트아미노펜	NSAIDs	트라마돌
부작용		약함 (간장애 등)	각 약제마다 다름 (위장, 신장애, cardiac event 등)	강함 (구역질, 구토 등)
침해수용성 통증	염증성 통증(급성 치주농양, 골수염, 관절염증을 동반한 악관절증 등)	△ (소염효과가 없기 때문)	○	△ (소염효과가 없고, 부작용이 강하기 때문)
	통증 전반	○	○	○
신경병증성 통증		△	×	약간 ○
심인성 통증		×	×	×

표 2. 처방례

① 급성통(발치 후 통증 등)
Celecox 200mg 첫 회만 2정
Celecox 200mg(두 번째 이후) 아침, 저녁 식후 1정씩
② 급성통(수술 · 발치 후 통증 등)
Tramcet 필요시 사용 1/2~1정, 6시간마다
③ 수술 후 등 NSAIDs 사용으로 진통이 불충분할 때의 추가 처방
Tramcet 필요시에 1/2~1정, 6시간마다
④ 만성통(변형성 관절증 등)
Celecox 100mg 아침, 저녁 식후 1정씩

⑤ 만성통(만성 근육통 등)
Tramcet 취침 전 1/2정 복용, 개시 3일간
Tramcet 매 식후 1/2정, 효과에 따라 적절히 증량
수술 다음날 통증조절이 불량한 경우에 대한 병용요법
NSAIDs 사용 시의 rescue로 처방
Tramcet x 1정 필요시 사용, 6시간 간격

※ Celecox: Celecoxib, Tramcet: Acetaminophen + Tramadol

NSAIDs의 작용기전은?

비스테로이드성 소염진통제(non steroidal anti-inflammatory drugs)는 진통과 소염을 겸비한 약제이다. 아라키돈산 cascade로 나타나는 cyclooxygenase(COX)의 저해에 의해 통증증강 물질인 prostaglandin E2(PGE2)의 생성을 억제, 즉 염증을 억제함으로써 진통 효과를 발휘한다(그림 1).

현재 COX는 3가지 종류가 있다고 여겨지는데, 그중에서도 말초조직에 관여하는 것은 COX-1과 COX-2이다. COX-1은 항상 생성되어서 위점막 보호 작용 등의 생체항상성에 관여하고 있다. 한편, COX-2는 염증 시에 생성되어 염증과 통증을 일으킨다[1]. 그러므로 주된 진통작용은 COX-2 저해에 의한 것이다. 최고 혈중농도 시간(Tmax)과 반감기($T_{1/2}$)는 약제에 따라 다르다(표 3).

NSAIDs를 복용하면 왜 위가 아픈가?

NSAIDs가 억제하는 COX-1, COX-2의 비율은 각 약제에 따라 다르다(표 3). 기존의 NSAIDs는 모두 억제해서 COX-1에 의한 위점막 보호 작용이 작동하지 않는 결과로 위장장애를 일으킨다. Loxoprofen

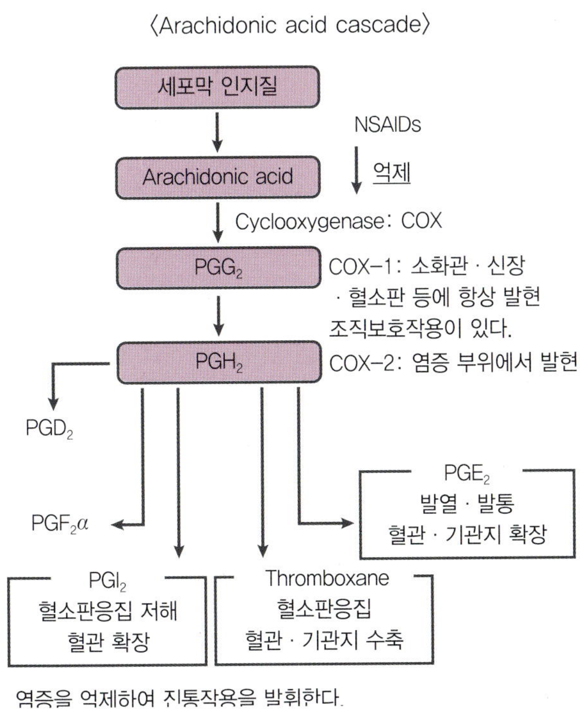

그림 1. NSAIDs의 약리.

표 3. NSAIDs의 COX 선택과 최고 혈중농도 시간 및 반감기

Tmax: 최고 혈중농도 도달 시간(시간)
$T_{1/2}$: 반감기(시간)

COX-2 선택적

약제	상품명	Tmax	$T_{1/2}$	수술적응
Celecoxib	Celecox	2	8	○
Etodolac	Hypen	1.4	6	○
Meloxicam	Mobic	7	28	X
Diclofenac	Voltaren	0.5~1	1.3	○
Mefenamic acid	Pontal	2	불명	○
Zaltoprofen	Peon	1.2	9*	○
Loxoprofen Na	Loxonin	0.8	1.2	○
Lornoxicam	Lorcam	0.6	2.3	○
Piroxicam	Baxo	3~4	36	×
Ibuprofen	Brufen	2.1	1.8	○
Naproxen	Naixan	2~4	14	○
Fenoprofen	Fenopron	1	3.5~6	○
Aspirin	Aspirin	2	2	○
Tolmetin	Tolectin	1	1.7	○
Indometacin Flurbiprofen	Indometacin	0.5~2	4.5~7	○
Axetil	Ropion	0.1	5.8	○(점적)
Oxaprozin	Arbo	4	49.5	○
Ketoprofen	Menamin	1	1.1	○

COX-1 선택적

*Peon은 30분 정도로 빠르게 분해된 후 9시간의 반감기를 가진다.

을 2주 내복하면 약 30%는 위장관장애를 일으킨다[2]. 반면, COX-2 선택적 억제제는 이론상 위장장애를 유발하지 않기 때문에 위통이 발생하지 않는 것으로 알려져 있다.

COX-2 선택적 억제약이란?

COX-2를 선택적으로 억제하는 약제로서, 소화관과 신장애의 리스크가 개선되었다. 그러나 어떤 종류의 COX-2 선택적 억제제는 프로스타글란딘 I2(PGI2)를 억제함으로써 혈관 확장 및 혈소판응집 저해를 억제하여 심혈관계 리스크를 상승시키는 결과를 가져온다. 현재, 세계적으로 사용되고 있는 COX-2 선택적 억제제는 Celecoxib(Celecox®)만으로 앞에서 말한 부작용은 없는 것으로 알려져 있다.

아세트아미노펜의 작용기전은?

복수의 작용기전으로 효과를 나타내는 약제이다. 오피오이드계 진통제와 같이 졸음·구토·의존 등이 없고, 또한 NSAIDs와 같은 위장장애도 생기지 않기 때문에 소아와 임산부, 고령자까지 널리 사용할 수 있다. 그러나 미국에서는 급성 간장애의 40% 이상이 아세트아미노펜에 의한 것이라는 보고도 있다[3].

현재 일본에서의 사용 상한은 1,000mg/회, 4,000mg/일이지만 간질환 환자에 대한 장기 고용량 투여는 주의가 필요하다. 다음은 이 약의 작용기전이다.

① 중추에서 COX 억제에 의한 PG 생성 억제작용

② 오피오이드 진통작용

매우 약한 마약성 진통작용을 가지는 것으로 추측되고 있다.

③ 카나비노이드(CB)에 의한 진통작용

CB는 대마초 성분이다. 아세트아미노펜의 대사산물인 N-arachidonoylphenolamine(AM404)이 CB수용기에 결합해서 진통작용을 나타낸다.

④ 하행성 통증억제계의 관여

뇌교(pons)에서 세로토닌 작용을 증강하고, 하행성 통증억제계를 활성화한다.

⑤ 통증수용기(Transient Receptor Potential Vanilloid receptor subtype 1: TRPV1)의 변화

캡사이신이나 열자극을 감지하는 TRPV1에 아세트아미노펜의 AM404가 작용함으로써 진통 효과를 발휘한다.

그 밖에 칼슘 채널 차단작용, N-methyl-D-aspartate(NMDA) 수용기 억제, γ-aminobutyric acid(GABA) 수용기 활성화, 말초에서의 CB 작용이 제창되고 있지만[4], 이들의 작용은 약하다(그림 2). Tmax는 30~40분, $T_{1/2}$은 3시간이다.

—중추(뇌, 뇌간, 척수)작용—
① COX 저해에 의한 PG 생성의 억제
② 오피오이드 진통
③ CB에 의한 진통
④ 하행성 통증억제계의 관여
⑤ TRPV1 수용기의 변화
⑥ GABA 수용 활성화
⑦ 칼슘 채널 차단
⑧ NMDA · NK 수용기 차단작용

—말초(척수 외~통증 부위)작용—
⑨ CB 수용기작용

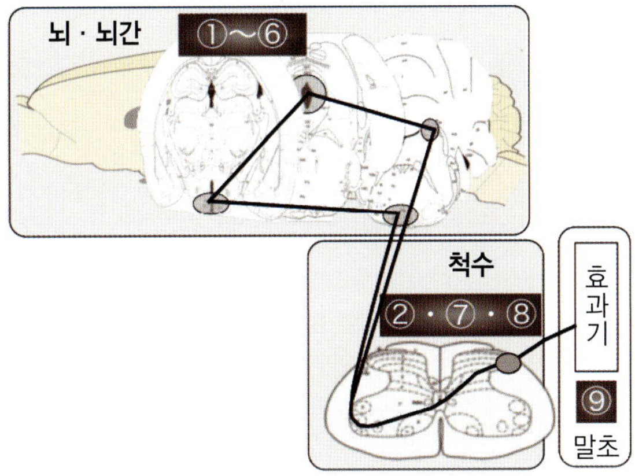

그림 2. 아세트아미노펜 작용 가설.

트라마돌은?

진통 효과는, 처음에는 세로토닌–노르아드레날린 재흡수 억제작용(SNRI 작용)에 의한 하행성 통증 억제계의 진통 효과가 기대되고, 간장에서 대사가 된 후에는 약한 오피오이드 진통작용으로 변한다(그림 3). 의존에 관여하는 수용기작용이 거의 없기 때문에 마약성 진통제와 비교해서 의존성은 낮다. 한편, 구토나 졸음(drowsiness) 등의 부작용이 있기 때문에 처방할 때는 충분한 고려가 필요하다. 또 아세트아미노펜과의 혼합제를 사용하는 경우에도 1회 및 1일 내복량의 상한을 넘지 않는 것이 조건이다. Tmax는 90분, $T_{1/2}$은 6시간 정도이다.

—SNRI 작용—
① 청반핵(nucleus of locus ceruleus)에 의한 세로토닌 재흡수 저해
② 대봉선핵(nucleus raphe magnus)에 의한 노르아드레날린 재흡수 저해

—오피오이드 작용—
③ 시상하부에서 통증전달 차단
④ 중뇌 · 연수 영역에서 하행성 통증억제계 활성화: 청반핵 · 대봉선핵으로 투사하는 GABA신경을 억제
⑤ 척수배각에서 통증전달 뉴런을 직접 억제

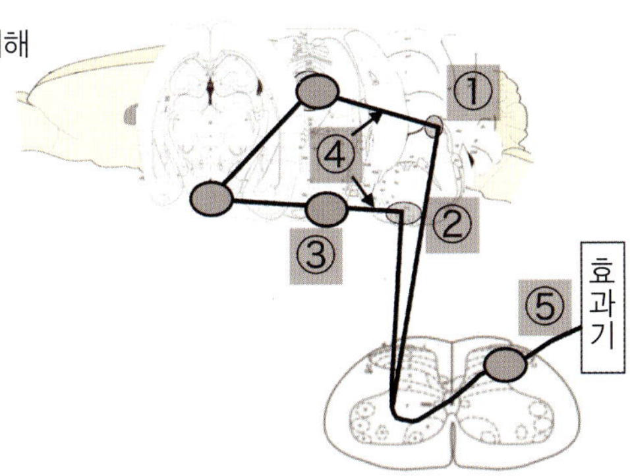

그림 3. 트라마돌의 작용.

Tramcet · Tramadol은 어떻게 처방해야 할까?

소염효과는 없지만 강력한 진통제이기 때문에 발치 후 통증 등의 급성 통증에 대해서 prn.으로 사용된다. 근육성 악관절증 등의 만성 통증에 대해서는 정시 내복으로 소량부터 점증하는 것이 권장된다. 오심 및 구토가 약 70%에서 발생하지만 대부분의 경우 시작 후 2~3일에 안정되기 때문에 2~3일은 최소량으로 한다.

참고문헌

1) 高田朋彦, 他: ペインクリニック. 真興交易, 33(2): 174-186, 2012.
2) Sakamoto C, et al: Aliment Pharmacol Ther. 37: 346–354, 2013.
3) Larson AM, et al: HEPATOLOGY. 42(6): 1364-1372, 2005.
4) 鈴木孝浩: ペインクリニック. 真興交易, 33(2): 218-226, 2012.

Q48 통증의 약물요법 ②

항경련제로 분류되는 carbamazepine과 pregabalin은 어떻게 통증을 멎게 하는가?

Hitoshi Sato(佐藤 仁)
게이오대학 의학부 치과 · 구강외과학교실

A Carbamazepine은?

Carbamazepine은 발작성, 전격양통증(electric shock-like pain)을 특징으로 하는 삼차신경통과 설인신경통 등의 발작성 신경통에 유효한 약제이다. Carbamazepine은 항간질 약물이며, 전위의존성 Na^+ 채널의 기능을 억제하고, 간질발작 시 신경의 흥분을 억제하는 작용이 있다. 삼차신경통 등의 발작성 신경통은 간질과 비슷한 기전으로 발생한다고 생각되면서 carbamazepine이 처방되었으며, 현재는 삼차신경통의 치료약으로 보험적용이 되는 약제이다.

Carbamazepine에는 어떤 부작용이 있는가?

Carbamazepine에는 주의해야 할 부작용이 많아서 그 목록을 표 1에 나타내었다. 특히 피부발진(skin rash)은 심각해지면 Stevens-Johnson증후군으로 이행할 수 있기 때문에 피부발진이 나타나는 경우는 바로 복용을 중지해야 한다.

표 1. Carbamazepine의 부작용

혈액장애
재생불량성 빈혈, 범혈구 감소, 백혈구 감소, 무과립구증, 빈혈, 용혈성 빈혈, 적아구로(pure red cell aplasia), 혈소판 감소
피부장애
피부발진, Stevens-Johnson증후군, Lyell증후군, 홍피증, SLE양 증상, 과민증증후군
간장애, 신장애
간기능장애, 황달, 급성 신부전
심폐기능장애
혈전색전증, 울혈성 심부전, 방실 block, 동기능 부전(sinus node dysfunction), 서맥, PIE증후군, 간질성 폐렴
기타
항이뇨호르몬부적절분비증후군(SIADH), anaphylaxis반응, 무균성 수막염, 악성 증후군 등

Carbamazepine을 다른 약제와 병용해도 문제가 없는가?

Carbamazepine은 간에서 대사되는 약제이며, 처방되는 약제의 대부분이 간에서 대사되기 때문에 약제의 상호작용이 문제가 될 수 있다. Carbamazepine과 상호작용을 일으키는 대표적인 약제를 표 2에 나타내었다. 이러한 약제를 복용 중인 증례에서는 약물상호작용에 주의하여, 처방을 하기 전에 다른 과에 자문을 구하고 처방 후에도 혈액검사를 정기적으로 실시할 필요가 있다.

Carbamazepine은 어떻게 복용해야 하는가?

처방은 우선 1일 1회 100mg을 취침 전에 복용하는 것으로 시작하여, 충분한 진통 효과를 얻을 때까지 부작용에 주의하면서 1일 복용량을 늘린다. Carbamazepine은 즉효성이 있어서 다음 날에 통증이 멈출 수도 있지만, 혈중농도가 안정되는 데 1주~수주가 걸릴 수도 있다.

Carbamazepine을 복용하는 환자에게 정기적인 혈액검사가 필요한 이유는 무엇인가?

Carbamazepine의 복용을 시작했을 때나 처방량을 늘렸을 때는 일시적 혹은 지속적으로 carbamazepine의 혈중농도가 높아져서 중독 증상뿐만 아니라 간장애나 갑상선기능장애, 골수억제 등의 부작용이 발생할 가능성이 있다. 또한 복용기간의 장기화에 의해서도 이러한 부작용이 야기될 수 있다.

표 2. Carbamazepine과 상호작용이 있는 약제

병용 금기
Voriconazole(Vfend®), Tadalafil(Adcirca®), Rilpivirine(Edurant®)
상호작용을 증강하는 것
음주, MAO억제제 등
Carbamazepine에 의해 작용이 약화되는 약제
Warfarin, 황체호르몬, 난포호르몬, 항간질약, Ciclosporin 등
Carbamazepine의 혈중농도를 상승시키는 약제
Macrolide계 항생물질, isoniazid, verapamil, diltiazem, metoclopramide, danazol 등
병용에 의해 정신신경증상이 발현되는 약제
탄산 lithium

*그 밖에도 상호작용을 일으키는 약제가 다수 있음.

Carbamazepine의 금기증은?

금기증을 표 3에 나타내었다. 전도성 심질환의 병력이 있는 사람이나 그러한 위험성이 있는 사람은 carbamazepine 치료 시작 전에 심전도를 포함한 정밀검사를 받을 필요가 있다.

최근에 carbamazepine의 효능이 떨어지고 있는데?

Carbamazepine을 장기 복용하면 간에서 carbamazepine을 포함한 약물의 대사효소가 유도된다. 그 결과, carbamazepine의 대사가 항진되어 혈중농도가 내려가서 효과가 약해질 수 있다. 부작용의 출현 때문에 새로운 약제의 증량이 어려운 경우도 있고, 그런 경우에는 다른 진통보조제의 병용약으로 전환하거나 다른 치료법을 검토한다.

Pregabalin은 어떤 약인가?

Pregabalin은 신경병증성 통증에 적응이 되는 약제이다. Pregabalin은 전위의존성 Ca^{2+} 채널의 $\alpha_2\delta$ subunit에 결합하여 신경세포로의 칼슘 유입을 억제해서, 말초에서 중추로 전해지는 통증 신호를 약화시키는 작용이 있다.

Pregabalin도 원래는 항경련제였다. 현재는 신경병증성 통증 전반에 유효성이 인정되어 처방되고 있다. 또한 일본 Pain Clinic 학회에 의한 신경병증성 통증 약물요법 지침에서는 제1선택약으로 pregabalin이 권장되고 있다.

Pregabalin에는 어떤 부작용이 있는가?

Pregabalin의 부작용을 표 4에 나타내었다. 부동성 현기증(dizziness), 졸음 등의 부작용이 있기 때문에 자동차 운전 등에서 주의가 필요하다.

표 3. Carbamazepine의 금기증

• Carbamazepine 및 삼환계 항우울제에 대해 과민증이 있는 경우
• 위중한 혈액장애
• 제2도 이상의 방실 block
• 고도 서맥
• Porphyrin증

표 4. Pregabalin의 부작용

• 현기증
• 졸음
• 부종
기타: 의식소실, 심부전, 폐수종, 횡문근용해증, 신부전, 저혈당, 간질성 폐렴, anaphylactic shock, Stevens-Johnson 증후군, 다형홍반 등의 출현에 주의할 것

Pregabalin은 다른 약제와 병용해도 문제가 없는가?

앞서 말한 carbamazepine을 비롯해 일반적으로 처방되는 약제의 대부분은 간에서 대사되지만, pregabalin은 신장에서 배설되는 약이다. 그 때문에 약물 상호작용이 비교적 적은 약제라고 생각되고 있다.

Pregabalin을 어떻게 복용해야 하는가?

주요 부작용인 현기증이나 졸음은, 투여 초기 며칠 동안 출현하기 쉽기 때문에 저용량부터 복용하는 것이 권장되고 있다. 약물 첨부 문서에는 초기용량은 1일 150mg을 1일 2회로 나누고, 그 후 1주 이상에 걸쳐 1일 용량으로 300mg까지 늘리라고 기재되어 있지만, 저자들은 초기용량으로 1일 50mg을 1일 2회, 아침·저녁으로 나누고, 1주간 계속해서 복용함으로써 부작용의 출현 빈도를 줄이고 있다. 이런 복용 방법으로 충분한 진통 효과를 얻지 못하면, 부작용에 주의하면서 우선 150mg까지 적절히 양을 늘린다.

Pregabalin의 금기증은?

Pregabalin에 대해 과민성이 있는 증례 이외에는 원칙적으로 금기증은 없다. 그러나 신기능이 저하된 증례에서는 약제의 배출이 지연될 수 있기 때문에 투여량을 줄이는 등의 주의가 필요하다. 투석 중인 환자는 1일 1회가 아니라 투석과 투석 사이에 적당량을 1회만 복용한다.

Q 49

침해수용성 통증 · 신경병증성 통증 · 심인성 통증

통증에는 기본적으로 어떤 종류가 있는가?

Koichi Wajima(和嶋浩一)
게이오대학 의학부 치과 · 구강외과학교실

A 통증은 발생기전에 의해 3가지로 분류된다(그림 1).

통증은 결함이 있는 것으로 파악되지만, 본래는 신체에 가해진 유해자극으로부터 몸을 보호하기 위한 경고 신호이며 염증반응과 마찬가지로 신체를 보호하는 합목적적 반응이다. 그런데 본래 경고 신호로서의 통증 경로인 말초 또는 중추 신경계, 그 자체의 기능이상에 의한 병적인 통증이 생기는 경우도 있고, 게다가 뚜렷한 신체적 원인이 없이 그 발생에 심리사회적 인자가 관여하고 있는 통증도 있다.

침해수용성 통증

건강한 조직을 상해하거나, 그러한 위험성을 가지는 침해자극이 가해져서 생기는 통증을 침해수용성 통증이라고 한다.

다른 말로 하면, 감각신경의 말단에 있는 통증을 감지하는 부분인 침해수용기에 외부로부터 기계자극, 열자극이나 염증으로 인한 화학적 자극이 가해져서 생기는 통증으로, 이른바 보통의 통증을 말한다.

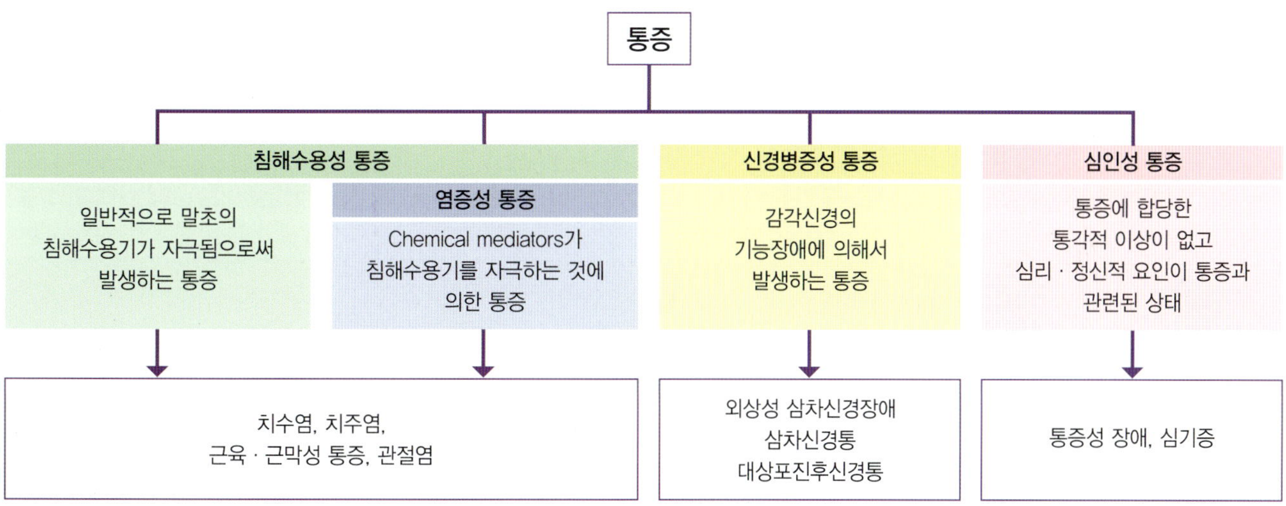

그림 1. 발생기전에 의한 통증의 분류.

침해수용기의 기능은 적의 침입을 탐지하는 레이다와 같은 것으로, 해로운 자극이 가해질 때 통증을 느끼고 반사적으로 운동신경을 움직이게 하여 도피반응을 일으킨다.

침해수용기에는 침해 기계자극에만 반응하는 '고역치 기계수용기'와 다양한 종류의 침해자극에 반응하는 'polymodal 수용기'가 있다. '고역치 기계수용기'는 유수섬유(myelinated fiber)로는 가장 가는 Aδ섬유의 말단에서 날카로운 통증(예통), 찌르는 통증(stabbing pain), 빠른 통증을 느낀다. 'Polymodal 수용기'는 무수섬유(nonmedullated fiber)인 C섬유 말단에서 둔통, 작열통(burning pain), 느린 통증을 느낀다.

비스테로이드성 소염진통제(NSAIDs)의 주된 작용기전은 cyclooxygenase의 작용을 억제하여 prostaglandin의 생성을 억제하는 것이다. 각종 염증 매개물질이 서로 관련되어서 염증반응이 야기되고 있는 가운데, prostaglandin은 각종 매개물질의 작용을 한정(modify)하는 것으로 작용하기 때문에 이것을 억제하는 NSAIDs는 염증반응 과정 전반에 영향을 준다. 또한 prostaglandin은 침해수용기의 감수성을 증대시키는 작용을 가지고 있기 때문에 이를 억제하는 NSAIDs는 말초성 진통작용을 발휘한다.

신경병증성 통증

체성 감각에 관련된 말초신경 및 중추신경의 손상이나 질환에 의한 통증으로, 손상된 신경의 지배영역의 감각 저하 및 저린 느낌 이외에 통증이 생긴다. 신경병증성 통증은 침해수용성 통증과 같이 생체보호의 경고신호가 아니라 병적인 것으로 알려져 있다. 2011년 IASP의 정의에 따르면 신경병증성 통증은, 체성 감각신경계의 손상이나 질환에 의해서 발생하는 통증으로 정의되고 있다.

통증의 증상은 일상생활에서 별로 경험하지 못하는 성질의 통증으로, '불에 타는 것 같은 작열감이 있는 통증', '전격성으로(electric shock-like) 찌르는 듯한 통증', '찌릿찌릿한 통증', '욱신거리는 통증(throbbing pain)' 등이다. 가장 특징적인 증상은 dynamic mechanical allodynia(통상적으로는 통증이 생기지 않을 정도의 동적 기계자극에 의해서 생기는 통증)가 출현하는 것이다.

구강안면통증에서는 신경병증성 통증을 편의적으로 발작성과 지속성으로 분류하고 있다. 발작성에는 삼차신경통, 설인신경통이 있고, 지속성에는 대상포진후신경통, 외상성 신경병증성 통증, 통증성 당뇨병성 신경병증(painful diabetic neuropathy) 등이 포함된다.

신경병증성 통증의 발생에는 다양한 기전이 복합적으로 관계된다. 기본적으로 말초신경의 신경손상부, 탈수부(demyelination site), 배근신경절 내의 신경세포 등에서 이소성의 이상발화(ectopic firing)가 생기는 것으로부터 시작된다.

외상성 신경병증성 통증은 손상을 입은 신경섬유에 탈수(demyelination)가 생기거나, 절단된 부분에 발아(sprout)가 생기거나 해서 그 부분에 이소성의 이상발화가 일어남으로써 통증이 생긴다.

신경병증성 통증의 치료는 주로 약물요법이다. 삼차신경통에 사용되는 carbamazepine은 신경손상부, 탈수부에 생긴 Na^+ 채널을 차단함으로써 막활동전위의 상승을 억제하고, 이소성 발화를 멈추게 하여 발작성 통증을 억제한다. 지속성 신경병증성 통증에 널리 사용되는 pregabalin은 synapse 전막의 Ca^{2+} 채널 $\alpha_2\delta$ subunit에 ligand로 결합하여, 신경세포 내로 칼슘의 유입을 억제하고, glutamic acid 등의 신경전달물질의 방출을 방해하여, 통증신호의 중추신경계로의 전달을 억제해서 통증을 완화한다.

심인성 통증

심인성 통증이란 명백한 신체적 원인이 없고, 그 발생에 심리사회적 인자가 관여하고 있는 통증에 대해서 일컫는 말이다. 1959년 George L. Engel은 기질적 원인이 결핍된 통증 호소에 '심인성 통증(psychogenic pain)'이라는 이름을 붙였다. 이는 만성 통증을, 주로 정신분석의 입장에서 무의식의 갈등이 표현되는 전환장애(conversion disorder)의 증상으로 파악한 것이다. 또한 Engel은 1977년에, 현재에도 TMD를 포함한 많은 질환의 모델로 사용되고 있는 biopsychosocial medical model을 제창했다. '심인성 통증'의 대부분은 마음에만 원인이 있는 것이 아니라 여러 가지 요인(생물학적, 심리적, 사회적, 행동 요인)이 복잡하게 관여하고 있다는 것이다.

최근에는 만성 통증과 이른바 '심인성 통증'을 중추신경계에 발생한 가소적(plastic) 변화나 심리학적 기전에 의해서 왜곡된 신경계의 기능이상으로 파악하는 생각도 있다.

심인성 통증에서 흔히 볼 수 있는 것은 과도한 통증을 호소하는 '통증행동'이다. 환자의 만족을 얻을 수 없는 것에 대한 의사의 책임감에서 여러 차례 수술이 시행되거나, 특별한 취급을 받고, 그러한 특수한 주목을 끄는 것으로, 환자의 통증행동이 강화되는 경우도 있다. 반대로, 환자의 호소가 '기분 탓'으로 무시되기 십상이어서 의료진-환자의 신뢰관계가 무너지고, 환자의 의료불신이 생겨서 이차적 의원성 요인으로 병태를 꾸밀(수식할) 수도 있다.

Q50

이소성 통증 · 비치원성 통증 · 비치원성 치통

"통증을 원인 부위에서 느끼는 것은 아니다." 라고 하는 이소성 통증이란?

Koichi Wajima(和嶋浩一)
게이오대학 의학부 치과 · 구강외과학교실

A 경고 신호로서의 통증은 그 원인이 있는 부위에서 느끼는 것이지만, 원인 부위와는 다른 곳에서 통증을 느낄 수도 있다. 이처럼 통증발생원(source of pain)과 통증감수 부위(site of pain)가 다른 통증을 이소성 통증이라고 부르는데, 삼차신경영역에서도 드문 일이 아니다.

예를 들어, 환자가 상악 대구치의 치수염에 의한 통증을 하악 대구치를 가리키며 호소하는 경우는 흔하다. 또 어깨가 결릴 때 머리가 아프거나 치아가 아프기도 하고, 경험적으로 어깨결림을 마사지 등으로 풀면 두통, 치통이 개선되는 것이 알려져 있다. 이처럼 치아나 치주조직에 원인이 없음에도 불구하고 느끼는 치통을 비치원성 치통이라고 한다.

이소성 통증의 분류

이소성 통증에는 3가지 기전이 있다.

① **뇌졸중후 중추성 통증(central post-stroke pain):** 시상부의 뇌출혈 등의 결과로 생긴 중추신경계의 장애로 인해 말초영역에서 통증이 생긴다.

② **투영통(projected pain):** 요추의 추간판 헤르니아 혹은 근육에 의해 신경근이 압박받아서 생기는 좌골신경통과 같이 동일 신경에서 장애부의 말초 쪽에 통증을 발생시킨다.

③ **연관통(referred pain):** 말초신경영역에서 통증발생원의 침해수용성 통증이 그곳을 지배하는 신경과는 전혀 다른 신경지배영역에 생기는 통증이다. 가장 잘 알려진 연관통은 심근경색이나 협심증 등과 같은 허혈성 심질환이 있을 때 통증발생원인 심근과는 신경지배가 다른 왼팔과 왼쪽 어깨, 좌측 하악골에서 느껴지는 통증이다(표 1).

표 1. 연관통 발생의 임상적 원칙

① 연관통은 원칙적으로 동일한 신경근을 갖거나, 공통의 2차 신경으로 수렴(convergence)되는 신경 사이에 발생한다. 즉, 연관통은 동일한 근육분절(myotome), 피부분절(dermatome)을 갖는 신경 사이에 발생한다.
② 삼차신경영역에서는 중간을 넘어 반대편에 연관통이 생길 수 없다. 그러나 흉쇄유돌근에서는 연관통이 중간을 넘어 반대편 앞이마(forehead)에 생길 수도 있다.
③ 연관통이 생기는 경우 통증 감수 부위는 통증 발생원보다 머리쪽에 위치한다. 단, 삼차신경에서는 1분지, 2분지, 3분지의 어느 분지 사이에도 연관통이 생긴다.

연관통의 발생기전

연관통의 발생에는 일차신경의 수렴이라는 해부학적 요건과, 이차신경의 감작이라는 병태생리학적 요건이 필요하다.

두통을 포함한 머리, 얼굴, 구강의 통증을 느끼는 삼차신경이 중추에 이르는 경로는, 3개의 가지로 나뉘어 있는 일차신경이 뇌교에서 중추로 들어가서, 통증을 전달하는 침해수용성 섬유가 삼차신경척수로핵을 하행해서 미측아핵(subnucleus caudalis)에 이르러 2차신경에 전달된다. 이때, 말초에서는 완전히 분리된 3개 분지의 신경섬유가 수렴해서 공통의 2차신경에 전달된다. 삼차신경 제1분지(안신경)가 전두부와 두개내조직, 수막에 분포하고, 제2분지(상악신경)는 상악, 제3분지(하악신경)은 하악 및 저작근에 분포하고 있다. 정상 상태에서는 3개의 분지가 분포하는 말초의 감각이 혼란스럽지 않게 전달되어서 고위중추에서 완전히 분리되어 인식되지만, 2차신경이 감작되어 있으면 3개의 분지에서의 감각이 혼란스럽게 느껴지는 것이다. 그 결과, 삼차신경의 3개 분지 사이에서는 어느 한 분지에서 생긴 통증이 나머지 두 분지의 어딘가에서 통증으로 느껴질 가능성이 있으며, 뇌수막에 분포하는 삼차신경 제1분지(안신경)가 제2분지, 제3분지를 수렴하면서 편두통, 군발두통 등 수막의 감각이 상·하악 치아의 통증으로 느낄 수 있다. 또한 삼차신경척수로핵 미측아핵에는 제2, 3, 4경부신경도 삼차신경과 수렴함으로써 어깨, 목의 근육통이 삼차신경영역의 통증으로 느껴질 수 있다. 동물실험에서 삼차신경척수로핵 미측아핵에서 삼차신경과 경부신경의 대부분이 수렴되는 것도 보고되어 있다.

비치원성 치통은 이소성 통증으로 느끼는 것(표 2)

비치원성 치통은 ① 연관통 (근육·근막성 치통, 신경혈관성 치통, 상악동성 치통, 심장성 치통), ② 신경병증성 통증, ③ 중추에서 신경전달물질 등의 변화나 정보처리 과정의 변조(정신질환 또는 심리사회적 요인에 의한 치통이나 특발성 치통)와 같은 3개의 기전에 의한 이소성 통증으로 느껴진다.

표 2. 비치원성 치통의 발생기전

<table>
<tr><th></th><th>연관통</th><th>신경병증성 통증</th><th>중추에 있는 정보처리
과정의 변조에 의한 통증</th></tr>
<tr><td>① 근육 · 근막성 치통</td><td>○</td><td></td><td></td></tr>
<tr><td>② 신경병증성 치통</td><td></td><td>○</td><td></td></tr>
<tr><td>③ 신경혈관성 치통</td><td>○</td><td></td><td></td></tr>
<tr><td>④ 상악동성 치통</td><td>○</td><td></td><td></td></tr>
<tr><td>⑤ 심장성 치통</td><td>○</td><td></td><td></td></tr>
<tr><td>⑥ 정신질환 혹은 심리사회적 요인에 의한 치통
(신체화 장애, 통합실조증, 주요 우울증성 장애 등)</td><td></td><td></td><td>○</td></tr>
<tr><td>⑦ 특발성 치통</td><td></td><td>○</td><td>○</td></tr>
<tr><td>⑧ 기타 여러 가지 질환으로 발생하는 치통</td><td colspan="3">○</td></tr>
</table>

1. 이소성 통증의 대표인 근육·근막통의 발통점에 의한 연관통

근육·근막성 통증은 1952년 Travell과 Rinzler에 의해서 처음 보고되었으며 근육장애 중 가장 일반적인 병태이다. 근육·근막성 통증의 특징은 국소적으로 둔하고 욱신거리는 듯한 통증과 근육·근막·건에 국한되는 압통점(trigger point)의 존재와 그것의 압박에 의해 재현성이 있고, 해부학적으로 부위 특이적인 연관통을 발생시키는 것이다. 근육·근막성 통증의 trigger point는 ① 골격근에 촉진할 수 있는 색상경결(taut band)이 있는 것, ② 그 색상경결 속에 과민한 압통 포인트가 있으며, ③ 색상경결을 치면 국소연축반응(local twitch response)이 생기는 것, ④ 압박에 의해서 전형적인 연관통의 패턴을 재현할 수 있는 것 등을 특징으로 하는 근육의 압통점이다. 또한 trigger point를 active와 latent로 나누어, active trigger point는 연관통이나 압박에 의해 jumping sign이라 불리는 도피반응이 생길 정도의 날카로운 통증을 국소적으로 발생시키는 것 이외에 운동제한 등의 임상증상을 나타내며, latent trigger point는 연관통으로서 자발통을 일으키는 것은 아니지만 피로감, 운동 범위의 제한 등을 발생시킨다. 그러나 이러한 국소증상이 환자의 주소가 되는 일은 없으며, 근육·근막성 통증에 의한 가장 큰 문제는 연관통 증상(두통, 이통, 치통, 안면통, 기타)과 자율신경, 감각신경, 운동신경을 통해서 나타나는 여러 증상이다.

2. 신경병증성 통증에 의한 치통

말초에서 중추에 이르는 통각 전도로에 있는 어떠한 장애에 의해서 생기는 통증을 신경병증성 통증이라고 하며, 그 통증이 치아나 치은에 느껴지는 경우를 신경병증성 치통이라고 한다. 삼차신경통의 발작성 통증이 치아나 치은에서 느껴질 수도 있다. 또한 삼차신경 제2, 3분지가 대상포진에 이환된 때에는 지속성의 격통이 며칠 지속될 수도 있다.

게다가 대상포진의 증상이 가라앉고 수개월이 경과한 후에 화상을 입을 듯한 작열통이 지속적으로 생기기도 한다. 대상포진은 VZV의 수두바이러스의 재귀감염으로, 신경세포 안에 있던 바이러스가 신경섬유를 따라 말초로 진행하여, 신경섬유에 염증을 일으켜서 침해수용성 통증을 발생시킨다. 결과적으로 신경섬유는 파괴되고, 포진이 생긴 부분은 지각 둔화와 함께 발작성 통증을 동반한 지속성 둔통이 발생하게 된다. 이것이 대상포진후신경통이며, 이러한 신경의 장애로 인해 치통이 느껴질 수 있다.